Springer

（中文翻译版）

肝移植与肝胆外科
技术与理论的相互影响

Liver Transplantation and Hepatobiliary Surgery
Interplay of Technical and Theoretical Aspects

主　编　〔意〕翁贝托·奇洛　〔意〕卢恰诺·德卡利斯
主　审　李　非　卢实春
主　译　林栋栋　李　嘉　栗光明　高　杰
副主译　刘召波　王振顺　吴晓峰　刘东斌　郑亚民　赵　磊

科学出版社
北京

图字：01-2022-1747 号

内容简介

　　本书主要介绍肝胆外科及肝移植领域的最新进展，尤其是近年意大利肝胆外科及肝移植医师的相关经验。全书涵盖肝移植的很多方面，尤其对肝移植的手术步骤、注意事项等都有全新阐述。具体内容有：肝移植和肝胆外科术前评估，血流阻断技术，肝脏冷保存技术，机械灌注技术，血管、胆道重建，活体肝移植、小儿肝移植，劈离式肝移植，小肝综合征，肝再生技术，胸腹联合入路，门静脉血栓的处理，机器人在肝移植及肝切除中的应用，肝癌的桥接治疗，肝移植与普通外科的相互影响，肝移植的麻醉，以及胃肠道神经内分泌肿瘤肝转移的肝切除和肝移植治疗等。本书内容实用，图文并茂，可供从事肝移植专业的医师学习参考。

图书在版编目（CIP）数据

　　肝移植和肝胆外科：技术与理论的相互影响 /（意）翁贝托·奇洛（Cillo Umberto），（意）卢恰诺·德卡利斯（Luciano De Carlis）主编；林栋栋等主译. 一北京：科学出版社，2022.10
　　书名原文：Liver Transplantation and Hepatobiliary Surgery: Interplay of Technical and Theoretical Aspects
　　ISBN 978-7-03-072809-8

　　Ⅰ. ①肝… Ⅱ. ①翁… ②卢… ③林… Ⅲ. ①肝移植②肝疾病—外科手术③胆道疾病—外科手术 Ⅳ. ① R657.3 ② R656

　　中国版本图书馆 CIP 数据核字（2022）第 138452 号

责任编辑：王灵芳 / 责任校对：张　娟
责任印制：赵　博 / 封面设计：蓝正广告

科学出版社 出版
北京东黄城根北街 16 号
邮政编码：100717
http: // www.sciencep.com

北京画中画印刷有限公司　印刷
科学出版社发行　各地新华书店经销
*
2022 年 10 月第　一　版　开本：787×1092　1/16
2022 年 10 月第一次印刷　印张：10 1/4
字数：261 000
定价：108.00 元
（如有印装质量问题，我社负责调换）

主　审　李　非　卢实春

主　译　林栋栋　李　嘉　粟光明　高　杰

副主译　刘召波　王振顺　吴晓峰　刘东斌　郑亚民　赵　磊

译　者　（按姓氏笔画排序）

王　舒　首都医科大学附属北京佑安医院

王振顺　首都医科大学宣武医院

王铁征　首都医科大学附属北京佑安医院

伏　志　首都医科大学附属北京佑安医院

刘东斌　首都医科大学宣武医院

刘召波　首都医科大学宣武医院

刘海东　首都医科大学附属北京佑安医院

安　奕　首都医科大学宣武医院

闫亚冬　首都医科大学附属北京佑安医院

许　瀛　首都医科大学附属北京佑安医院

李　嘉　首都医科大学宣武医院

李文磊　首都医科大学附属北京佑安医院

李中嘉　首都医科大学宣武医院

李丽霞　首都医科大学宣武医院

杨　光　首都医科大学附属北京佑安医院

吴晓峰　北京老年医院

张　浩　中国医学科学院广安门医院

张宫铭　首都医科大学附属北京佑安医院

林伯语　首都医科大学

林栋栋　首都医科大学宣武医院

郑亚民　首都医科大学宣武医院

赵　磊　首都医科大学宣武医院

赵晓飞　首都医科大学附属北京佑安医院

栗光明　首都医科大学附属北京佑安医院

贾　哲　首都医科大学附属北京佑安医院

徐慧芳　首都医科大学附属北京胸科医院

高　杰　北京大学人民医院

高大明　首都医科大学附属北京佑安医院

曹　珂　首都医科大学附属北京佑安医院

隋明昊　首都医科大学宣武医院

翻译秘书

刘召波　首都医科大学宣武医院

隋明昊　首都医科大学宣武医院

林栋栋 外科学博士，主任医师，教授，博士生导师。美国匹兹堡大学医学中心 Starzl 器官移植研究所访问学者。曾任首都医科大学附属北京佑安医院普外中心副主任，常务副主任，外科学教研室主任。现任首都医科大学宣武医院普通外科副主任。北京医师协会器官移植专科医师分会常务理事兼总干事，北京医学会器官移植学分会常务委员，中华医学会肝病学分会终末期肝病学组委员，中国研究型医院学会数字医学临床外科专业委员会常务委员，中国微循环学会肝脏微循环专业委员会常务委员，中国医药教育协会肝胆胰外科专业委员会委员，中国医疗保健国际交流促进会肝脏移植分会委员，第一届海峡两岸医药卫生交流协会肝胆胰外科专业委员会委员，第一届海峡两岸医药卫生交流协会器官移植分会委员，《中国普外基础与临床杂志》第六届编辑委员会委员。

李 嘉 外科学博士，主任医师。现任首都医科大学宣武医院副院长。目前兼任中国医师协会外科医师分会肿瘤外科医师委员会中青年委员会委员，中华结直肠外科学院学术委员会委员，北京医学会外科学分会委员，北京医学会外科学分会结直肠外科学组委员，同时担任雄安新区医学会副会长，中国人体健康科技促进会信息化专业委员会主任委员，中国医院协会医院标准化专业委员会常务委员，中国医院协会互联网健康专业委员会委员，第二届现代医院管理能力建设专家委员会智慧医院分委会委员，北京医院协会信息管理专业委员会主任委员等。

栗光明 教授，主任医师。首都医科大学附属北京佑安医院普外中心主任、肝移植中心主任、重症医学科主任，首都医科大学普外学系副主任，首都医科大学肝癌诊疗中心常务副主任，中华医学会器官移植分会委员，中华医学会器官移植分会感染学组委员，北京医学会外科学分会委员，北京医学会外科学分会肝脏学组副组长，北京医学会肿瘤学分会委员，北京医学会器官移植学分会委员，中国医师协会器官移植分会委员，中国医师协会肝癌专业委员会常务委员，中国医师协会肝脏医师专委会委员，中国医师协会外科医师分会 MDT 专业委员会常务委员。

高 杰 教授，主任医师，医学博士，硕士生导师，北京大学人民医院肝胆外科主任、党支部书记。美国明尼苏达大学医学中心博士后，美国克利夫兰医学中心、梅奥医学中心访问学者。中华医学会外科学分会手术学学组委员，中华医学会器官移植学分会肝移植学组委员，卫生部医政司原发性肝癌规范化诊疗专家组成员，中国医师协会器官移植医师分会青年委员会副主任委员，北京医学会器官移植学分会委员，海峡两岸医药卫生交流协会肿瘤防治青年专家委员会副主任委员，北京健康促进会肝胆胰肿瘤专家委员会主任委员。

Starzl 教授于 1963 年完成了世界上第一例临床肝移植。此后，肝移植手术技术日益成熟，围术期管理尤其是重症患者救治水平不断提高，新的免疫抑制剂不断被研发并用于临床，肝移植受者长期存活率和生存质量亦获大幅改善。

肝脏移植除了外科技术之外，还涉及多个学科，如肝脏病学、麻醉学、重症监护学、器官保存、移植免疫、病理学、影像学等学科，同时肝脏移植和肝胆外科的进展也是互相影响，相互促进的。意大利同行主编的这部专著——《肝移植与肝胆外科——技术与理论的相互影响》，内容丰富，涵盖肝脏移植与肝胆外科的多个方面，尤其是技术方面的诸多最新进展。

2002 年 12 月 22 日，作为孙家邦教授的研究生，我亲历了首都医科大学宣武医院首例肝移植。手术是北京大学人民医院的冷希圣教授和朱继业教授带着团队帮助完成的。当时孙家邦教授带领李非教授和李铎教授做了很多工作，包括猪的肝移植动物实验，但是，临床肝移植并没有继续下去。2003—2021 年，我在首都医科大学附属北京佑安医院普通外科中心（肝胆外科及肝移植中心）从事肝胆胰脾外科及肝移植工作，先后跟随徐光勋教授、卢实春教授、李宁教授、臧运金教授、栗光明教授学习工作。我至今仍然清晰地记得 2012 年卢实春教授指导我完成由我主刀的第一例肝移植的情景，也清晰地记得李宁教授完成动脉胆道吻合后不厌其烦止血的样子。说实话，肝胆外科和肝移植的工作很辛苦，很多时候都是半夜做手术，很多时候都是准备着随时往医院跑。经常是战战兢兢、如履薄冰、如临深渊。18 年的时间里，我参与了近 1000 例肝移植患者的手术及围术期管理，主刀了 200 多例，有成功的喜悦，也有失败的沮丧。我于 2021 年 8 月回到宣武医院普通外科。首都医科大学宣武医院申报并获得了肝移植资质。虽然我深知学科建设尤其是肝脏移植专业的建立和发展很艰难，但是我想应该努力追求，为自己热爱的事业做一点事情，贡献一份力量。

我们翻译了这本书，希望本书中文版的出版能为肝胆外科和肝脏移植的临床工作者提供帮助和参考。鉴于译者水平有限，错漏之处在所难免，还望广大同行指出，以便我们改正。

首都医科大学普通外科肝脏移植中心

林栋栋

2022 年 7 月

原著序

我很高兴向大家介绍 Umberto Cillo、Luciano De Carlis 及其同事的这项重要工作，即他们关注于肝移植与肝胆外科技术和理论方面的相互影响。

Umberto 和 Luciano 是意大利外科学会和外科界的领军人物，他们聘请了该领域的杰出专家来编写此书，编者们丰富的经验和卓越的科学成就造就了这部高质量的专著。

该书强调了肝移植与肝胆外科所有的重要方面，提供了该领域热门话题的最新信息，介绍了新技术，这些内容不仅与外科相关，还与肝脏和移植物的缺血损伤保护及实质再生相关。许多章节以各种形式描述了肝脏劈离技术，但始终强调移植手术和肝胆外科之间深刻的相互影响。

该书特别适用于接受全肝和劈离式肝移植培训的年轻外科医生，他们将会从中获得相关的专业知识，来帮助他们继续学习更复杂的肝脏切除手术。

高科学水准和及时更新的技术使得本书对经验丰富的外科医生很有价值，对经验较少的外科医生也很有帮助，以便其了解外科在这一领域的发展。

我谨代表意大利外科学会感谢所有合作撰写本书的杰出作者。

Paolo De Paolis

意大利外科学会主席

意大利都灵

2019 年 9 月

本书的每一页都献给那些年轻的外科医生或经验丰富的专家，他们相信外科手术是各种精神印记的复杂融合，这些精神印记来源于我们以前的各种经验，来源于我们广泛的多学科知识，来源于他人观察中"捕捉"的小细节，从精神层面上来看，我们对待困难的态度源于我们的个性、能力、背景和经历。

尼瓜尔达医院肝胆肝移植部和帕多瓦医院肝胆肝移植中心就是从类似的外科基础和历史发展而来的。在帕多瓦，Ceccarelli 和 Cevese 的普外科传统促使 Davide D'Amico 决定开始肝移植事业。Belli 在米兰把他非凡的普通外科知识教授给了年轻的外科医生，他们在参加了 Galmarini 和 Fassati 的肝脏移植手术后，建立了目前的尼瓜尔达项目。

Vittorio Staudacher 于 1938 毕业于帕多瓦大学后，他在那里开展了他的第一项肺和肝移植研究，之后在 1950 年他跟随 Guido Oselladore 来到米兰。他在 1952 年的实验性原位肝移植报告使他在 *American Journal of Transplantation*（2012 年）杂志上被评为西方历史上第一位报道实验性原位肝移植的外科医生。

在尼瓜尔达和帕多瓦，移植技术仍然深深植根于普通外科的概念，并完全被 20 世纪 70 年代和 80 年代经典的血管和肿瘤外科、大规模器官切除和腹部重建外科的手术模式所干扰。在那个年代，肝胆切除手术从很少的胚胎手术开始，在我们周围得到了越来越多的实践。频繁的海外旅行（在视频交流学习前的时代）让我们深受法国、日本和韩国精良肝脏横切技术的影响，这些国家（当时已经）完全致力于外科层面精确的解剖学概念研究，以及正常和疾病条件下肝实质的生物动力学研究。

在意大利北部移植计划（North Italy Transplant program，NITp）的大背景下，尼瓜尔达和帕多瓦中心是最早参与意大利肝脏劈离项目的中心之一，这些项目对我们而言意味着不同寻常的经历。我们及我们所有的年轻外科同僚在没有参与术前解剖计划的情况下有非常大的概率参与复杂的切除手术。

这两个中心也是意大利首先进行活体肝移植（living donor-related liver transplantation，LDLT）的中心，1996 年在帕多瓦进行了第一例小儿活体肝移植，随后在尼瓜尔达进行了第一例成人活体肝移植。

从 20 世纪 90 年代起，微创手术成为这两个中心早期关注的领域之一，首先是普通外科手术，然后是更复杂的电视腹腔镜和机器人肝脏切除术。因此，自 21 世纪初以来，尼瓜尔达和帕多瓦的外科活动已广泛"融合"，包括肝移植，以及大量开放的手术和微创肝胆介入治疗，这些外科活动着眼于肿瘤领域但并不局限于肿瘤领域。

所有这些多元的外科经验对于培养一种极其灵活的技术态度至关重要，使我们能够在移植和肝胆外科领域以无数重合的概念和方法进行研究。

这两个外科领域（起初是互不相干的）之间的广泛重合是下面内容的主题。

自1952年Lorta-Jacob首次描述肝叶切除术至今近70年，手术技术的持续快速发展改善了肝脏切面的止血控制，而实质解剖的创新方法使得手术适应证不断扩大，候选者的数量大大增加。起初，肝切除和肝移植是由不同的外科团队进行的，彼此之间的相互影响很小。然而，随着肝切除和肝移植向更复杂手术的方向发展，这些手术技术之间的相互影响也越来越强。因此，以一种非常精细的方式运用Couinaud节段解剖的劈离式和活体肝移植在移植界非常流行。门静脉和动脉的切除及重建成为治疗浸润肝门的Klatskin肿瘤不可缺少的技术。在应用到临床实践之前，在实验领域出现了伴或不伴静脉重建和使用静脉旁路的全肝血管阻断的肝上肿瘤切除技术。微创肝脏手术的发展改变了等待肝移植的肝癌患者的治疗选择，并允许肝硬化患者术后存在较低程度的失代偿，扩展了手术适应证。

在意大利外科学会的赞助下，本书旨在通过多位意大利和国际专家的贡献，对肝移植和肝胆外科之间的相互影响进行全面的探讨。

这项工作也要归功于肝胆外科和肝移植手术的所有先驱者和大师，特别是Henri Bismuth、Rudolf Pichlmayr、Roy Calne Koichi Tanaka，以及最重要的Thomas Earl Starzl。他们明确指出病理生理学、深层次的解剖认知和跨学科交叉发展是复杂技术技能的关键和不可或缺的工具。

我们的目标是沿着他们的道路前进，我们清楚地意识到，日复一日，这个外科领域震撼我们的眼界，挑战我们的认知，满足我们的心灵。

Umberto Cillo

Luciano De Carlis

2019年9月

第1章 肝移植与肝胆外科的交叉培训和教学互动 / 1

1.1 简介 / 1

1.2 肝胆胰外科手术培训 / 1

1.3 肝移植手术培训 / 2

1.4 器官获取手术在普通外科医师培训中的特殊重要性 / 3

1.5 微创肝脏外科与培训 / 3

1.6 肝胆胰外科和移植外科中的女性 / 4

1.7 小结 / 4

第2章 肝移植和肝胆外科手术合并症的术前评估 / 7

2.1 简介 / 7

2.2 基线临床评估和多学科研究方法 / 7

2.3 风险分层工具 / 8

2.4 形态学和功能诊断工具 / 9

2.5 手术决策 / 9

2.6 转诊中心 / 11

第3章 肝切除和全肝血流阻断 / 15

3.1 简介和历史背景 / 15

3.2 手术基本注意事项 / 15

3.3 手术步骤 / 16

3.4 小结 / 18

第4章 冷却技术与非原位肝脏手术 / 20

4.1 冷却技术 / 20

4.2 全血流阻断和非原位肝脏手术 / 21

第5章 机械灌注在肝移植中的应用 / 27

5.1 简介 / 27

5.2 历史 / 27

5.3 适用范围 / 27

5.4 时间和温度 / 27

5.5 低温机械灌注 / 28

5.6 常温机械灌注 / 30

5.7 亚低温机械灌注 / 31

5.8 机械灌注与肝胆手术之间的关系 / 31

第6章 血管重建 / 35

6.1 简介 / 35

6.2 下腔静脉和肝静脉 / 35

6.3 门静脉 / 37

6.4 肝动脉 / 37

第7章 胆道重建技术：从胆道肿瘤到移植 / 40

7.1 简介 / 40

7.2 胆道重建技术的发展历程 / 40

7.3 胆道解剖 / 41

7.4 肝胆胰肿瘤外科中的胆道重建技术 / 42

7.5 肝移植中的胆道重建技术 / 44

7.6 小结 / 45

第8章 活体肝移植与肝脏外科的相互影响 / 48

8.1 背景和简介 / 48

8.2 活体肝移植与肝脏外科技术上的相互影响 / 48

8.3　手术技术：尼瓜尔达（意大利尼瓜尔达医院）经验 / 50

8.4　意大利：最近的进展和未来前景 / 51

8.5　小结 / 52

第 9 章　小儿活体肝移植 / 55

9.1　简介 / 55

9.2　儿童受者 / 55

9.3　供者的评估和甄选 / 55

9.4　术前准备 / 56

9.5　供体手术 / 58

9.6　受者手术 / 59

9.7　疗效 / 59

9.8　Bambino Gesù 儿童医院的活体肝移植 / 60

9.9　小结 / 60

第 10 章　左肝劈离 / 63

10.1　简介 / 63

10.2　供体选择 / 64

10.3　手术技巧 / 64

10.4　肝脏离断设备 / 66

10.5　减体积移植物 / 66

10.6　预后 / 66

10.7　新观点：肝劈离和机械灌注 / 67

10.8　小结 / 67

第 11 章　扩大右半肝移植物 / 69

11.1　简介 / 69

11.2　供体手术 / 69

11.3　后台手术 / 71

11.4　受体手术 / 71

11.5　与扩大右半肝移植物手术方法相关的解剖变异 / 71

11.6　术后处理 / 72

第 12 章　全左全右劈离式肝移植 / 74

12.1　简介 / 74

12.2　供体选择 / 74

12.3　体积匹配 / 74

12.4　肝实质、血管及胆道的分配 / 74

12.5　手术方法 / 75

12.6　临床效果 / 76

12.7　小结 / 77

第 13 章　小肝综合征 / 79

13.1　简介 / 79

13.2　定义 / 79

13.3　病理生理学 / 80

13.4　临床表现 / 81

13.5　预防或减轻 SFSS 的策略 / 82

13.6　治疗 / 84

13.7　小结 / 84

第 14 章　再生技术：二期肝切除术与联合肝脏离断和门静脉结扎的二步法肝切除术 / 90

14.1　简介 / 90

14.2　二期肝切除术（TSH） / 90

14.3　联合肝脏离断和门静脉结扎的二步法肝切除术 / 90

第 15 章　心胸腹联合入路 / 93

15.1　简介 / 93

15.2　适应证 / 93

15.3　手术方法 / 95

15.4　术后疗效 / 98

第 16 章　门静脉血栓的肝移植和非移植治疗 / 100

16.1　简介 / 100

16.2　门静脉血栓的分类与诊断 / 100

16.3　门静脉血栓的术前处理 / 100

16.4　门静脉血栓的手术方法 / 102

16.5 小结 / 104

第 17 章 辅助性部分原位肝移植和肝切除联合部分肝移植的延期全肝切除术 / 107

17.1 简介 / 107

17.2 辅助性部分原位肝移植技术 / 107

17.3 肝切除联合部分肝移植的延期全肝切除术 / 108

第 18 章 机器人辅助技术在肝移植及肝切除手术中的应用 / 112

18.1 简介 / 112

18.2 机器人辅助肝脏外科：行业现状 / 112

18.3 技术概述 / 112

18.4 机器人辅助技术在肝移植手术中的作用 / 114

18.5 小结 / 115

第 19 章 肝移植的其他桥接疗法 / 117

19.1 简介 / 117

19.2 射频消融术 / 117

19.3 经动脉化疗栓塞 / 118

19.4 经动脉放射栓塞 / 119

19.5 小结 / 119

第 20 章 普通外科与肝移植之间的相互影响 / 124

20.1 简介 / 124

20.2 肝移植和普通外科 / 124

20.3 等待肝移植患者的急诊和择期手术 / 124

20.4 肝移植患者的急诊手术 / 125

20.5 肝移植患者的切口疝 / 126

20.6 肥胖和肝移植 / 127

20.7 肝移植患者的肿瘤 / 127

第 21 章 肝移植手术对麻醉医师的挑战：术前心脏评估对围术期的指导 / 130

21.1 简介 / 130

21.2 术前麻醉会诊 / 131

21.3 心血管评估 / 131

21.4 心功能测试及其在术前心脏评估中的作用 / 137

21.5 小结 / 138

第 22 章 胃肠胰腺神经内分泌肿瘤肝转移的肝切除与肝移植治疗 / 142

22.1 简介 / 142

22.2 原发肿瘤的切除原则 / 142

22.3 肝切除：当前标准手术指征 / 144

22.4 神经内分泌肿瘤肝转移的现代多模式外科治疗 / 145

22.5 肝移植治疗不可切除的神经内分泌肿瘤肝转移：新进展 / 145

第1章　肝移植与肝胆外科的交叉培训和教学互动

Quirino Lai，Massimo Rossi

1.1　简介

我们需要并将拥有一个体系，这一体系不仅能够培养外科医师，而且能够培养顶级外科医师，他们将激励我们国家的优秀青年学习外科学并将自己的精力和生命奉献给外科学的进步。

——William Stewart Halsted（1904）

William Halsted 创立的外科住院医师规范化培训模式是公认的培养合格的普通外科医师的最为合适的教育体系。各地培训时间长短不一，西非和巴西一般为 4 年，意大利为 5 年，而英国和中国香港至少为 8 年[1]。

肝胆胰外科疾病发病率高，手术复杂，因而肝胆胰（hepatopancreatobiliary，HPB）外科和肝移植（liver transplantation，LT）外科是普通外科培训的基石。然而，近些年该领域的进展显示肝胆胰外科手术已经演变为一种技术复杂且技术依赖的操作。此外，越来越多的肝胆胰外科患者常规采用微创外科手术（minimally invasive surgery，MIS），这使相当数量患者的手术不再经由住院医师，而是被转至资深外科专科医师处。越来越多的肝胆胰外科手术"正在消失"，如开腹胆囊切除术，这一点确实如此。这解释了为什么新一代结业的住院医师往往担心自己不具备独立工作的能力。不幸的是，这带来了一系列不良后果，许多外科专科医师结束培训后，或者重回普通外科谋求职位，或者改行从事其他专业。

本章介绍了肝胆胰外科 / 肝移植外科中交叉培训的重要性，尤其参考了世界范围内可能采用

的培训模式，并将详细讨论肝胆胰外科及肝移植中心住院医师培训、专科医师培训，以及器官获取在开腹手术技巧获取方面的独特作用等问题。其他方面包括微创外科技术日益重要的作用、实施困难手术的矛盾需求，以及对年轻外科医师微创手术技术技巧的培训，最后是女性在男性占主导的这一外科分支中的独特作用。

1.2　肝胆胰外科手术培训

2014 年公布的一项调查显示，肝胆胰手术在美国有许多培训途径和实践模式。被调查的外科医师包括肿瘤外科住院医师 / 专科医师，占 28%，其次是肝移植住院医师 / 专科医师（24.8%）、肝胆胰住院医师 / 专科医师（24.2%）、肝胆胰 / 复杂胃肠道住院医师 / 专科医师（16%）和肝胆胰 / 微创外科住院医师 / 专科医师（4%）[2]。

这些数据被美国的另一项研究所证实，在普通外科住院医师培训项目中，通常有专门的肝移植或肝胆胰外科，能够提供更多的肝胆胰外科手术机会[3]。

因此，对于接受培训的住院医师来说，如果培训医院没有肝移植医师或肝胆胰外科医师，将是一个短板，这限制了他们在未来的临床工作中实施肝胆胰手术的可能性，尤其是对那些将来在偏远地区工作者来说更是这样。偏远地区可能没有专门的肝胆胰外科医师，普通外科医师应该具备实施肝胆胰外科手术的能力，住院医师培训时间应该足够长，以便他们能够掌握实施肝胆胰外

科手术的技术技巧。

美国最近的一项研究调查了 16 年间由普通外科结业住院医师实施的复杂的肝胆胰外科手术（如胰腺切除术、大范围肝切除术）的数量。总的来说，尽管这些年来这一数字有所增加，但例数仍偏少，通常每名结业住院医师实施该手术的数量不超过 5 例[4]。另一项研究证实了这一结果，该研究表明，申请肝胆胰外科专科医师资质的住院医师在实施复杂肝胆胰外科手术或腹腔镜探查时仍会感到力不从心，主要原因是住院医师培训期间病例量不足和缺乏自主性。在许多情况下，移植外科、血管外科或微创外科的额外轮转是最有助于普通外科住院医师申请肝胆胰外科专科医师资质的[5]。

肝胆胰外科主任也证实肝胆胰外科专科医师培训生涯之初会遇到很多困难。根据美国的一项调查结果，只有 50% 的肝胆胰外科主任认为他们的住院医师是合格的[6]。住院医师机会少，不能熟练实施肝胆胰外科手术，解决这一问题的最好办法是在住院医师培训结束后，继续进行专科医师培训。一项调查肝胆胰外科手术例数的研究显示，在美国为期 2 年的专科医师培训期间，每位受训专科医师平均实施胆道手术 26 例，大范围肝切除 19 例（半肝），其他肝脏手术 28 例，胰十二指肠切除术 40 例，远端胰腺切除术 18 例，其他胰腺手术 9 例。专科医师培训为每位专科医师提供 10 例肝移植手术机会[7]。

然而，有学者怀疑，将肝胆胰外科专科医师培训与已经建立的外科住院医师培训项目合并可能会减少住院医师参加复杂肝胆胰外科手术的机会。因此，如果培训中心病例数足够多，将肝胆胰外科专科医师培训项目并入临床培训项目并不会减少住院医师参加肝胆胰外科手术的机会[8]。但是，即使培训中心病例数足够多，培训期至少延长 2 年的专科医师培训项目能够为年轻外科医师提供参加复杂外科手术的机会，但肝胆胰外科专科医师培训项目仍有不少缺陷。一项大型调查显示，微创腔镜外科和超声是常见的两大培训盲区[9]。

1.3　肝移植手术培训

移植外科培训中也存在肝胆胰外科训练中遇到的相同问题，主要的缺陷表现为普遍认为由住院医师或者专科医师实施的复杂的肝移植手术可能导致更高和不可接受的并发症发生率。

一项德国的研究分析了 155 例连续肝移植手术的结果与初次做移植手术的外科医师的手术经验的相关性。分别由经验丰富的外科医师和专科医师行移植的病例在并发症发生率、患者总生存率、出血量、术中输血量和手术时间等方面没有显著性差异[10]。在肝移植中心，对所谓的"七月效应"，也就是随着新的住院医师进入临床，美国教学医院的并发症发生率有所增加这一现象也已进行了调查。结果发现，在总共 108 666 例肝移植中，那些在 4 月份进行手术的患者预后较好，而在 12 月份进行手术的患者预后明显较差。因此可见，肝移植患者的预后与新学员的到来没有相关性[11]。

肝移植培训中的另一个问题是，愿意接受长时间肝移植培训的外科医师数量在日益减少，这是因为肝移植培训往往因就业后薪水不具有竞争力和职业生涯前途未卜而终止。例如，据报道，美国移植医师每周工作约 70 小时，每年平均参加 195 台手术[12]。工作量巨大，经常在公立医院下班时间手术，这个职业对年轻的外科医师来说并没有多大吸引力，尤其是在外科医师工作时间普遍缩短的情况下。德国的一项研究发现，长期致力于移植手术的外科医师很少。肝移植培训的中位时间通常较短（中位数 = 3.5 年）。完成训练的外科医师在移植科的平均工作时间是 7 年。每位移植外科医师完成的移植例数相对较少[13]。

不幸的是，在 Starzl 教授完成首例肝移植半个世纪之后，对许多人来说，肝移植已经成为"常规"手术，从而失去了在医学界的"吸引力"和"声望"。一项由欧洲器官移植协会（ESOT）开展的关于移植外科医师职业倦怠和职业规划的调查报告显示，移植外科医师放弃移植职业生涯的主要原因如下：申请到更好的院内（65%）或院外（35%）的其他外科专业，个人或家庭原因（52%），经济原因（21%），缺乏职业规划（21%）及工作要求过高（6%）。当被问及如何使移植外科成为更有吸引力的职业时，受访者的回答情况统计如下：增加收入（100%），职业规划（64%），增加手术类别以获得更好的精神放松（56%），改善行政帮助（54%），引入弹性工作时间（36%），减少工作量（33%），调整作息制度（33%），最后是团队建设（24%）[14]。

1.4　器官获取手术在普通外科医师培训中的特殊重要性

微创外科的广泛开展限制了外科住院医师开腹手术经验的获得。微创手术已经取代了许多开放手术，成为当前的标准术式。随着微创外科的发展，住院医师缺乏常见的开放手术的机会，掌握开放手术技术的途径明显受到限制。

在不久的将来，精通微创手术的新一代外科医师可能会缺乏开放手术基本原则的经验。例如，一项研究报道了 2000～2009 年美国某医学中心住院医师参与的外科手术的数量，结果显示腹腔镜手术量显著增加，而开放和创伤手术量减少[15]。

解决开放手术经验不足的一个可能的方法是让住院医师参与器官获取手术。一项在美国进行的匿名的全国调查旨在评估普通外科住院医师对器官获取手术的经验和态度。有趣的是，超过 85% 的住院医师认为器官获取是一种良好的教学和获取手术经验的方法，73% 的住院医师认为这将有益于他们未来的外科职业生涯。约 68% 的住院医师认为器官获取更有利于解剖结构和手术显露知识的掌握[16]。

器官获取允许接受培训的外科医师施行多种操作和开放手术，这些操作不仅与普通外科相关，还与血管外科、泌尿外科和创伤相关[17-19]。例如，据报道，在移植中心轮转后，高年资住院医师在腹部和胸部大血管的术中显露和控制能力方面有显著提高[17]。另一项来自加拿大的研究显示，泌尿科住院医师参与器官获取有助于他们掌握开放肾切除手术[18]。

器官获取手术是全面了解胸腹解剖和手术技术的独一无二的课程，这一限期手术提供了全面理解复杂的血管、肝、胰、胆、肾和胸腔结构的机会。经此培训的学员能够更好地控制患者的大出血，这意味着器官获取有利于创伤外科教学[19]。因此，建议强制受训住院医师和专科医师参与移植工作，即住院医师和某些专科医师应轮转移植科。

1.5　微创肝脏外科与培训

2008 年在美国路易斯维尔召开了第一届国际腹腔镜肝切除专家共识会议，此后全球腹腔镜肝切除的手术量呈指数级增长，不仅包括小范围切除，还包括大范围肝切除、机器人肝切除，以及活体供肝切取。微创外科对肝脏外科的影响越来越大，从培训时间长短可见一斑。2015 年在日本盛冈召开的第二届国际腹腔镜肝切除专家共识会议在这方面进行了很好的讨论，并做出以下声明，"大范围肝切除需要较高的技术水平，学习曲线长。受训者及从业外科医师怎样才能掌握这些技术，是迫切需要这一领域的先行者努力解决的问题，腹腔镜肝切除的未来与此息息相关（强烈推荐）"[20]。

一项国际性调查针对该问题访问了 250 名外科医师对肝胆胰外科 / 微创外科培训充分性的看法。令人惊讶的是，分别有 50% 和 80% 的非肝胆胰外科医师认为自己接受的腹腔镜胆总管探查术和腹腔镜上消化道恶性肿瘤分期手术的培训不够充分[21]。

腹腔镜肝脏手术操作复杂，学习曲线长，需要更高的控制力和手术技巧。因此，世界各地都设置了专业的培训模式和教学课程。例如，通过建立模拟出血持续灌注训练模型，可以进行腹腔镜肝切除术缝合训练[22]。再如，使用尸体进行专门的腹腔镜培训，在那里每一个人都可以接受安全培训，并且随着技术的提高最终可以获得认证[23]。

另一重要方面是外科医师在职业生涯之初就需要接受腹腔镜培训。一项研究显示，住院医师培训中可以安全、有效地引入单孔腹腔镜胆囊切除术。所有的由单孔腹腔镜胆囊切除术转为标准腹腔镜胆囊切除术的情况均发生于学习曲线之初，随着手术例数增加而逐渐下降[24]。

最后，学习过程中可利用其他的工具，如国际认可的腹腔镜手术课程和网络数据库。最著名的两个例子是法国斯特拉斯堡提供的高级IRCAD/EITS课程和"在线大学" WebSurg（网址：https：// www.websurg.com）。

1.6 肝胆胰外科和移植外科中的女性

进入医疗行业的女性越来越多，要对女性外科医师的培训予以关注。1970年以前，女医学生占医学生总数的6%，甚至更少。与此形成鲜明对比的是，2011年首次申请学校为医学院校的学生中有近50%为女性[25]。

但是，普通外科住院医师不断流失，主要以女医师流失居多。美国的一项调查结果令人难以置信，相当多（58.0%）的住院医师曾经认真考虑过退出培训。最常见的原因是睡眠不足（50.0%），今后的生活方式非其所愿（47.0%），工作时间过长（41.4%）。多因素校正后，只有女性这一因素与退出住院医师培训的想法显著相关，女性退出风险增加20%[26]。

放弃住院医师培训的主要原因之一是妊娠。加拿大的一项研究调查了住院医师和培训主管对住院医师培训期间妊娠的态度，缺乏针对孕产/孩子教育的政策、哺乳困难、专科医师工作负荷增加等是被调查者提出的问题[27]。有趣的是，对于住院医师培训期间结婚和生育的看法，男性和女性完全不同。一项前瞻性、纵向的研究显示，2008～2010年美国接受培训的普通外科住院医师在结束培训时，与男性医师相比，女性医师结婚意愿更低（47.3% vs. 67.6%），生育可能性也更低（18.0% vs. 45.8%）（$P < 0.001$）。已婚女性更

加在意自己在上级医师面前的表现（$P = 0.005$），而已婚男性更能从工作中获得乐趣（$P = 0.005$）。在住院医师培训期间生孩子的女性更有可能感到不堪重负（$P = 0.008$）和担心财务安全（$P = 0.03$）。相反，有孩子的男性更有可能感受到同事的支持（$P = 0.004$）[28]。

所有这些方面对住院医师未来的学术生涯都有重要影响。一项针对高年资外科住院医师和新入职的外科医师的调查显示，女性能够感受到的明显的歧视主要表现为受到过区别对待，以及遇到过对其性别的负面评价。基于性别的态度抑制了女性外科医师的职业抱负[29]。最近德国的一项研究专门调查了从事肝移植的女性外科医师的学术生涯。德国肝移植中心的女外科医师渴望担任领导职务，而不愿效仿传统的榜样。有趣的是，培训结束后，大多数女外科医师仍计划留在大学医院工作。约80%的受访者希望继续全职工作，并希望能够兼顾事业和家庭[30]。

所有这些结果都证实女性外科医师愿意担任领导职务，并且需要进行个人和机构的变革，以促进男性和女性在外科手术中的平等发展。

1.7 小结

肝胆胰外科/肝移植培训是普通外科医师培训的基石，对于那些将来会去远离肝胆胰外科中心的偏远地区执业的医师来说尤其重要。就肝胆胰外科或者肝移植的专业能力来说，单纯依靠住院医师期间的培训是不够的。专科医师培训是进一步学习这些高度专业化知识的途径。只有病例数多的中心才能提供专科医师培训，这样住院医师才不会因为操作例数不够而被惩罚。应建立国家认可的医院间网络，以丰富肝胆胰外科/肝移植医师的专业知识。

器官获取是住院医师学习开腹手术的最后机会之一。器官获取也是掌握技术技巧和熟悉解剖的最佳途径之一。因此，器官移植科应被视为住院医师轮转必需的科室之一。

腔镜肝脏外科手术操作学习困难，因此需要

长期培训。学习曲线往往超过专科医师培训时间。最好有统一的国内及国际化的专科化教程。

肝胆胰外科/肝移植手术领域的女性仍然受制于这一男性主导的领域。女性更容易放弃住院医师培训及其职业生涯。但是，随着女性外科医师数量越来越多，以及某些特定情况（如妊娠）处理方案的完善，女性可以得到越来越多的公平对待。

（李　嘉　林栋栋　译，李　嘉　审校）

参考文献

[1] de Santibañes M, de Santibañes E, Pekolj J. Training in hepato-pancreato-biliary surgery during residency: past, present and future perspectives. J Hepatobiliary Pancreat Sci, 2016, 23:741–744.

[2] Seshadri RM, Ali N, Warner S, et al. Training and practice of the next generation HPB surgeon: analysis of the 2014 AHPBA residents' and fellows' symposium survey. HPB（Oxford）, 2015, 17:1096–1104.

[3] Chang YJ, Mittal VK. Hepato-pancreato-biliary training in general surgery residency: is it enough for the real world? Am J Surg, 2009, 197:291–295.

[4] Helling TS, Khandelwal A. The challenges of resident training in complex hepatic, pancreatic, and biliary procedures. J Gastrointest Surg, 2008, 12:153–158.

[5] Osman H, Parikh J, Patel S, et al. Are general surgery residents adequately prepared for hepatopancreatobiliary fellowships? A questionnaire-based study. HPB（Oxford）, 2015, 17:265–271.

[6] Smithson L, Delvecchio K, Mittal VK. Accreditation council for graduate medical education compliance and resident competence in hepatopancreaticobiliary surgery during general surgery residency: a program director review. J Surg Educ, 2015, 72:818–822.

[7] Jeyarajah DR, Patel S, Osman H. The current state of hepatopancreatobiliary fellowship experience in North America. J Surg, 2014, 72:144–147.

[8] Zyromski NJ, Torbeck L, Canal DF, et al. Incorporating an HPB fellowship does not diminish surgical residents' HPB experience in a high-volume training centre. HPB（Oxford）, 2010, 12:123–128.

[9] Warner SG, Alseidi AA, Hong J, et al. What to expect when you're expecting a hepatopancreatobiliary surgeon: self-reported experiences of HPB surgeons from different training pathways. HPB（Oxford）, 2015, 17:785–790.

[10] Jurgaitis J, Paskonis M, Mehrabi A, et al. Controlled surgical education in clinical liver transplantation is not associated with increased patient risks. Clin Transpl, 2006, 20:69–74.

[11] Harring TR, Nguyen NTT, Liu H, et al. Liver transplant fellowship and resident training is not a part of the "July effect". J Surg Res, 2013, 182:1–5.

[12] Florence LS, Feng S, Foster CE III, et al. Academic careers and lifestyle characteristics of 171 transplant surgeons in the ASTS. Am J Transplant, 2011, 11:261–271.

[13] Thomas M, Angele M, Stangl M, et al. Loss of liver transplant surgeons into alternate career paths. Transpl Int, 2014, 27:1120–1124.

[14] Lerut J. Loss of liver transplant surgeons into alternate career paths: how to overcome? Transpl Int, 2014, 27:1118–1119.

[15] Gunter JW 3rd, Simmons JD, Mitchell ME, et al. A solution to the decreased resident exposure to open operations in the era of minimally invasive surgery and restricted duty hours may be with organ procurement and transplantation surgery. J Surg, 2012, 69:575–659.

[16] Osband AJ, Laskow DA. Surgical resident perspective on deceased donor organ procurement. Am J Surg, 2015, 209:1090–1094.

[17] Ahmed N, Chung R. Multiple organ procurement: a tool for teaching operative technique of major vascular control. J Trauma, 2008, 65:1093–1094.

[18] Hoag NA, Flannigan R, MacNeily AE. Organ procurement surgery as a means of increasing open surgical experience during urology residency training. Can Urol Assoc J, 2014, 8:36–38.

[19] Ball CG, Dixon E, Kirkpatrick AW. The utility of organ procurement procedures for operative trauma training. J Trauma, 2009, 67:1128.

[20] Wakabayashi G, Cherqui D, Geller DA, et al. Recommendations for laparoscopic liver resection: a report from the second international consensus conference held in Morioka. Ann Surg, 2015, 261:619–629.

[21] Dixon E, Vollmer CM Jr, Bathe O, et al. Training, practice, and referral patterns in hepatobiliary and pancreatic surgery: survey of general surgeons. J Gastrointest Surg, 2005, 9:109–114.

[22] Xiao J, Cui Z, Fu M, et al. An ex vivo liver training model continuously perfused to simulate bleeding for suture skills involved in laparoscopic liver resection: development and validity. Surg Endosc, 2016, 30:4553–4561.

[23] White SA, Satchidanand RY, French JJ, et al. A

5

cadaver lab training facility to facilitate laparoscopic liver resection. Surg Laparosc Endosc Percutan Tech, 2014, 24:357–360.

[24] Joseph M, Phillips M, Farrell TM, et al. Can residents safely and efficiently be taught single incision laparoscopic cholecystectomy? J Surg, 2012, 69:468–472.

[25] McLemore EC, Ramamoorthy S, Peterson CY, et al. Women in surgery: bright, sharp, brave, and temperate. Perm J, 2012, 16:54–59.

[26] Gifford E, Galante J, Kaji AH, et al. Factors associated with general surgery residents' desire to leave residency programs: a multi-institutional study. JAMA Surg, 2014, 149:948–953.

[27] Merchant SJ, Hameed SM, Melck AL. Pregnancy among residents enrolled in general surgery: a nationwide survey of attitudes and experiences. Am J Surg, 2013, 206:605–610.

[28] Chen MM, Yeo HL, Roman SA, et al. Life events during surgical residency have different effects on women and men over time. Surgery, 2013, 154:162–170.

[29] Cochran A, Hauschild T, Elder WB, et al. Perceived gender-based barriers to careers in academic surgery. Am J Surg, 2013, 206:263–268.

[30] Radunz S, Hoyer DP, Kaiser GM, et al. Career intentions of female surgeons in German liver transplant centers considering family and lifestyle priorities. Langenbeck's Arch Surg, 2017, 402:143–148.

第 2 章 肝移植和肝胆外科手术合并症的术前评估

Duilio Pagano，**Salvatore Gruttadauria**

2.1 简介

为了扩大可以安全接受肝移植（LT）和（或）具有根治性目的的肝胆外科手术患者群体，对合并症的术前评估越来越受到重视 [1, 2]。

了解适当的手术风险评估和仔细的术后管理原则对于确保有复杂合并症的外科患者取得良好预后至关重要 [3]。另外，在这些精细手术领域尚无一个标准的术前评估可以适用于所有患有终末期肝病（end-stage liver disease，ESLD）和（或）肝胆外科病例，因为慢性肝病的指标会影响发病率的估测概率 [4]。必须对每例患者的风险进行严格评估，因此必须权衡每项测试和手术决策过程的收益、结果及健康相关成本 [5]。

建立通用的术后并发症风险预测模型，利用日益先进的手术技术及有效的预防措施，总结那些预测因长期住院和术后残疾而无法预测功能恢复的风险因素，这一点尤为重要。目前，尽管已经发表了许多对肝移植和肝胆手术中无复发和（或）总生存率进行评估的临床研究，但在探索复杂手术患者术后发病风险的术前评估时，国家层面及风险调整模型创新的临床研究路线是必需的 [6]。

2.2 基线临床评估和多学科研究方法

外科技术、技能和多学科医疗保健专家专业知识的相互作用对于管理复杂的癌症或严重 ESLD 患者至关重要。根据疾病类型和风险因素（如年龄和并发症），对这些患者可采用不同的治疗方式进行管理，如姑息性肿瘤治疗（如化疗）、微创或开放手术、热消融、肝移植，或可以通过积极监测和观察等待 [7]。

手术患者的术前基线临床评估主要包括进行初始及全面病史回顾和体格检查（history and a physical examination，H&P）。当结果被认为与初始诊断相关时，应对可能影响手术风险和（或）需要进一步干预和优化的合并症严重程度进行具体评估。这种评估的作用是获得临床病史之外的诊断及预后信息，目的是提供可以确认或质疑预期诊疗程序（临床管理）的信息，识别需要在手术前治疗的非显性疾病，已证明可通过修改（如有必要）临床路径（或改变手术、或选择麻醉技术）减少损害或增加收益 [8]。对于那些可能接受极精细外科治疗 [如具有根治性肿瘤目的的肝切除术和（或）肝移植] 的患者，评估时必须量化其功能和一般健康储备状态。这些还取决于除形态学及功能肝病以外的其他方面，如个人的社会生活、认知状态、患者生活和活动的环境、经济状况、情感条件和人际关系 [9, 10]。

肝脏手术和移植的多学科管理使得在术前评估的所有阶段对受肝脏肿瘤和（或）ESLD 影响的患者可以采用合适的治疗方法，通过有针对性的康复和支持治疗策略来改善预后 [11, 12]。

需要注意的是，这些患者术前评估期间进行的检查费用昂贵、要求苛刻并且经常需要多学科的参与。这就解释了为什么对结果的主观解释，尤其是在考虑到具有显著假阳性率的检测时，可能潜在地增加发病率或导致额外的延迟[13]。

通常将进行手术的医院会提供入院前状态的服务。根据患者的经验，国家健康与护理研究所（National Institute for Health and Care Excellence，NICE）会制定相关适应证的流程和政策。考虑到在国民保健服务（National Health Service，NHS）体系中接受择期普通外科手术的患者越来越多（2012～2013年达到1060万，而2002～2003年为661万），可以直观地看出，即使是减少一小部分不必要的检查，也会对大量患者产生影响[14, 15]。

2.3　风险分层工具

众所周知，术前检查旨在为评估手术选择提供除患者病史之外的诊断和预后信息。因此，这些检查的目的是识别未诊断的疾病，使临床医师能够在最佳的条件和最适当的技术下操作，使患者的手术风险趋于零。医疗机构通常采用多学科方法对肝胆外科疾病患者的手术风险进

行分层，以评估发病率和死亡率的风险，确定需要进一步术前评估的患者，并指导关于知情同意的讨论[16]。

外科医生、肝病学家、病理学家、放射科医生、心理学家和其他辅助人员（如家庭医师、物理和呼吸治疗师、姑息治疗专家、支持治疗师及其他专职医疗保健专业人士）的合作如果能组织良好，结构合理，则可以使患者成为临床治疗路径的中心。在这种情况下，改善初级和二级保健中心之间的沟通也可能是必要的，以确保所有相关的检测结果与术前评估机构共享[17]。通常，美国麻醉医师协会身体状况（American Society of Anesthesiologists' physical status，ASA-PS）分级系统（表2-1）是评估患者是否适合一般外科手术的有用工具[18]。然而，这些发现在明显健康的个体中的临床价值尚不确定。有记录的证据表明，一方面，即使面对病理结果，临床医师也不会改变对患者的管理，另一方面，如果出现假阳性结果，则会对患者产生负面影响。因此，对于复杂和不同类型的符合手术条件的肝胆疾病患者，如

表2-1　美国麻醉医师协会身体状况分级系统

ASA-PS 分级	定义	举例
ASA1	正常健康人群	健康，非肥胖（BMI < 30kg/m²），不吸烟且运动耐力良好的患者
ASA2	轻度全身性疾病患者	无功能限制且疾病控制良好的患者（例如，治疗过的高血压、肥胖症、BMI < 35kg/m²，经常社交饮酒或吸烟）
ASA3	患有严重全身性疾病但不会危及生命的患者	因疾病（如治疗不当的高血压或糖尿病、病态肥胖、慢性肾衰竭、间歇性恶化的支气管痉挛疾病、稳定型心绞痛、置入起搏器）导致某些功能受限的患者
ASA4	患有持续威胁生命的严重全身性疾病的患者	因严重危及生命的疾病 [如不稳定型心绞痛、控制不佳的慢性阻塞性肺疾病、有症状的充血性心力衰竭，近期（< 3 个月）心肌梗死或卒中] 而功能受限的患者
ASA5	若不进行手术预计存活不会超过24h的垂死患者	腹主动脉瘤破裂、大面积创伤、广泛性颅内出血伴占位效应等
ASA6	已宣布脑死亡的患者，其器官正在因捐赠目的而被摘除	

注：在ASA-PS（如ASA 2E）中添加"E"表示紧急外科手术。该ASA将紧急情况定义为"患者延误治疗将导致对生命或身体部分的威胁显著增加"

BMI. 体重指数

新诊断的肿瘤疾病患者、肿瘤进展高风险患者，或有复杂管理问题的患者必须采用循证方法对潜在合并症评估和临床决策过程进行管理[19]。

2.4　形态学和功能诊断工具

尽管有针对这些复杂病例的最佳实践指南，但当有熟练的麻醉学专家和经验丰富的肝胆外科医师参与时，对伴有或不伴有 ESLD 严重合并症的肝胆外科疾病患者进行计划和实施选择性手术是最有效的。详细而周到的术前计划对于择期手术的成功至关重要。这包括身体评估、实验室检测、基因检查、止血和疼痛管理预案，以及影像学检查[20-22]。

放射学评估是手术决策的关键要素，将放射学融入社区医院的医疗、社会和政治结构是影像 3.0 文化转型的主旨，得到了美国放射学会（American College of Radiology，ACR）的支持[23]。器官功能多参数评估需要外科团队和医疗保健专业人员的具体且越来越多的参与，另一方面，以帮助患有复杂合并症的肝胆外科疾病患者。例如，临床越来越多地应用计算机断层扫描（computed tomography，CT）将男性和女性患者划分为肌肉减少症 / 恶病质，或非肌肉减少症，尽管在一系列解剖部位存在一些局限性。为了根据预后价值和不同应答者的分层来预测治疗反应，在术前评估中常规使用营养状态的间隔性调整需要与以下参数相匹配：脂肪量、无脂肪量、CT 扫描测得的身体水分成分、三头肌皮褶厚度、测力计测得的握力和手部力量、6 分钟步行距离，以及通过有效问卷测得的生活质量[24]。在肝胆肿瘤手术中，测量最小残留肝脏体积（minimal future remnant liver volume，FRLV）的方法包括通过 CT 测得的二维体积（2D），以及适用于终末期肝病患者的围术期三维模型（3D）[25]。

计算软件允许手动或自动定义 CT 扫描或磁共振成像（magnetic resonance imaging，MRI）的所有单个图像切面上的肝脏实质解剖结构，从而可以非常详细地计算肝脏体积[26]。尽管 FRLV 的

肝实质可以再生，但如果切除后的肝脏体积小于术前肝体积的 20%，残余健康肝脏的功能可能无法满足生理需要和解毒要求。它可能导致肝切除术后肝衰竭，对于 ESLD 患者，该百分比限制要求更高[27, 28]。详细评估肝功能的需要导致创新方法的发展，例如基于四个因子组合的肝纤维化指数和残留肝脏体积比可作为肝切除术后结果的预测指标[29]。使用钆基化合物（含钆的乙氧基苄基二亚乙基三胺五乙酸，Gd-EOB-DTPA）进行的肝 MRI 可以提供有关各个肝段功能增强的信息[30]。锝 -99（^{99m}Tc）标记的半乳糖基化人血清白蛋白（galactosylated human serum albumin，GSA）和肝实质闪烁成像，^{99m}Tc 标记的美溴菲宁（mebrofenin）肝胆闪烁成像和单光子发射 CT（single-photon emission CT，SPECT）可提供代谢分析，以量化功能储备与放射性化合物摄取水平的关系[31]。

2.5　手术决策

肝胆外科和肝移植取得了重要的技术突破，但对高危患者的术前评估仍然缺乏有关的临床政策和（或）循证指南，而且只有少数文献中的研究涉及这个问题[32]。与此同时，有计划的术前评估有助于避免延误进展性疾病的手术。例如，ESLD 合并肝细胞癌的患者，这些患者在确诊时可手术，如果不及时进行手术，则患者丧失手术机会[33]。新的指南和循证指导可以帮助临床医师面对复杂合并症患者术前评估时的外科教条，简化患者的围术期管理，并在以下特定临床场景中改善结果。

2.5.1　老年患者

由于全球护理和生活条件的改善，世界人口日益老龄化[34]。对适合肝胆外科手术的老年患者需要进行全面的术前评估，考虑到某些特定方面和相关年龄，该评估在成年患者中通常不会进行。除了病史（相关疾病、基础疗法、麻醉学病史）和客观检查外，还需要调查衰老过程（功能储备）和功能状态的影响。功能状态通过一组在老年医

学中广泛使用的参数进行评估，这些参数构成了多参数评估[33]。

目前，一些没有残疾或合并症的老年患者可以在不改变治疗方案的情况下接受根治性标准治疗（"适合"患者），而具有不同合并症和（或）残疾和（或）老年综合征的"脆弱"患者则是姑息治疗的候选者，目的是提高生活质量。因此，有些不属于前两类的老年人和有些（脆弱或不健康）患者只能耐受一些个体化或姑息治疗，以提高生存率和生活质量[11]。

对于这些老年患者来说，情况更为复杂，因为尽管治疗前一般状态良好，他们的生理储备可能会大大减少，体内平衡非常不稳定，这可能使他们在肿瘤治疗期间面临迅速恶化的风险。特别是已经有办法解决与老年患者相关的一些关键问题：基于患者基本情况，患者的预期寿命和术后发病风险是多少。

然而，用于回答这些问题的工具必须不断更新，包括提供有关老龄化的新信息，同时考虑到正在发生的社会和人口变化[35]。

迄今为止，还没有简单的筛查系统可以让负责治疗的医师识别这些术后风险增加的患者。事实上，识别有风险的患者是预防术后并发症（如谵妄、心血管事件和整体功能丧失，进而丧失自主性）的第一步。一些系统已被证明在这方面很有前景，如老年综合评估（comprehensive geriatric assessment，CGA），它不仅基于疾病的分子特征，还基于感知经验和心理物理条件[36]。使用该工具所提供的结果还可以确定宏观分类类别，其中包括首次接触任何治疗、诊断或康复途径的老年患者。这种革命性的细分允许识别特定的特征，每个特征都具有不同的康复潜力、预期寿命和压力耐受性特性，这有助于更好地指导个体患者制订适当的社会和健康干预计划[37]。

2.5.2 慢性退行性疾病

在接受肝移植和肝胆外科手术的患者中识别危险因素至关重要，可以在患者的病史和体格检查中进行评估。危险因素包括以下临床状况：充

血性心力衰竭（congestive heart failure，CHF）、心肌病、缺血性和（或）瓣膜性心脏病、心律失常、糖尿病或肾功能不全、肺血管疾病和（或）慢性阻塞性肺疾病，以及功能状态不良。这些高危患者通常需要补充术前评估和（或）优化。修订后的心脏风险指数（revised cardiac risk index，RCRI）[38]和美国外科医师学会 NSQIP（国家外科手术质量改进计划）风险计算器被倡导用于评估非心脏手术后围术期心脏事件风险。RCRI 包括高风险外科手术、CHF 和（或）缺血性心脏病和（或）脑血管病史、术前血清肌酐（＞2 mg/dl）和术前基于胰岛素的治疗。

NSQIP 风险计算器不仅是计算心脏并发症风险的有效工具，而且也是计算术后感染风险的有效工具，如手术部位感染和（或）肺炎、再入院和（或）再次手术、静脉血栓栓塞和死亡[17]。有活动性心脏症状（如心力衰竭或不稳定型心绞痛）的患者具有特别高的围术期风险。不稳定型心绞痛患者围术期心肌梗死的风险约为 28%。对于稳定型心绞痛患者来说，运动耐力程度是一项非常重要的临床测试，因此，对于有活动性心脏症状的患者，需要进行准确的术前评估[39]。特定的心脏病，如不稳定型心绞痛，可能构成冠状动脉血运重建的主要指征，如果这些病理病例在肝移植或肝胆手术前无法纠正，则可能需要术前和（或）术中进行肺动脉导管术监测。

许多需要肿瘤手术的肝胆肿瘤患者可能由于肺功能有限而增加风险。为了在肝胆手术前和列入肝移植等候名单期间评估整体手术风险，同时引入戒烟计划，必须进行肺病术前评估[40]。术前戒烟（甚至术前 3 周）可以降低肿瘤术后肺部疾病的发生率。这些患者肺部病理生理的适当评估对于外科医师尤为重要，以便于确定恰当的肺切除指征[41]。

2.5.3 营养状况

营养状况的病理变化会增加成年患者手术并发症的风险。可以在术前通过病史、体格检查和实验室检查判断营养状况。当病史、体格检查显

示 6 个月内体重减轻超过 10% 或 1 个月内体重减轻 5%、体格检查的指示性发现（如肌肉萎缩或典型的营养缺乏）、低白蛋白时，可以确定营养不良状态血清中的水平。血清白蛋白测定是一种廉价的营养不良指标；对于可能营养不良的患者，必须在术前进行测量。检测值 < 2.8 g/dl 预示发病率和死亡率增加[42]。由于血清白蛋白的半衰期为 14 ～ 18 天，其水平不能反映急性营养不良。如果怀疑有更严重的营养不良，可以测量半衰期较短的蛋白质。例如，转铁蛋白（半衰期，7 天）或甲状腺素转运蛋白（半衰期，3 ～ 5 天）。一般来说，治疗性营养支持可以改善严重营养不良患者的预后，有时，肝移植和（或）肝胆手术可以延期数周进行[43]。另外，体重指数（BMI）大于 40 kg/m² 会增加围术期（如动脉高血压、肺动脉高压、左心室肥厚、心力衰竭和冠心病）的发病率和死亡率[44]。肥胖是深静脉血栓形成和肺栓塞的独立危险因素；大多数肥胖患者需要预防静脉血栓栓塞。肥胖还会增加术后伤口并发症（如裂开、手术部位感染）的风险。手术治疗导致的显著长期体重控制最近在肝移植情景中得到提倡，因为通常它可改善和解决合并症（包括糖尿病、高血压、高脂血症和肺功能不全等）[45]。在这种情况下，美国临床内分泌学家协会的最新联合指南，以及肥胖学会和美国代谢减肥外科学会已经确认了之前提出的 BMI 临界值，并更好地确定了哪些合并症可以考虑将手术选择的 BMI 临界值从 40 kg/m² 降低到 35 kg/m²。这些合并症包括缺血性心脏病、2 型糖尿病、阻塞性睡眠呼吸暂停综合征、肥胖低通气综合征、非酒精性肝病和脂肪性肝炎、高血压、血脂异常、胃食管反流病、哮喘、静脉淤滞、严重尿失禁、致残性关节病及与肥胖相关的生活质量严重下降。这些指南重申

了目前缺乏足够的数据来推荐 BMI 低于 35kg/m² 的患者进行减肥手术[46]。

2.6　转诊中心

肝移植和外科手术与全身治疗相结合，对原发性和转移性肝胆肿瘤病理学自然病史的影响越来越大，即使是在器官功能受损的慢性退行性疾病的情况下，这导致意大利癌症患者的存活率每年递增 3%[47]。

随着越来越积极和昂贵的肝胆外科手术疗法的出现[48]，很明显，直接关注三级转诊中心是适合且有针对性的投资，以便让所有患者都能获得高质量和治愈性的手术疗法[49]。采用新的影像技术和生化测试对术前的功能储备及体内平衡进行多学科评估，将有助于转诊中心进一步降低肿瘤患者的肝胆外科治疗和 ESLD 的肝移植后已经很低的围术期并发症发生率。

目前，ESLD 患者普遍存在精确的诊断 - 治疗途径，但为了取得更好的疗效，需要提高术前多学科评估和肝胆手术及肝移植术前优化管理的能力[50]，以扩大患者群体，并克服阈值[51]。作为我们正在进行的项目的一部分，从 1999 年 7 月到 2018 年 10 月，我们进行了 1221 例肝移植。其中 906 例（74.2%）采用全肝移植，315 例（25.8%）采用部分肝移植，133 例（10.9%）为活体相关肝移植，169 例（13.8%）为劈离式肝移植（图 2-1）。同期，本单位进行了 1102 例肝脏切除术（LR）（图 2-2）。其中 217 例（19.7%）采用微创入路。多年来，该领域的外科手术活动不断增加，2018 年，我们进行了 107 例肝脏切除术，超过了每年 100 例的门槛，本单位需要被归类为高容量意大利转诊中心[49]。

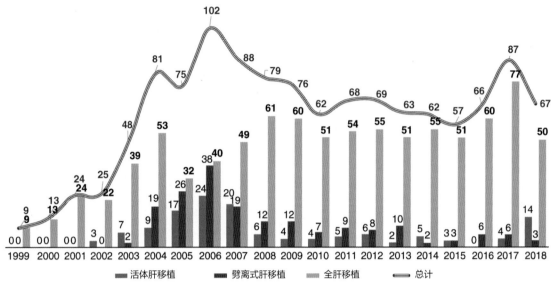

图 2-1 1999 年 7 月至 2018 年 10 月,ISMETT 中心按移植类型进行的年肝移植(LT)数量

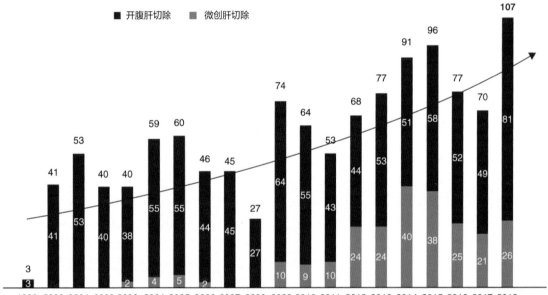

图 2-2 1999 年 7 月至 2018 年 12 月 ISMETT 年肝脏切除的数量。聚类堆叠柱状图显示每年的肝脏切除总量及采用开放式手术(OPEN-LR)和微创手术(MI-LR)的肝脏切除数量

(王铁征 译,刘召波 审校)

参考文献

[1] Hoffmann K, Hinz U, Stravodimos C, et al. Risk assessment for liver resection. Surgery, 2018, 164:998–1005.

[2] Dasari BVM, Hodson J, Roberts KJ, et al. Developing and validating a pre-operative risk score to predict post-hepatectomy liver failure. HPB (Oxford), 2018,

https://doi.org/10.1016/j. hpb, 2018.09.011. [Epub ahead of print].

[3] Gani F, Cerullo M, Amini N, et al. Frailty as a risk predictor of morbidity and mortality following liver surgery. J Gastrointest Surg, 2017, 21:822–830.

[4] Zaydfudim VM, Kerwin MJ, Turrentine FE, et al. The impact of chronic liver disease on the risk assessment of ACS NSQIP morbidity and mortality after hepatic resection. Surgery, 2016, 159:1308–1315.

[5] Spaulding TP, Martin RCG2nd. Predicting adverse events in patients undergoing hepatectomy-validation of preoperative nomogram and risk score. HPB (Oxford), 2017, 19:1112–1118.

[6] American College of Surgeons/Commission on Cancer. Cancer program standards: ensuring patient-centered care. Chicago, IL: American College of Surgeons, 2016. https://www.facs. org/ ~ /media/files/quality%20programs/cancer/coc/2016%20coc%20standards%20manual_interactive%20pdf. ashx. Accessed 21 Feb 2019.

[7] Hoehn RS, Hanseman DJ, Jernigan PL, et al. Cincinnati research in outcomes and safety in surgery (CROSS). Disparities in care for patients with curable hepatocellular carcinoma. HPB (Oxford), 2015, 17:747–752.

[8] Zak Y, Rhoads KF, Visser BC. Predictors of surgical intervention for hepatocellular carcinoma: race, socioeconomic status, and hospital type. Arch Surg, 2011, 146:778–784.

[9] Gruttadauria S, Grosso G, Mistretta A, et al. Impact of recipients' socio-economic status on patient and graft survival after liver transplantation: the IsMeTT experience. Dig Liver Dis, 2011, 43:893–898.

[10] Norén A, Eriksson HG, Olsson LI. Selection for surgery and survival of synchronous colorectal liver metastases, a nationwide study. Eur J Cancer, 2016, 53:105–114.

[11] Grosso G, di Francesco F, Vizzini G, et al. The Charlson comorbidity index as a predictor of outcomes in liver transplantation: single-center experience. Transplant Proc, 2012, 44:1298–1302.

[12] Lamb BW, Sevdalis N, Arora S, et al. Teamwork and team decision-making at multidisciplinary cancer conferences: barriers, facilitators, and opportunities for improvement. World J Surg, 2011, 35:1970–1976.

[13] Pei KY, Healy J, Davis KA. Surgeons overestimate postoperative complications and death when compared with the National Surgical Quality Improvement Project risk calculator. J Surg Res, 2018, 225:95–100.

[14] Association of Anaesthetists of Great Britain and Ireland. Pre-operative assessment and patient preparation – the role of the anaesthetist. London: AAGBI, 2010. https://www.aagbi.org/sites/ default/files/preop2010.pdf. Accessed 21 Feb 2019.

[15] National Institute for Health and Care Excellence. Patient experience in adult NHS services: improving the experience of care for people using adult NHS services. https://www.nice.org. uk/guidance/cg138. Accessed 21 Feb 2019.

[16] Barnett S, Moonesinghe SR. Clinical risk scores to guide perioperative management. Postgrad Med J, 2011, 87:535–541.

[17] Bilimoria KY, Liu Y, Paruch JL, et al. Development and evaluation of the universal ACS NSQIP surgical risk calculator: a decision aid and informed consent tool for patients and surgeons. J Am Coll Surg, 2013, 217:833–842.

[18] Doyle DJ, Garmon EH. American Society of Anesthesiologists Classification (ASA class). Treasure Island, FL: StatPearls Publishing, 2018. [Update: January 19, 2019]. https://www. ncbi.nlm.nih.gov/books/NBK441940. Accessed 21 Feb 2019.

[19] Lesslie MD, Parikh JR. Multidisciplinary tumor boards: an opportunity for radiologists to demonstrate value. Acad Radiol, 2017, 24:107–110.

[20] Muroff LR, Williams CD. Apathy in private practice: "We have met the enemy and he is us". J Am Coll Radiol, 2007, 4:512–513.

[21] Thrall JH. The invisible radiologist: an address to a residency graduating class. J Am Coll Radiol, 2013, 10:153–155.

[22] Ellenbogen PH. Imaging 3.0: What is it? J Am Coll Radiol, 2013, 10:229.

[23] Fleissig A, Jenkins V, Catt S, et al. Multidisciplinary teams in cancer care: are they effective in the UK? Lancet Oncol, 2006, 7:935–943.

[24] Kahn J, Wagner D, Homfeld N, et al. Both sarcopenia and frailty determine suitability of patients for liver transplantation—a systematic review and meta-analysis of the literature. Clin Transpl, 2018, 32:e13226. https://doi.org/10.1111/ctr.13226.

[25] van der Vorst JR, van Dam RM, van Stiphout RS, et al. Virtual liver resection and volumetric analysis of the future liver remnant using open source image processing software. World J Surg, 2010, 34:2426–2433.

[26] Ünal E, Akata D, Karcaaltincaba M. Liver function assessment by magnetic resonance imaging. Semin Ultrasound CT MR, 2016, 37:549–560.

[27] Fan ST. Donor results. In: Fan ST, Wei WI, Yong BH, et al. editors. Living donor liver transplantation. Hackensack, NJ: World Scientific, 2011:293–309.

[28] Gruttadauria S, Parikh V, Pagano D, et al. Early

regeneration of the remnant liver volume after right hepatectomy for living donation: a multiple regression analysis. Liver Transpl, 2012, 18:907–913.

[29] Dong J, Zhang XF, Zhu Y, et al. The value of the combination of fibrosis index based on the four factors and future liver remnant volume ratios as a predictor on posthepatectomy outcomes. J Gastrointest Surg, 2015, 19:682–691.

[30] Verloh N, Haimerl M, Zeman F, et al. Assessing liver function by liver enhancement during the hepatobiliary phase with Gd-EOB-DTPA-enhanced MRI at 3 Tesla. Eur Radiol, 2014, 24:1013–1019.

[31] Mao Y, Du S, Ba J, et al. Using dynamic 99mTc-GSA SPECT/CT fusion images for hepatectomy planning and postoperative liver failure prediction. Ann Surg Oncol, 2015, 22:1301–1307.

[32] Chang CM, Yin WY, Su YC, et al. Preoperative risk score predicting 90-day mortality after liver resection in a population-based study. Medicine (Baltimore), 2014, 93:e59. https://doi. org/10.1097/MD.0000000000000059.

[33] Davenport DL, Bowe EA, Henderson WG, et al. National surgical quality improvement program (NSQIP) risk factors can be used to validate American Society of Anesthesiologists Physical Status Classification (ASA PS) levels. Ann Surg, 2006, 243:636–641.

[34] Li L, Wang H, Yang J, et al. Geriatric nutritional risk index predicts prognosis after hepatectomy in elderly patients with hepatitis B virus-related hepatocellular carcinoma. Sci Rep, 2018, 8:12561. https://doi. org/10.1038/s41598-018-30906-8.

[35] Goh BKP, Chua D, Syn N, et al. Perioperative outcomes of laparoscopic minor hepatectomy for hepatocellular carcinoma in the elderly. World J Surg, 2018, 42:4063–4069.

[36] Abete P, Cherubini A, Di Bari M, et al. Does comprehensive geriatric assessment improve the estimate of surgical risk in elderly patients? An Italian multicenter observational study. Am J Surg, 2016, 211:76–83.e2.

[37] Niazi S, Schneekloth T, Taner CB. Elderly recipients of liver transplantation: impact of age and psychosocial variables on outcome. Curr Opin Organ Transplant, 2017, 22:588–592.

[38] Lee TH, Marcantonio ER, Mangione CM, et al. Derivation and prospective validation of a simple index for prediction of cardiac risk of major noncardiac surgery. Circulation, 1999, 100:1043–1049.

[39] Scholte NTB, Lenzen MJ, van der Hoven B, et al. In-hospital cardiovascular events after liver transplantation: predictors and long-term outcome. Neth Heart J, 2018, 26:506–511.

[40] Fleetwood VA, Hertl M, Chan EY. Liver transplantation to the active smoker: transplant provider opinions and how they have changed. J Gastrointest Surg, 2015, 19:2223–2227.

[41] Lucey MR. Impact of behaviors (smoking, treatment adherence, exercise, alcohol) on allograft function and outcomes. Liver Transpl, 2017, 23(Suppl 1):S89–91.

[42] Myers RP, Shaheen AA, Faris P, et al. Revision of MELD to include serum albumin improves prediction of mortality on the liver transplant waiting list. PLoS One, 2013, 8:e51926. https:// doi.org/10.1371/journal.pone.0051926.

[43] Biolo G, Cederholm T, Muscaritoli M. Muscle contractile and metabolic dysfunction is a common feature of sarcopenia of aging and chronic diseases: from sarcopenic obesity to cachexia. Clin Nutr, 2014, 33:737–748.

[44] Ligibel JA, Wollins D. American Society of Clinical Oncology obesity initiative: rationale, progress, and future directions. J Clin Oncol, 2016, 34:4256–4260.

[45] Diwan TS, Rice TC, Heimbach JK, et al. Transplantation and bariatric surgery: timing and outcomes. Liver Transpl, 2018, 24:1280–1287.

[46] Borisenko O, Lukyanov V, Ahmed AR. Cost-utility analysis of bariatric surgery. Br J Surg, 2018, 105:1328–1337.

[47] Dal Maso L, Guzzinati S, Francisci S. AIRTUM working group. Prevalenza e guarigione. In: AIOM-AIRTUM-Fondazione AIOM. I numeri del cancro in Italia 2017. Rome: Il Pensiero Scientifico Editore, 2017:17–22.

[48] Yahanda AT, Lafaro KJ, Spolverato G, et al. A systematic review of the factors that patients use to choose their surgeon. World J Surg, 2016, 40:45–55.

[49] Torzilli G, Viganò L, Giuliante F, G, et al. Liver surgery in Italy. Criteria to identify the hospital units and the tertiary referral centers entitled to perform it. Updat Surg, 2016, 68:135–142.

[50] Sohal DP, Mangu PB, Khorana AA, et al. Metastatic pancreatic cancer: American Society of Clinical Oncology Clinical practice guideline. J Clin Oncol, 2016, 34:2784–2796.

[51] Brandi G, Venturi M, Pantaleo MA, et al. Cholangiocarcinoma: current opinion on clinical practice diagnostic and therapeutic algorithms: a review of the literature and a long-standing experience of a referral center. Dig Liver Dis, 2016, 48:231–241.

第3章 肝切除和全肝血流阻断

Andrea Lauterio，Riccardo De Carlis，Stefano Di Sandro，Luciano De Carlis

3.1 简介和历史背景

50多年前，Heaney[1]等首先在基础研究和临床实践中提出了全肝血流阻断（total vascular exclusion，TVE）技术。然而，20世纪80年代中晚期的研究结果显示与其他技术相比[2, 3]，其在死亡率方面并不乐观。Bismuth等和Huguet等证实TVE在发病率和死亡率方面还是能够接受的[4-6]。

同时，随着时间的推移，肝移植的数量快速增长，也有助于推动肝切除（liver resection，LR）手术技术能力的进步。

TVE要求充分解剖游离肝脏，实际上是肝移植中进行受体肝切除术时使用的技术。更好地理解肝移植相关的概念，如缺血再灌注损伤和随之而来的肝衰竭风险，带来了TVE和残余肝脏的低温灌注技术的结合，这种结合的好处已经被报道过了[7]。

长时间TVE不可避免会导致肾损伤、门静脉阻断引起的内脏充血，以及右心前负荷相关的全身血流动力学改变，这些问题也许能通过静脉转流技术的应用避免，这项技术对肝移植术中肾脏保护、内脏充血、血流动力学等均有益处[8]。

最近，临时门腔静脉分流术（portocaval shunt，PCS）使肝切除中应用TVE成为可能，同时避免了体外静脉转流的缺点。

在过去的几年中，得益于手术经验的积累和对患者发病率、死亡率相关预测因素的深入了解，应用标准化TVE和原位低温肝脏灌注技术的复杂肝切除数量逐渐增加[7, 9]。

3.2 手术基本注意事项

经典TVE包括第一肝门的阻断，以及肝上和肝下下腔静脉（inferior vena cava，IVC）的阻断，具体可参考相关文章[4, 6, 10, 11]。我们简要总结了这项复杂外科手术的一些技术基本点。充分游离肝脏对安全进行TVE和评估肿瘤的可切除性是必不可少的，尤其是在肿瘤累及腔静脉和（或）汇合到腔静脉的肝静脉的情况下。可通过分离镰状韧带并打开左右三角韧带来充分显露裸区，解剖腔静脉并在肝脏上方和下方放置阻断带。离断右肾上腺静脉，以避免在腔静脉游离或阻断过程中发生撕裂。

在阻断前应先仔细解剖切除平面的肝门供应血管，从而减少总缺血时间。

通常要先进行试阻断，即通过阻断肝上腔静脉和肝门几分钟，给平均动脉压降低的患者进行补液，反复试阻断直到血流动力学能够保持稳定。

阻断后，用选择的技术离断肝实质。完成肝切除后，先松开肝上和肝下下腔静脉阻断钳，然后开放门静脉（portal vein，PV）和肝动脉。

为了避免下腔静脉完全阻断引起的血流动力学紊乱，可以经皮穿刺建立静脉通路，应用静脉转流技术[7]。

3.2.1 再灌注

本文针对肝移植技术尚不熟练的肝胆外科医

师，总结了以下肝脏再灌注的操作要点。肝移植中，在确保麻醉准备后再松开血管钳，先打开肝上腔静脉阻断钳，然后再打开肝下腔静脉阻断钳。之后根据患者的血流动力学情况缓慢松开门静脉阻断钳。我们认为，开放顺序在围术期血流动力学变化方面起着重要作用。在恢复肝脏流入道之前先开放腔静脉，这样可充分调节静脉回流（从下肢）和心脏负荷，然后再灌注肝脏，从而抵消缺血肝脏中血液带来的影响。

3.3 手术步骤

自从 1974 年 Fortner 等报道第一例 TVE 联合肝脏原位低温灌注的肝切除手术以来，陆续出现了各种改良手术的报道[12]。图 3-1 记录了不同技术的示意图。

3.3.1 保留腔静脉血流的全肝血流阻断

尽管在大多数情况下患者可以耐受 TVE 引起的血流动力学改变，但还是有一些心脏功能处于临界状态的患者无法耐受 TVE，因为虽然术中

处理得当，但仍存在持续低血压的情况。这种情况可能需要使用体外静脉转流，甚至可能无法耐受肝切除手术。1995 年，Elias 等[13] 报道了另一种肝血流阻断方法，将第一肝门阻断和肝静脉阻断，保留腔静脉血流，可以联合或不联合低温灌注。

1999 年，Cherqui 等报道了他们在肝切除中血流阻断的方法和结果，方法是在阻断入肝和出肝血流的同时，保留腔静脉血流[14]。同样，这种技术也代表将背驮式肝移植中保留腔静脉血流的观察发现应用于肝切除中。

我们在实践中，根据肝切除的范围，通过夹闭第一肝门阻断入肝血流，而通过夹闭肝静脉（包括可能存在的右下肝静脉主干）阻断出肝血流。

3.3.2 全肝血流阻断联合原位低温灌注

2005 年，Azoulay 等分析了在肝脏原位低温灌注下肝切除术对比标准 TVE 的优势[7]。他们在术中使用了静脉转流技术。全肝血流阻断及静脉转流后，在门静脉阻断以上平面进行门静脉置管，并用 4℃ UW 溶液进行肝脏原位低温灌注。每个

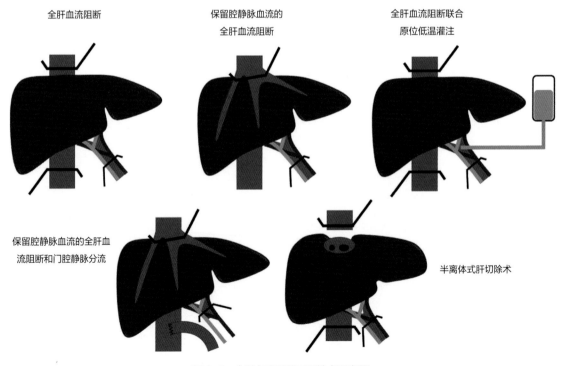

图 3-1　全肝血流阻断不同技术示意图

中心使用灌注液的剂量和种类各不相同。在下腔静脉阻断钳上方进行腔静脉切开以排出灌注液。用冷溶液灌注肝脏，联合用碎冰覆盖残肝，可将肝脏温度降低至 13 ~ 21℃。完成肝切除及血管重建后，经门静脉置管用常规血清白蛋白（500 ml）冲洗肝脏，然后恢复标准 TVE 的循环。

3.3.3　保留腔静脉血流的全肝血流阻断和门腔静脉分流

进一步的改良手术，如保留腔静脉血流和临时 PCS 结合，在切除侵犯第二肝门的肿瘤是很有价值的，能够预防腔静脉阻断引起的血流动力学改变和肾脏并发症，以及门静脉阻断引起的内脏淤血，同时不使用静脉转流 [9, 15]。

标准 TVE 同时保留腔静脉血流的手术要完全游离肝脏。无论哪种肝切除手术类型，都要解剖门静脉，并将门静脉分支近端（根据肝切除的类型）保留足够的长度，用以和肝下下腔静脉进行端侧吻合。如果门静脉分支太短，可以用门静脉主干行侧侧 PCS。其他的肝门结构（包括胆总管、肝总动脉、PCS 上方的门静脉分支）及残余肝脏的肝静脉也要阻断。如前所述，用阻断平面以上的门静脉分支内留置的导管进行肝脏灌注。在肝静脉的阻断钳下方进行静脉切开排出灌注液。肝切除完成以后，通常用室温血清白蛋白（500ml）冲洗肝脏，取出门静脉导管，缝合静脉（剩余门静脉分支和肝静脉）的切口，缝合或利用吻合器分离封闭门腔分流道。

最近，Reims 团队提出使用人工（涤纶）血管代替传统的门腔静脉侧侧吻合 [9]。在该团队看来，不管门静脉残端长度如何，这种吻合术似乎更简便可行，在切肝时肝脏的活动度更大。此外，他们建议通过切除的肝静脉残端的开口排出冷灌注液。这种方法是为了预防缝合保留的肝静脉引起狭窄而带来并发症。

3.3.4　半离体式肝切除术

尽管有"半离体"这个名词，但是这种肝切除的类型还没有形成共识。这种复杂的肝切除手术包括 2 个基本步骤：通过离断肝上下腔静脉，保存门静脉蒂，将全肝向前翻转及术后复位。1991 年 Hannoun 等首次引入了半离体的理念。1995 年 Pichlmayr 等报道了"半离体切除技术"[16]。文献中报道的病例不超过 60 例 [17]。

除了部分技术变化和改良以外，半离体手术可以总结如下。同其他 TVE 手术一样，充分游离肝脏，将下腔静脉从膈肌裂孔解剖到右肾静脉水平。以类似于肝移植中报道使用的方法建立体外静脉转流，然后阻断门静脉，将门静脉血流引入体外循环中。在血流阻断期间，将套管插入阻断平面的门静脉远侧进行肝脏低温灌注。先阻断肝下下腔静脉、肝动脉和胆管，然后建立体外循环，再阻断肝上下腔静脉，完成全肝门血流阻断。我们尤其要注意解剖肝上下腔静脉周围的膈肌组织，确保有足够长度的腔静脉用于缝合人工血管或者进行肝静脉汇合处的复杂重建。

完成门静脉低温灌注后，在阻断平面以下切断肝上下腔静脉，将肝脏回缩并向前旋转至半离体位置。这个位置可以很好地观察下腔静脉和肝静脉的连接处，以及肝脏后方的腔静脉内壁。肝切除可以根据外科医师的偏好采用不同的方式。

可以采用不同种类的人工血管替代肝上下腔静脉以重建肝静脉流出道，包括膨体聚四氟乙烯（expanded polytetrafluoroethylene，ePTFE）人工血管、针织涤纶人工血管、牛心包导管和冷冻保存的静脉。

我们认为，与离体肝切除相比，半离体手术的显著优势在于它能更好地显露肝静脉汇合部，无须切断动脉或胆管，从而避免了与肝动脉重建相关的并发症风险，以及胆道重建引起的人工血管细菌污染的潜在风险。

最近，de Santibañes 等报道了一种避免体外静脉转流缺点的新技术，在半离体肝切除术中联合应用下腔静脉置换和门腔静脉分流 [18]。他们建议在临时 TVE 期间使用保存的人工血管在门静脉和下腔静脉之间进行侧侧分流，方法是先阻断和切开肝上和肝下下腔静脉，再使用 PTFE 人工血管替换下腔静脉。他们还指出，在用人工血管重建腔静脉时，内脏血流通过人工血管建立的 PCS 输送到血管阻断钳下方的下腔静脉远端。在半离体状态及低温保存液持续灌注下完成肝切除（侵犯肝后下腔静脉和肝静脉汇合部）以后，完成肝静脉 - 腔静脉重建，取出门静脉插管，用吻合器封闭 PCS。

虽然我们认为这种不常见的手术对于特定患者来说是合理可行的，但应该强调的是，鉴于其复杂性，半离体肝移植应该在拥有熟悉肝切除和肝移植的外科医师及麻醉医师的大型医学中心完成。

3.4 小结

全肝门阻断是肝切除和肝移植互相借鉴获益的又一个例子。随着越来越多的外科医师具备完成肝移植的经验能力，他们对肝切除术中应用 TVE 越来越得心应手。同时各个中心对全肝门阻断的态度各不相同：能够进行肝胆手术和移植的外科医师更倾向使用这种技术。关于这种不常见的肝胆外科手术的文献很少，病例数量有限，并且主要集中在手术技巧方面。只有一项已发表的文章提到了这种改良手术的患者发病率和远期效果[9]。

需要强调的是，这些复杂手术最重要的前提条件之一就是拥有一支优秀的麻醉团队。我们所有的应用血流阻断的复杂肝切除手术都是由具有丰富肝移植经验的麻醉师完成的。在我们医院，肝移植手术通常不进行静脉转流，我们的麻醉团队在那些接受肝上腔静脉和门静脉阻断患者的术中管理方面做得越来越好，他们有能力在这类情况下保持患者血流动力学稳定。

肝切除术中全肝阻断技术自 30 多年前首次提出以来，就引起了广泛关注。无论诊断如何，仔细选择患者对于评估患者获益至关重要。然而，尽管在患者选择和手术改进方面取得了进步，但它仍然是一项技术要求很高的手术技术。我们认为每位普通外科医师都应该知道如何进行血流阻断，特别是如果他（她）参与了创伤手术或肝切除术，因为这些手术对掌握修复肝静脉非常有用。与其他作者一样，我们认为患者的选择、肝移植的经验和熟练的术中监测在这个复杂的手术中起着至关重要的作用，同时也要避免不必要的手术。

（王振顺 译，刘召波 审校）

参考文献

［1］Heaney JP, Stanton WK，Halbert DS, et al. An improved technic for vascular isolation of the liver:experimental study and case reports. Ann Surg, 1966, 163:237–241.

［2］Foster JH, Berman MM. Solid liver tumors. Major Probl Clin Surg, 1977, 22:1–342.

［3］Huguet C, Nordlinger B, Galopin JJ, et al. Normothermic hepatic vascular exclusion for extensive hepatectomy. Surg Gynecol Obstet, 1978, 147:689–693.

［4］Bismuth H, Castaing D, Garden OJ. Major hepatic resection under total vascular exclusion. Ann Surg, 1989, 210:13–19.

［5］Huguet C, Vacher B, Delva E, et al. Hepatectomy for tumor under vascular exclusion. Development of the ideas in the last decade. Apropos of experience with 41 cases. Chirurgie, 1983, 109:146–151. [Article in French]

［6］Huguet C, Addario-Chieco P, Gavelli A, et al. Technique of hepatic vascular exclusion for extensive liver resection. Am J Surg, 1992, 163:602–605.

［7］Azoulay D, Eshkenazy R, Andreani P, et al. In situ hypothermic perfusion of the liver versus standard total vascular exclusion for complex liver resection. Ann Surg, 2005, 241:277–285.

［8］Shaw BW, Martin DJ, Marquez JM, et al. Venous bypass in clinical liver transplantation. Ann Surg, 1984, 200:524–534.

［9］Azoulay D, Lim C, Salloum C, et al. Complex liver resection using standard total vascular exclusion, venovenous bypass, and in situ hypothermic portal perfusion. Ann Surg, 2015, 262:93–104.

［10］Emond JC, Kelley SD, Heffron TG, et al. Surgical and anesthetic management of patients undergoing major hepatectomy using total vascular exclusion. Liver Transpl Surg, 1996, 2:91–98.

［11］Habib N, Zografos G, Dalla Serra G, et al. Liver resection with total vascular exclusion for malignant tumours. Br J Surg, 1994, 81:1181–1184.

［12］Fortner JG, Shiu MH, Kinne DW, et al. Major hepatic resection using vascular isolation and hypothermic perfusion. Ann Surg, 1974, 180:644–652.

［13］Elias D, Lasser P, Debaene B, et al. Intermittent vascular exclusion of the liver（without vena cava clamping）during major hepatectomy. Br J Surg, 1995, 82:1535–1539.

［14］Cherqui D, Malassagne B, Colau PI, et al. Hepatic vascular exclusion with preservation of the caval flow for liver resections. Ann Surg, 1999, 230:24–30.

［15］Sommacale D, Rhaiem R, Piardi T, et al. Liver resection using total vascular exclusion of the liver preserving the caval flow, in situ hypothermic portal perfusion and temporary porta-caval shunt:a new technique for central tumors. Hepatobiliary Surg Nutr, 2017, 6:207–209.

［16］Pichlmayr R, Weimann A, Oldhafer KJ, et al. Role of liver transplantation in the treatment of unresectable liver cancer. World J Surg, 1995, 19:807–813.

［17］Yamamoto Y. Ante-situm hepatic resection for tumors involving the confluence of hepatic veins and IVC. J Hepatobiliary Pancreat Sci, 2013, 20:313–323.

［18］de Santibañes E, Cristiano A, de Santibañes M, et al. Ante-situm resection: a novel approach to avoid extracorporeal circulation using a transient portacaval shunt. HPB（Oxford）, 2015, 17:94–96.

第4章 冷却技术与非原位肝脏手术

Umberto Cillo，Enrico Gringeri

4.1 冷却技术

低温保存技术能够减少肝移植和肝切除手术过程中的缺血再灌注损伤，尽管在过去的几十年中取得了很多进步，但是低温灌注仍然是肝脏保存的主要方法，肝脏通过器官保存液灌注并冷却，然后保存在冰中。早在 1960 年代初期，低温（4℃）保存技术已经成功应用于肝移植手术中用来维持肝的功能[1]，可通过两种方法使移植物达到低温状态：低温灌注和局部降温。低温灌注可以通过腹主动脉插管或门静脉插管实现，而通过在肝脏表面覆盖冰块并将移植物保存在冰袋中可以实现局部降温，这种特殊的保存方式称为静态冷藏（static cold storage，SCS）能够将细胞代谢减少 10 ~ 12 倍，并降低对于能量的需求。低温保存过程使细胞代谢最小化，但无氧代谢仍然持续存在，这种情况会导致腺嘌呤核苷酸耗竭[2]，乳酸酸中毒[3]，可螯合铁含量增加[4]，细胞内钙蓄积[5]，窦状内皮细胞损害[6]。在缺氧阶段，能量消耗会产生活性氧[7]，并在供体器官血液灌注后导致严重的缺血再灌注损伤[8]。再灌注后会出现两种不同的阶段：早期（前 2h）和晚期（6 ~ 48h）。免疫细胞活化和氧化应激出现在前 2h（早期），起初，库普弗细胞被激活，活性氧形成，这一进程会导致肝细胞中度氧化损伤，随后释放多种促炎症因子和细胞因子，如肿瘤坏死因子（TNF-α）和白细胞介素（IL-12 和 IL-1β），这将促进并放大此后的继发性炎症反应[9, 10]。晚期（再灌注后 6 ~ 48h）以中性粒细胞释放蛋白酶（参与早期释放的趋化因子）和其他细胞毒性酶（如胶原酶、弹性蛋白酶、组织蛋白酶 G 和乙酰肝素酶）的出现为特征，两者作用于细胞膜和细胞质，从而促进细胞降解[11]。

冷却技术的应用和对肝脏缺血再灌注损伤的病理学研究的兴趣由肝移植转向了肝脏手术。

在肝移植情况下，冷却技术仍然是肝脏保存的主要程序，器官获取后移植物会放置在周围都是冰的器官保存袋中，以此保证在肝移植手术前移植肝的温度在 4℃ 左右，这种技术称为静态冷藏，但是静态保存技术不能够防止特定类型的移植物损伤，尤其是心脏死亡供体，静态冷藏保存过程中移植物缺乏灌注，以及随后出现的再灌注损伤会导致库普弗细胞的活化，细胞凋亡和白细胞黏附导致内皮细胞致命的形态学改变，这些导致微循环的改变。另外，静态冷藏保存过程中腺苷三磷酸（adenosine triphosphate，ATP）的消耗会导致胆道上皮细胞改变和胆管细胞损伤，这种类型的损伤是肝移植术后胆道狭窄的主要原因，尤其是在使用心脏死亡供体的情况。

在过去的十年中，人们对于机械灌注保存系统的兴趣不断增加，该保存技术是使用机械来保证器官持续动态灌注，能够模拟机体的生理环境并移除缺血阶段的毒性物质，基于温度设置，已经开发出几种保存系统。移植物的动态保存在以下条件下是可行的：

• 低温（4℃）机械灌注（hypothermic machine perfusion，HMP）。

• 亚低温（20 ～ 30℃）机械灌注（subnormothermic machine perfusion，SNMP）。

• 常温（37℃）机械灌注（normothermic machine perfusion，NMP）。

几篇临床和研究文献报道了每种保存方法的优缺点。

4.2　全血流阻断和非原位肝脏手术

肝切除术是治疗原发性肝癌[12]及肝转移癌[13]的金标准，而新的肿瘤学和生物学发展提高了总体生存率，肝脏可切除性定义了新的手术标准，个性化治疗和精准医学重新定义了外科手术指征和治疗策略[14]，肿瘤学方案的进步也改变了外科医师的想法，手术的可切除性的概念由旧的"什么能够被切除"转变为"什么能够留下"，在新的观念中，患者生存获益和 R0 切除是主要终点。根据相同的考虑，极限肝切除必须保证肝脏的血流流入和流出道通畅，允许腔静脉和肝静脉重建胆道引流通畅，残余肝体积（future remnant liver，FRL）充足，而达到 R0 切除。

4.2.1　全血流阻断

全血流阻断的概念已经由器官移植领域转化到非移植领域，肝脏低温灌注是具备肝移植经验的外科团队最为常用的保存方式，当肝脏肿瘤邻近肝下下腔静脉时，可以通过全肝血流阻断（TVE）和体外低温灌注的方式来完成肝切除手术。Huguet 等于 1976 年全球首次报道该技术[15]，Bismuth 在 1989 年报道完成了 TVE 技术下的大体积肝切除手术[16, 17]，他们完成了 51 例 TVE，其中 1 例在术后 45 天死于多器官功能衰竭和败血症，而两者的发生率为 14%，血流阻断的平均时间为（46.5±5.0）min（20 ～ 70min），当 TVE 超过 60min 时需要进行低温灌注，Azoulay 和 Bismuth 对比 TVE ＜ 60min 和 TVE ≥ 60min 加低温灌注的差异[17]，他们认为与任何时间标准的 TVE 相比，低温灌注的肝脏对缺血损伤的耐受更好。此外，当 TVE 时间大于 60min 时，

低温灌注后肝肾功能异常发生率更低，因此建议 TVE 大于 60min 时使用低温灌注。

对于低温灌注的病理生理学还有很多需要了解之处，即使灌注液的温度是 4℃，而实质内的温度通常不会低于 12 ～ 14℃。此外，肝实质内的温度也会随着外周灌注条件、灌注量、灌注时间，灌注液损伤和环境而有很大差异。这种变化可能与不同程度的缺血再灌注损伤相关。与肝移植有许多相似之处，潜在的实质性疾病如脂肪变性、纤维化、严重的炎症可能会影响低温过程的整体效果。

由于这些原因，我们在 TVE 期间采用了机械灌注，以保证在整个过程中能够使肝实质的灌注更加稳定，同时保证温度的一致。这种体验是人类有史以来的第一次。

4.2.2　非原位手术

当肿瘤邻近肝腔静脉汇合处或侵犯下腔静脉时，需要进行复杂的血管重建，若无法通过全血流阻断技术切除，则需要进行非原位肝切除术。

非原位肝切除术最早由 Pichlmayr 在 20 世纪 80 年代初报道，但由于并发症发生率高、死亡率高而被放弃[18]，这种复杂的手术技术需要肝移植相关的专业知识，如低温灌注、静脉 - 静脉转流、复杂血管重建技术等，非原位肝脏手术包括在体非原位（或半离体）肝脏手术和离体非原位手术（或自体肝移植）（图 4-1）。

在在体非原位活体肝切除术中，在肝静脉汇合处上方 1cm 处横断腔静脉，肝脏可向前旋转以露出其背面，肝门不离断。

相反，在离体非原位肝切除术（自体移植）中，腔静脉、门静脉和肝动脉则被完全离断，为进行复杂的血管重建，肝脏需要进行体外再建手术，体外再建手术可在对肝脏进行机械灌注保存的同时进行（图 4-2 ～图 4-4）。

原发性肝癌或肝转移癌病例（肝细胞癌、胆管细胞癌、结肠癌肝转移）通过常规手段无法实现手术切除，需要进行非原位肝切除[19]。

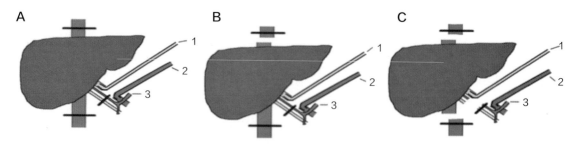

图 4-1　应用血流阻断技术的肝切除策略：全血流阻断和体外肝切除

A. 全血流阻断：阻断腔静脉、门静脉和肝动脉；原位低温灌注。B. 在体非原位或半离体：在肝静脉汇合处上方 1cm 处横断腔静脉；肝脏可以向前翻转。C. 离体非原位或自体移植：全部离断腔静脉、门静脉和肝动脉；肝脏需要进行分台手术
1. 门静脉灌注通路；2. 门静脉 - 静脉分流通路；3. 肝动脉

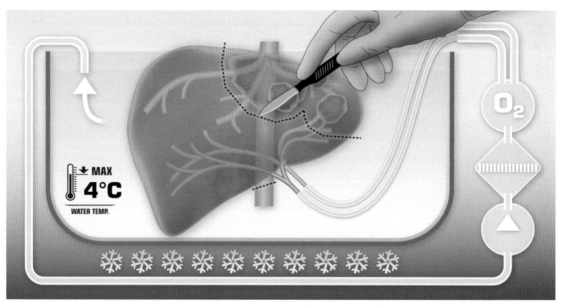

图 4-2　低温机械灌注保存期间的分台手术（方案）

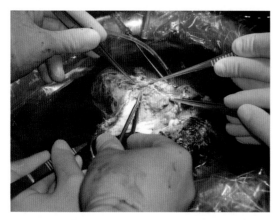

图 4-3　低温机械灌注保存期间的体外再建手术（U.Cillo 的经验）

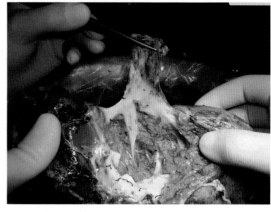

图 4-4　低温机械灌注保存期间的体外再建手术（U.Cillo 的经验）

显然非原位手术是一种极端的治疗方式，也仅仅适用于精心挑选的复杂病例。

我们利用大型动物模型对该领域进行了首次尝试，并建立了猪的自体移植模型，使用机械灌注来进行离体器官保存[20]，这使我们能够研究并发现各种问题，并最终将该技术应用于临床（图 4-5）。

不可切除肝癌的非原位手术可以克服肝移植和肝切除的一些关键限制。如上所述，传统的肝切除手术并不适用于一些关键部位的肿瘤，尤其是当肿瘤邻近肝脏流出道和肝下下腔静脉汇合处附近时，除了所有肝静脉同时受侵犯的病例外，对于不可切除肝癌文献并无统一的标准定义。肝移植手术能够使一小部分患者获益。移植术后免

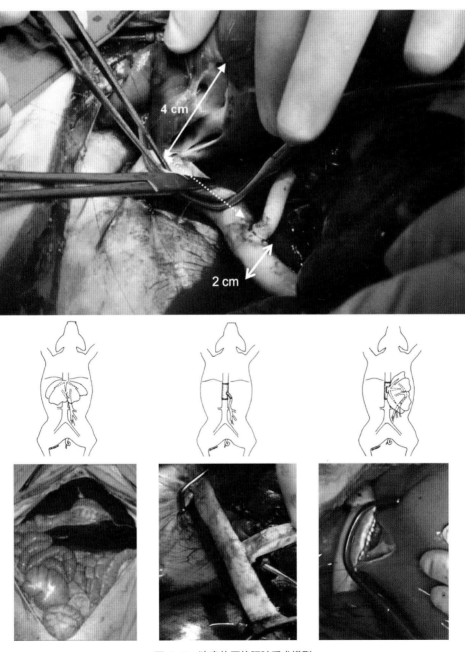

图 4-5　猪离体原位肝脏手术模型

疫抑制和肝癌高复发风险限制了肝移植手术对肝癌患者的作用，非原位手术可以让外科医师进入难以触及的领域，从而可以在不流血区域中进行长时间操作，这种方式可以保证精准肝切除手术的实施，还能够帮助完成复杂的血管重建。

目前已经对部分临床病例进行了报道，其中最大的一组病例来自汉诺威大学[21]，共 47 例患者，其中 24 例接受了非原位肝切除手术，剩余 23 例接受了离体肝切除手术。全部病例中肝肿瘤均位于关键部位，大多数为结肠癌肝转移癌。分析离体组患者，肝衰竭发生率很高（6/24），5 例患者完成了抢救性肝移植。全部患者中共有 7 例患者因为肝衰竭或肝功能不全行肝移植手术，但只有 2 例生存时间大于 6 个月，而很多国家的器官分配条例不允许在这种情况下进行器官移植。只有 7 例患者生存时间超过 18 个月，而在结肠癌肝转移的亚组中，中位生存时间达到了 21 个月。肝门部胆管肿瘤患者的预后最差，可能是由于疾病侵犯肝门部结构，导致胆汁淤积，从而影响了对于缺血的耐受。

Paul Brousse 团队（巴黎）报道了 4 例接受半离体肝切除术的病例[22-24]，无围术期死亡。

Belghiti[25] 等于 1991 年报道了 3 例接受半离体肝切除术的病例，2 例患者在未使用股 - 门 - 颈静脉转流的情况下进行手术，在肝脏再灌注期间出现血流动力学紊乱，其中 1 例患者死亡。

Mehrabi 等（海德堡）于 2011 年报道了他们的一系列研究，共有 7 例患者接受了肝脏半离体切除术[26]，10 个月生存率为 100%，5 例患者的肿瘤完全消融，1 例患者肿瘤边缘无法评估，1 例患者达到 R1 切除。笔者认为，与离体手术相比，半离体切除手术可以应用于临床实践，围术期死亡率较低，而离体手术肝衰竭风险高。

佛罗里达大学团队（Gainesville）也积累了非原位肝脏外科手术经验[27-29]，他们对 5 例患者进行了手术：4 例患者接受了离体非原位肝脏手术，1 例患者接受了半离体肝切除术。1 例患者死亡；1 例接受离体非原位肝切除术的患者在术后 4 个月死于肠穿孔导致的脓毒症。

Malde 等于 2011 年发表了接受肝切除合并下腔静脉切除的病例[30]，6 例患者接受了离体非原位肝切除术。他们报道了 1 例离体非原位肝脏手术后呼吸衰竭而导致的围术期死亡。

我们的手术操作在意大利是首次，自 2011 年开始，包括不同癌肿的病例共 15 例。

文献报道了 89 例非原位肝手术：44 例非原位肝手术和 45 例半离体肝切除手术。

2 例患者术中死亡：一例肾癌伴肝转移患者行半离体肝切除手术，术中因腹膜后大出血死亡[31]，另一例因半离体肝脏切除手术中再灌注时血流动力学紊乱而死亡[25]。全球有 7 例患者在手术后的头几个月内死亡，其中大部分死于呼吸窘迫。

当肿瘤侵犯腔静脉时，需要进行非原位肝切除术并进行血管置换（图 4-6，图 4-7）。最近，Tomimaru 等回顾了有关非原位肝切除术中腔静脉置换的文献[32]。他们选择了 13 篇关于腔静脉置换术的论文进行分析，共 111 例患者，对于腔静脉补片，可使用人造血管植入物，膨胀聚四氟乙烯移植物（ePTFE）（Gore-Tex：WL Gore & Associates Inc.，Flagstaff，AZ，USA），或牛或马心包。在大多数情况下，ePTFE 移植物被用作下腔静脉的人造血管替代血管，而涤纶移植物（Hemashield；Meadox Medicals Inc.，Oakland，NJ，USA）仅在少数情况下使用。报道的 111 例病例中，9 例（8.1%）患者死亡，2 例患者置入血管移植物中出现血栓。以前的研究中，有 50% 以上的研究在重建后给予抗凝治疗，但都没有明确给予抗凝治疗标准，该综述未能记录替代血管的感染情况，而这是人工血管移植物使用的另一个关键点。

总之，非原位肝切除术是一种具有挑战性的手术，仅适用于经过严格筛选的患者。它可能需要下腔静脉置换及复杂的血管重建。死亡率和发病率均高于常规手术（据 Pichlmayr 报道，接近 30%）[18]。一些手术技术是从移植转化而来的，因此只有大型外科中心的经验丰富的医师才能完成这种手术。

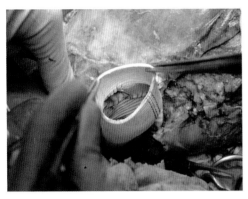

图 4-6 腔静脉重建（U. Cillo 的经验）

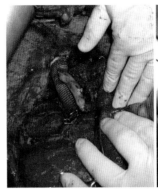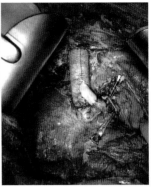

图 4-7 腔静脉置换术（U. Cillo 的经验）

（赵晓飞 译，刘召波 审校）

参考文献

［1］Starlz TE, Kaupp HA Jr, Brock DR, et al. Reconstruction problems in canine liver homotransplantation with special reference to the postoperative role of hepatic venous flow. Surg Gynecol Obstet, 1960, 111:733–743.

［2］van Golen RF, Reiniers MJ, van Gulik TM, et al. Organ cooling in liver transplantation and resection: how low should we go? Hepatology, 2015, 61:395–399.

［3］Dutkowski P, Krug A, Krysiak M, et al. Detection of mitochondrial electron chain carrier redox status by transhepatic light intensity during rat liver reperfusion. Cryobiology, 2003, 47:125–142.

［4］Petrat F, de Groot H, Sustmann R, et al. The chelatable iron pool in living cells: a methodically defined quantity. Biol Chem, 2002, 383:489–502.

［5］Chang WJ, Chehab M, Kink S, et al. Intracellular calcium signaling pathways during liver ischemia and reperfusion. J Investig Surg, 2010, 23:228–238.

［6］Malhi H, Gores GJ. Cellular and molecular mechanisms of liver injury. Gastroenterology, 2008, 134:1641–1654.

［7］Chouchani ET, Pell VR, Gaude E, et al. Ischaemic accumulation of succinate controls reperfusion injury through mitochondrial ROS. Nature, 2014, 515:431–435.

［8］Martins RM, Teodoro JS, Furtado E, et al. Recent insights into mitochondrial targeting strategies in liver transplantation. Int J Med Sci, 2018, 15:248–256.

［9］Teoh NC, Farrell GC. Hepatic ischemia reperfusion injury: pathogenic mechanisms and basis for hepatoprotection. J Gastroenterol Hepatol, 2003, 18:891–902.

［10］Jaeschke H, Mitchell JR. Use of isolated perfused organs in hypoxia and ischemia/reperfusion oxidant stress. Methods Enzymol, 1990, 186:752–759.

［11］Lentsch AB, Kato A, Yoshidome H, et al. Inflammatory mechanisms and therapeutic strategies for warm hepatic ischemia/reperfusion injury. Hepatology, 2000, 32:169–173.

［12］Chen ZH, Zhang XP, Wang K, et al. Liver resection versus transcatheter arterial chemoembolization for the treatment of patients with hepatocellular carcinoma and hepatic vein or inferior vena cava tumor thrombus: a propensity score matching analysis. Hepatol Res, 2018, https:// doi.org/10.1111/hepr.13297. [Epub ahead of print].

［13］Hosokawa I, Allard MA, Gelli M, et al. Long-term survival benefit and potential for cure after r1 resection for colorectal liver metastases. Ann Surg Oncol, 2016, 23:1897–1905.

［14］Margonis GA, Buettner S, Andreatos N, et al. Association of BRAF mutations with survival and recurrence in surgically treated patients with metastatic colorectal liver cancer. JAMA Surg, 2018, 153:e180996. https://doi.org/10.1001/jamasurg.2018.0996.

［15］Huguet C, Gallot D, Offenstadt G, et al. Total vascular exclusion of the liver in extensive hepatic exeresis. Value and limits. Nouv Press Med, 1976, 5:1189–92. [Article in French].

［16］Bismuth H, Castaing D, Garden OJ. Major hepatic resection under total vascular exclusion. Ann Surg, 1989, 210:13–19.

［17］Azoulay D, Eshkenazy R, Andreani P, et al. In situ hypothermic perfusion of the liver versus standard total vascular exclusion for complex liver resection. Ann Surg, 2005, 241:277–285.

［18］Raab R, Schlitt HJ, Oldhafer KJ, et al. Ex-vivo resection techniques in tissue-preserving surgery for liver malignancies. Langenbecks Arch Surg, 2000, 385:179–184.

[19] Park J, Kim MH, Kim KP, et al. Natural history and prognostic factors of advanced cholangiocarcinoma without surgery, chemotherapy, or radiotherapy: a large-scale observational study. Gut Liver, 2009, 3:298–305.

[20] Gringeri E, Polacco M, D'Amico FE, et al. A new liver autotransplantation technique using subnormothermic machine perfusion for organ preservation in a porcine model. Transplant Proc, 2011, 43:997–1000.

[21] Oldhafer KJ, Lang H, Schlitt HJ, et al. Long-term experience after ex situ liver surgery. Surgery, 2000, 127:520–527.

[22] Hannoun L, Panis Y, Balladur P, et al. Ex-situ in-vivo liver surgery. Lancet, 1991, 337:1616–617.

[23] Hannoun L, Balladur P, Delva E, et al. "Ex situ-in vivo" surgery of the liver: a new technique in liver surgery. Principles and preliminary results. Gastroenterol Clin Biol, 1991, 15:758–61. [Article in French].

[24] Vaillant JC, Borie DC, Hannoun L. Hepatectomy with hypothermic perfusion of the liver. Hepato-Gastroenterology, 1998, 45:381–3878.

[25] Belghiti J, Dousset B, Sauvanet A, et al. Preliminary results with "ex situ" surgery for hepatic tumors: an alternative between palliative treatment and liver transplantation? Gastroenterol Clin Biol, 1991, 15:449–53. [Article in French].

[26] Mehrabi A, Fonouni H, Golriz M, et al. Hypothermic ante situm resection in tumors of the hepatocaval confluence. Dig Surg, 2011, 28:100–108.

[27] Hemming AW, Reed AI, Fujita S, et al. Role for extending hepatic resection using an aggressive approach to liver surgery. J Am Coll Surg, 2008, 206:870–875.

[28] Hemming AW, Reed AI, Langham MR, et al. Hepatic vein reconstruction for resection of hepatic tumors. Ann Surg, 2002, 235:850–858.

[29] Hemming AW, Reed AI, Langham MR Jr, et al. Combined resection of the liver and inferior vena cava for hepatic malignancy. Ann Surg, 2004, 239:712–719.

[30] Malde DJ, Khan A, Prasad KR, et al. Inferior vena cava resection with hepatectomy: challenging but justified. HPB (Oxford), 2011, 13:802–810.

[31] Forni E, Meriggi F. Bench surgery and liver autotransplantation. Personal experience and technical considerations. G Chir, 1995, 16:407–413.

[32] Tomimaru Y, Eguchi H, Wada H, et al. Liver resection combined with inferior vena cava resection and reconstruction using artificial vascular graft: a literature review. Ann Gastroenterol Surg, 2018, 2:182–186.

第 5 章 机械灌注在肝移植中的应用

Riccardo De Carlis，Vincenzo Buscemi，Andrea Lauterio，Stefano Di Sandro，Luciano De Carlis

5.1 简介

保护移植肝在获取和重新植入之间这段时间内免受缺血性损伤的方法有两种：静态冷藏（static cold storage，SCS）和机械灌注（machine perfusion，MP）。在 SCS 过程中，移植物被浸在保存液中并利用冰降温。在体外机械灌注中，保存液在移植物内持续循环。原位机械灌注是指移植物获取前在供体体内进行灌注，如常温区域灌注（normothermic regional perfusion，NRP）。在灌注期间供体的循环由体外泵维持，并通过夹闭降主动脉将灌注区域局限在腹部[1]。本章节将重点介绍体外机械灌注在肝移植及肝切除手术中的潜在应用。

5.2 历史

Brettschneider 和 Starzl 在 20 世纪 60 年代后期首次在肝脏领域引入了 MP 的概念[2]。Brettschneider 的灌注方法是将肝脏保存在低温高压舱中，通过肝动脉和门静脉灌注新鲜血液[3]。然而该装置笨重且不便运输，很快就被 SCS 替代，使用威斯康星大学（University of Wisconsin，UW）保存液进行 SCS 成为供肝保存的标准[4]。

5.3 适用范围

近年来，人们对 MP 在扩大标准移植物中的应用重新产生了兴趣。扩大标准供肝包括严重脂肪变性（> 30% 或 > 40%）、长时间冷缺血（> 12h）、高龄供体（> 80 岁）或心脏死亡供体（donor of cardiac death，DCD）后长时间热缺血供肝[5, 6]。这些肝脏更容易发生冷缺血损伤，特别是对于再次移植、终末期肝病模型（model for end-stage liver disease，MELD）高评分的高危受体而言，因此在移植前需要修复。与 SCS 相比，MP 具有三个主要优势：移植物高质量长期保存、能够优化修复移植物功能及在移植前可检测移植物活力[7]。

5.4 时间和温度

根据时间和温度的不同，MP 有不同的类型。SCS 和 MP 在应用中并不相互排斥，可以组合使用。如果将 MP 用于整个器官保存过程，灌注装置应是可移动的，或者捐献者在移植中心本地。这种模式下，在器官获取的最后阶段、后台准备阶段及进行吻合的过程中，为避免热缺血，仍然需要短时间的冷保存。因此，MP 最常应用于在 SCS 运输的供肝抵达受体医院后（图 5-1）。根据既往动物实验及临床研究，MP 的温度范围有如下 3 种[7]。

- 0 ～ 12℃ 低温机械灌注（hypothermic MP，HMP）。
- 13 ～ 34℃（多数 20 ～ 22℃）亚低温机械灌注（subnormothermic MP，SNMP）。
- 35 ～ 38℃ 常温机械灌注（normothermic MP，NMP）。

表 5-1 中总结了不同温度下静态冷藏和机械灌注的主要区别。

表 5-1 不同保存方式的特点

	SCS	HMP	SNMP	NMP
温度	4℃	0～12℃	20～22℃	35～38℃
血管插管	无	单/双重	双重	双重
灌注液	灌注液	灌注液	灌注液/气载体	灌注液/气载体
氧化	无	无（HOPE 有）	有	有
代谢	低	低	减少	正常
能量恢复	无	无（HOPE 有）	有	有
胆汁产生	无	无	减少	正常
活性检测	无	无（研究中）	有	有
再灌注损伤	有	低	减少	有

注：HMP. 低温机械灌注；HOPE. 低温氧合灌注；NMP. 常温机械灌注；SCS. 静态冷藏；SNMP. 亚低温机械灌注

5.5 低温机械灌注

在 Brettschneider 的早期尝试之后，直到 2010 年才有研究者报道了 HMP 在肝移植中的临床应用，Guarrera 等发现与 SCS 相比，HMP 对标准供肝造成的缺血性损伤更小[8]。随后 Dutkowski 等探索了在 HMP 期间以高于大气氧分压（oxygen partial pressure，PO₂）的压力输送氧气的可能性，这种方法称为低温氧合灌注（hypothermic oxygenated perfusion，HOPE）。他们首先在 DCD 肝脏中使用这种方法[9]。HMP 装置的管路示例如图 5-2 所示。

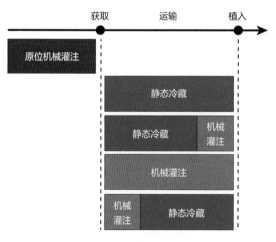

图 5-1 机械灌注时间

原位机械灌注是指器官获取前在供体内进行移植物灌注。体外机械灌注最常应用于在冷保存运输的供肝抵达受体医院后。如果机械灌注用于整个器官保存过程，灌注装置应是可移动的，或者捐献者在移植中心本地。静态冷藏之前应用机械灌注也有报道

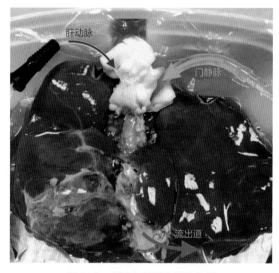

图 5-2 低温机械灌注管路示例

灌注液通过肝动脉和门静脉灌注（双重灌注），然后排入悬吊肝脏的容器中。在单独门静脉灌注中，仅门静脉插管。插管处要远离吻合部位

5.5.1 生理机制

根据范托夫方程，大多数酶促反应的速率随着温度的降低而降低[10]。在低温条件下，供肝代谢减低但并未完全停止，导致能量储存耗尽和代谢物蓄积。保持移植物内保存液的持续流动，可以清理肝窦并修复内皮细胞，与 SCS 相比更具优势[11,12]。HMP 的其他优势与 HOPE 有关。据报道，再灌注前直接通过肝静脉输送氧气（氧灌洗）可改善肝移植后的早期有氧代谢和移植物功能[13,14]。几项研究表明，仅 1 ~ 2h 的 HOPE 就可以促进 ATP 再合成，并且通过促进正向电子流显著提高线粒体活性。因此，接受 HOPE 再灌注的缺血肝脏，其活性氧和炎症介质的释放显著减少，从而减少了再灌注损伤（图 5-3）[6,11,12]。

5.5.2 低温氧合灌注在临床实践中的应用

根据 HOPE 操作流程，移植肝通过门静脉灌注冷却（10℃）、氧合（40 ~ 60kPa）UW 葡萄糖酸盐溶液，灌注压力不超过 3mmHg，以减少剪切应力。Schlegel 等证明 HOPE 仅通过门静脉灌注 5min 内即可灌注整个胆管树，这就消除了动脉灌注的必要性[15]。灌注维持 1 ~ 2h，直到受体肝切除完成[9]。据报道，这种方法可以减少保存损伤和缺血性胆管病，从而延长 DCD 供肝的移植物存活时间[16]。我们的研究团队首先报道了在 DCD 肝脏捐献中，可连续使用 NRP 和 HOPE 以避免死亡宣告前 20min 非接触期的缺血损伤[17]。由此产生的方案已被证明可有效挽救 DCD 供肝，否则这些供肝将因长时间热缺血而被弃用[18,19]。

5.5.3 局限及未来展望

尽管有 HMP 灌注 72h 后成功进行肝移植的报道[3,20]，但仍不清楚用这种方法可以安全维持移植物多长时间。事实上，当 HMP 超过 18h 后，研究者观察到血管阻力随时间而增加，主要原因在于肝窦剪切应力增加[11,21]。然而，我们最近证明必要时可在 SCS 后有限地使用 HOPE，使总冷缺血时间延长到 20h[22]。

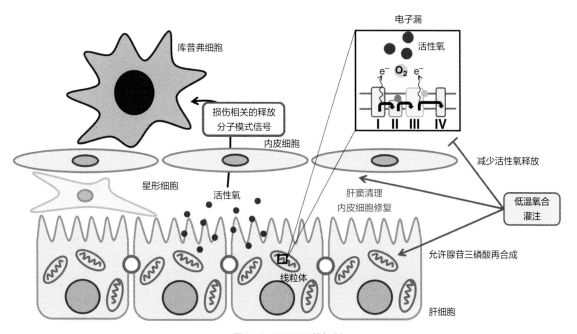

图 5-3 HOPE 的机制

HOPE 促进 ATP 再合成并减少活性氧（reactive oxygen species，ROS）和损伤相关的释放分子模式信号（damage-associated molecular pattern signaling，DAMPS）蛋白，从而减少再灌注后库普弗细胞的激活。肝窦清理和内皮细胞修复不依赖于氧合作用

目前 HMP 的主要限制因素是灌注过程中缺乏评估移植物质量的方法。因此，临床实践中难以在 HMP 灌注期间进行供肝选择。事实上，低温条件下没有观察到明显的肝脏胆汁分泌[6]。虽然血管阻力目前被用作移植肾脏的功能评价指标，但该参数对肝脏不敏感[23]。最近一项研究报道了动脉阻力在肝脏功能评估中的潜在作用[24]。我们目前仍然在等待各项进行中研究的结果，以确定能否通过分析 HMP 过程中的灌注液成分来选择合适的移植物。

5.6 常温机械灌注

NMP 的基本原理是使用温热的含氧血液或替代溶液在体外重现生理循环。这将促进 ATP 再合成并使移植外科医师能够使用合适的预测工具评估移植之前的肝功能[25]。迄今为止，至少有三种商业装置已用于临床试验。所有装置都基于相似的原理，但在便携性、自动化程度、输送底物类型、压力和流量目标方面有所不同。NMP 装置使用悬浮有红细胞的常温胶体液，利用完全管路化或开放系统灌注肝脏。灌注液通过离心泵从下腔静脉泵出或利用重力作用流出，加热并进行氧合后通过高压、低流量系统灌注到肝动脉或通过高流量、低压系统灌注到门静脉。连续血气分析能够监测和控制 PO_2 和 PCO_2 水平，有助于维持酸碱平衡。持续灌注可确保血管充分舒张，防止凝血，并提供一个接近正常生理、代谢、肝脏合成功能状态的环境[26]。

5.6.1 常温机械灌注的优势和临床实践

NMP 可以在肝脏植入前进行肝功能评估以克服原发性移植物无功能、早期移植物功能障碍等并发症。NMP 的优势已在多项研究中得到证明，通过综合灌注阶段的合成、血流动力学和代谢等参数来预测移植物的活力，提供了 SCS 或 HMP 无法实现的供体肝脏功能评估能力[27]。这些参数包括胆汁生成量、肝动脉与门静脉血流和（或）压力的稳定性，以及乳酸、

氨基转移酶水平。Mergental 等建议的标准包括乳酸灌注液 < 2.5mmol/L、启动 NMP 后 2h 内产生胆汁量、pH > 7.3、肝动脉流量 > 150ml/min、门静脉流量 > 500ml/min，以及启动 NMP 3h 内肝实质的质地均匀程度[28]。

Friend 等最早通过检测灌注期间丙氨酸转氨酸（ALT）水平及凝血因子 V 产生来描述 NMP 的益处[29]。2013 年进行的首次 NMP 人体试验证实了该技术的安全性。20 名移植了 NMP 灌注后肝脏的患者，其 6 个月移植物存活率和患者存活率均为 100%[30]。加拿大进行的一项类似试验报道了 10 例 NMP 后肝移植病例，其中 1 例因技术原因出现移植物弃用，移植患者住院时间明显延长[31]。

据最近一项包含 220 例肝移植病例的随机临床试验报道，尽管 NMP 与传统的 SCS 方法相比平均保存时间延长 54%，但 NMP 组移植物损伤水平降低 50%。早期移植物功能障碍降低 72%，再灌注后综合征发生明显少于 SCS。有趣的是，NMP 组弃用器官的数量相比 SCS 组减少 50%，使得可供移植的肝脏数量增加 20%。可移植供肝数量增加 20% 将极大地影响移植患者的死亡率及移植等候时间。然而该试验未能证明 NMP 与 SCS 在胆道并发症、移植物存活率或总体存活率间存在显著差异[32]。表 5-2 总结了到目前为止已报道的关于 NMP 使用优势的临床试验结果[30, 31, 33]。

5.6.2 局限性及存在的问题

NMP 技术并没有消除再灌注损伤，只是将这一过程转移到了体外。对 NMP 与 HMP 在再灌注损伤方面进行比较的研究还很少。在啮齿类动物 DCD 肝脏的研究中，Schlegel 等证明 NMP 与 SCS 相比可减轻缺血损伤，但在减少肝细胞损伤和控制炎症方面不如 HOPE 有效，因为 NMP 启动了再灌注损伤的完整级联反应[34]。

理论上 NMP 可以无限延长总保存时间。Ravikumar 等在研究中成功对肝脏进行了 18.5h 的移植前灌注[30]。Bral 等使用 NMP 维持 DCD 肝脏 22.5h 后也成功进行了移植[31]。

然而合理使用 NMP 并在整个灌注期间进行严格监控对操作者的专业技术要求较高。NMP 灌注期间如果出现未发现的血管阻塞或系统故障可能会造成移植物热缺血，从而产生不可逆性损伤，而 HMP 不会面临这样的问题。Bral 等报道了 1 例 NMP 灌注后的肝脏，由于隐藏在肝门板组织上方的供体门静脉存在未发现的扭曲，导致肝脏弃用[31]。Watson 等描述了 NMP 灌注期间的两个技术问题：胆管插管阻塞及无法评估胆汁生成量（但没有长期胆道后遗症）；肝静脉导管在开始灌注后不久发生阻塞[35]。

目前 NMP 在肝移植中的应用受到高成本和临床试验证据不足的限制，还需要通过进一步的研究来评估 NMP 的全部潜力及优势。

5.7 亚低温机械灌注

SNMP 既有在亚低温下代谢需求低的优势，又可以维持足够的新陈代谢以监测并改善移植物功能[36, 37]。因此它可以充当 HMP 和 NMP 的中间角色。SNMP 灌注期间的逐渐复温可能通过逐步使温度和代谢需求正常化来减少再灌注损伤[38, 39]。据最近 Tolboom 等的报道，肝脏经 SNMP 保存5h 的过程中可以不需要氧载体[40]。Berendsen 的研究中使用无温度控制且无氧载体的 SNMP 保存大鼠 DCD 肝脏 3h 后进行移植，获得了良好的存活结果[36]。

在动物实验和弃用人肝脏中使用 SNMP 所获得的数据表明该技术有望进入临床实践[41]。未来的研究应该评估 SNMP 相对于 SCS、HMP 和NMP 的潜在优势。

5.8 机械灌注与肝胆手术之间的关系

5.8.1 机械灌注在肝脏劈离中的应用

劈离式肝移植是将一个肝脏分成两部分进行移植。目的是克服供肝特别是儿童供肝短缺的问题。肝脏劈离的主要技术有两种：异位法和原位法。原位技术是在夹闭主动脉之前对供体进行实质横断。它减少了冷缺血时间并简化了胆道和血管结构的识别，但需要更长的手术时间[42]。与之相反，异位法与术后较高的出血率有关[43]。

MP 在肝脏劈离过程中的使用可以结合两种肝脏劈离技术的优点。在整个劈离过程中，术者可以检查断面并结扎出血血管以确保止血。NMP 期间可进行持续的移植物活力评估，这有助于选择合适受体、做出明智的决策并防止长时间冷缺血，有利于改善移植预后。Barney 等报道了 1 例不适合移植的肝脏在体外 NMP 灌注过程中进行肝劈离的案例[44]。Brockmann 等报道了 1 例类似的案例，在完全抗凝的持续灌注系统中对弃用的 DCD 肝脏进行劈离，可最大限度地减少缺血性损伤[26]。

5.8.2 机械灌注在肝切除中的应用

切除大型肝脏肿瘤，无论有没有血管侵犯，

表 5-2 NMP 及 SCS 后的临床试验结果比较

作者	NMP：SCS	总缺血时间	AST峰值	早期移植物功能障碍	丢弃率	原发性无功能	30 天死亡率	6 个月移植物存活率	6 个月胆道并发症	1 年总体存活率
Ravikumar et al.[30]	20：40	无明显差异	NMP较低	无明显差异	无	无明显差异	无明显差异	无明显差异	无明显差异	无明显差异
Bral et al.[31]	10：30	NMP较少	无明显差异	无明显差异	无	无明显差异	无明显差异	无明显差异	无明显差异	无明显差异
Nasralla et al.[32]	137：133	NMP较少	NMP较低	NMP较低	NMP较低	无明显差异	无明显差异	无明显差异	无明显差异	无明显差异

注：NMP. 常温机械灌注；SCS. 静态冷藏；AST. 天冬氨酸转氨酶

对于专业的肝脏外科医师来说都是一个挑战。由于大量失血，扩大肝切除和血管重建通常需要长时间的血管夹闭和多次输血。大多数肝外科医师经常使用间歇性肝门阻断或全肝血流阻断，但为避免缺血性肝损伤，仅限于短时间使用[45-47]。

如需更长的阻断时间，应使用其他技术，如原位低温灌注、静脉旁路、门腔临时分流术或非原位技术，以降低术后肝衰竭的风险[48-50]。非原位肝切除技术允许长时间的血管重建或复杂的肝切除，有利于减少出血和输血。然而肝脏自体移植需要进行血管吻合，这会增加患者并发症发生率和死亡率[50-52]。

对于长时间、复杂的非原位切除和血管重建，Gringeri 等提出使用 MP 灌注以预防冷缺血损伤，尤其适用于既往存在慢性肝病的肝脏[53]。目前 MP 在复杂肝切除术中的使用受到成本、无肝期延长及灌注期间肝脏活动受限等因素限制，需要进一步研究以评估 MP 在非原位肝切除术使用的优势。

（隋明昊　译，刘召波　审校）

参考文献

［1］Fondevila C, Hessheimer AJ, Ruiz A, et al. Liver transplant using donors after unexpected cardiac death: novel preservation protocol and acceptance criteria. Am J Transplant, 2007, 7:1849–1855.

［2］Brettschneider L, Daloze PM, Huguet C, et al. The use of combined preservation techniques for extended storage of orthotopic liver homografts. Surg Gynecol Obstet, 1968, 126:263–274.

［3］Starzl TE. The puzzle people. 10th ed. Pittsburg, PA: University of Pittsburg Press, 2003:145–154.

［4］Jamieson NV, Sundberg R, Lindell S, et al. Preservation of the canine liver for 24-48 hours using simple cold storage with UW solution. Transplantation, 1988, 46:517–522.

［5］Burra P, Burroughs A, Graziadei I, et al. EASL clinical practice guidelines: liver transplantation. J Hepatol, 2016, 64:433–485.

［6］Schlegel A, Muller X, Dutkowski P. Hypothermic machine preservation of the liver: state of the art. Curr Transplant Rep, 2018, 5:93–102.

［7］Karangwa SA, Dutkowski P, Fontes P, et al. Machine perfusion of donor livers for transplantation: a proposal for standardized nomenclature and reporting guidelines. Am J Transplant, 2016, 1967:2932–2942.

［8］Guarrera JV, Henry SD, Samstein B, et al. Hypothermic machine preservation in human liver transplantation: the first clinical series. Am J Transplant, 2010, 10:372–381.

［9］Dutkowski P, Schlegel A, De Oliveira M, et al. HOPE for human liver grafts obtained from donors after cardiac death. J Hepatol, 2014, 60:765–772.

［10］Petrowsky H, Clavien P-A. Principles of liver preservation. In: Busuttil RW, Klintmalm GBG, editors. Transplantation of the liver. 3rd ed. Philadelphia, PA: Elsevier Saunders, 2015:582–599.

［11］Schlegel A, de Rougemont O, Graf R, et al. Protective mechanisms of end-ischemic cold machine perfusion in DCD liver grafts. J Hepatol, 2013, 58:278–286.

［12］Selten J, Schlegel A, de Jonge J, et al. Hypo- and normothermic perfusion of the liver: which way to go? Best Pract Res Clin Gastroenterol, 2017, 31:171–179.

［13］Treckmann J, Minor T, Saad S, et al. Retrograde oxygen persufflation preservation of human livers: a pilot study. Liver Transpl, 2008, 14:358–364.

［14］Suszynski TM, Rizzari MD, Scott WE, et al. Persufflation (or gaseous oxygen perfusion) as a method of organ preservation. Cryobiology, 2012, 64:125–143.

［15］Schlegel A, Kron P, De Oliveira ML, et al. Is single portal vein approach sufficient for hypothermic machine perfusion of DCD liver grafts? J Hepatol, 2016, 64:239–241.

［16］Dutkowski P, Polak WG, Muiesan P, et al. First comparison of hypothermic oxygenated perfusion versus static cold storage of human donation after cardiac death liver transplants: an international-matched case analysis. Ann Surg, 2015, 262:764–771.

［17］De Carlis L, De Carlis R, Lauterio A, et al. Sequential use of normothermic regional perfusion and hypothermic machine perfusion in donation after cardiac death liver transplantation with extended warm ischemia time. Transplantation, 2016, 100:e101–102.

［18］De Carlis R, Di Sandro S, Lauterio A, et al. Successful donation after cardiac death liver transplants with prolonged warm ischemia time using normothermic regional perfusion. Liver Transpl, 2017, 23:166–173.

［19］De Carlis R, Di Sandro S, Lauterio A, et al. Liver grafts from donors after cardiac death on regional perfusion with extended warm ischemia compared with donors after brain death. Liver Transpl, 2018, 24:1523–1535.

[20] Pienaar BH, Lindell SL, Van Gulik T, et al. Seventy-two-hour preservation of the canine liver by machine perfusion. Transplantation, 1990, 49:258–260.

[21] Minor T, Manekeller S, Sioutis M, et al. Endoplasmic and vascular surface activation during organ preservation: refining upon the benefits of machine perfusion. Am J Transplant, 2006, 6:1355–1366.

[22] De Carlis R, Lauterio A, Ferla F, et al. Hypothermic machine perfusion of liver grafts can safely extend cold ischemia for up to 20 hours in cases of necessity. Transplantation, 2017, 101:e223–e224.

[23] Derveaux K, Monbaliu D, Crabbé T, et al. Does ex vivo vascular resistance reflect viability of non-heart-beating donor livers? Transplant Proc, 2005, 37:338–339.

[24] Liu Q, Vekemans K, Iania L, et al. Assessing warm ischemic injury of pig livers at hypothermic machine perfusion. J Surg Res, 2014, 186:379–389.

[25] Monbaliu D, Brassil J. Machine perfusion of the liver: past, present and future. Curr Opin Organ Transplant, 2010, 15:160–166.

[26] Brockmann JG, Vogel T, Coussios C, et al. Liver splitting during normothermic organ preservation. Liver Transpl, 2017, 23:701–706.

[27] Jayant K, Reccia I, Virdis F, et al. The role of normothermic perfusion in liver transplantation (TRaNsIT study): a systematic review of preliminary studies. HPB Surg, 2018, 2018:6360423. https://doi.org/10.1155/2018/6360423.

[28] Mergental H, Roll GR. Normothermic machine perfusion of the liver. Clin Liver Dis, 2017, 10:97–99.

[29] Friend PJ, Imber C, St Peter S, et al. Normothermic perfusion of the isolated liver. Transplant Proc, 2001, 33:3436–3438.

[30] Ravikumar R, Jassem W, Mergental H, et al. Liver transplantation after ex vivo normothermic machine preservation: a phase 1 (first-in-man) clinical trial. Am J Transplant, 2016, 16:1779–1787.

[31] Bral M, Gala-Lopez B, Bigam D, et al. Preliminary single-center Canadian experience of human normothermic ex vivo liver perfusion: results of a clinical trial. Am J Transplant, 2017, 17:1071–1080.

[32] Nasralla D, Coussios CC, Mergental H, et al. A randomized trial of normothermic preservation in liver transplantation. Nature, 2018, 557:50–56.

[33] Selzner M, Goldaracena N, Echeverri J, et al. Normothermic ex vivo liver perfusion using steen solution as perfusate for human liver transplantation: first north American results. Liver Transpl, 2016, 22:1501–1508.

[34] Schlegel A, Kron P, Graf R, et al. Warm vs. cold perfusion techniques to rescue rodent liver grafts. J Hepatol, 2014, 61:1267–1275.

[35] Watson CJE, Kosmoliaptsis V, Randle LV, et al. Normothermic perfusion in the assessment and preservation of declined livers before transplantation. Transplantation, 2017, 101:1084–9108.

[36] Berendsen TA, Bruinsma BG, Lee J, et al. A simplified subnormothermic machine perfusion system restores ischemically damaged liver grafts in a rat model of orthotopic liver transplantation. Transplant Res, 2012, 1:6. https://doi.org/10.1186/2047-1440-1-6.

[37] Morito N, Obara H, Matsuno N, et al. Oxygen consumption during hypothermic and subnormothermic machine perfusions of porcine liver grafts after cardiac death. J Artif Organs, 2018, 21:450–457.

[38] Minor T, Efferz P, Fox M, et al. Controlled oxygenated rewarming of cold stored liver grafts by thermally graduated machine perfusion prior to reperfusion. Am J Transplant, 2013, 13:1450–1460.

[39] Shigeta T, Matsuno N, Obara H, et al. Impact of rewarming preservation by continuous machine perfusion: improved post-transplant recovery in pigs. Transplant Proc, 2013, 45:1684–1689.

[40] Tolboom H, Izamis M-L, Sharma N, et al. Subnormothermic machine perfusion at both 20 ℃ and 30 ℃ recovers ischemic rat livers for successful transplantation. J Surg Res, 2012, 175:149–156.

[41] Bruinsma BG, Yeh H, Özer S, et al. Subnormothermic machine perfusion for ex vivo preservation and recovery of the human liver for transplantation. Am J Transplant, 2014, 14:1400–1409.

[42] Lauterio A, Di Sandro S, Concone G, et al. Current status and perspectives in split liver transplantation. World J Gastroenterol, 2015, 21:11003–11015.

[43] Renz JF, Emond JC, Yersiz H, et al. Split-liver transplantation in the United States: outcomes of a national survey. Ann Surg, 2004, 239:172–181.

[44] Stephenson BTF, Bonney GK, Laing RW, et al. Proof of concept: liver splitting during normothermic machine perfusion. J Surg Case Rep, 2018, 2018:rjx218. https://doi.org/10.1093/jscr/rjx218.

[45] Bismuth H, Castaing DJ, Garden O. Major hepatic resection under total vascular exclusion. Ann Surg, 1989, 210:13–19.

[46] Heaney JP, Stanton WK, Halbert DS, et al. An improved technic for vascular isolation of the liver: experimental study and case reports. Ann Surg, 1966, 163:237–241.

[47] Huguet C, Gavelli A, Chieco PA, et al. Liver ischemia for hepatic resection: where is the limit? Surgery, 1992, 111:251–259.

[48] Cauchy F, Brustia R, Perdigao F, et al. In situ

hypothermic perfusion of the liver for complex hepatic resection: surgical refinements. World J Surg, 2016, 40:1448–453.

[49] Azoulay D, Eshkenazy R, Andreani P, et al. In situ hypothermic perfusion of the liver versus standard total vascular exclusion for complex liver resection. Ann Surg, 2005, 241:277–285.

[50] Pichlmayr R, Grosse H, Hauss J, et al. Technique and preliminary results of extracorporeal liver surgery (bench procedure) and of surgery on the in situ perfused liver. Br J Surg, 1990, 77:21–26.

[51] Lei P, Liu X, Liu S, et al. Ex situ liver resection for unresectable tumors. Dig Surg, 2012, 29:140–148.

[52] Aji T, Dong JH, Shao YM, et al. Ex vivo liver resection and autotransplantation as alternative to allotransplantation for end-stage hepatic alveolar echinococcosis. J Hepatol, 2018, 69:1037–1046.

[53] Gringeri E, Polacco M, D'Amico FE, et al. A new liver autotransplantation technique using subnormothermic machine perfusion for organ preservation in a porcine model. Transplant Proc, 2011, 43:997–1000.

第6章 血管重建

Umberto Cillo，Alessandra Bertacco

6.1 简介

与原发性和继发性肝脏恶性肿瘤的非手术治疗相比，达到 R0 切缘的肝切除术与提高生存率相关。

过去，伴有主要血管侵犯的肝脏肿瘤被认为不可切除且预后不良。这些患者被引导接受其他替代的非根治性治疗。近年来，对于伴有血管侵犯肝脏肿瘤的手术观念发生了变化，许多中心开始进行血管切除和重建以实现 R0 切除，并有可能改善肿瘤预后，提高生存率。在肝移植领域的经验、手术技术的改进（即离体切除、原位冷灌注）、显微血管手术技术的使用、仔细的术前评估和术中麻醉支持是代表这一新趋势的主要特征。肝脏恶性肿瘤治疗的发展延长了患者生存期，部分是通过提高可切除率达到治愈目的。如果常规进行门静脉切除术（portal vein resection，PVR），则肝动脉、肝静脉和下腔静脉切除重建的经验会增加；与此同时，在大型医疗中心，与这种复杂手术相关的死亡率和发病率会下降。缺乏替代疗法和非手术治疗的不良结果似乎证明了这种积极治疗的合理性。

对于肝门部胆管癌（pCCA）的特殊情况，Neuhaus 等于 1999 年引入了"非接触"技术[1]。他们观察到，当扩大肝切除术与门静脉汇合处的整体切除术相结合时，同时小心避免靠近肿瘤的解剖，术后中长期生存率有所提高。这种整块切除术的基本原理是避免在肝门区门静脉切除时癌细胞扩散的风险。2012 年，同一团队[2]证实了"非接触式"切除术与肝门部胆管癌经典肝大部

切除术相比的肿瘤学优势（5 年存活率，58% vs. 29%，P=0.021）。从那时起，这项技术代表了肝胆癌外科的核心理念之一。

6.2 下腔静脉和肝静脉

主要血管受累是不可切除的最常见原因之一。肿瘤与下腔静脉紧密粘连可能是一个严峻的挑战；尽管如此，在肝移植领域和活体肝移植（LDLT）领域获得的技术已经发挥了相关作用，不再是一个难以接近的领域。腔静脉切除术目前已广泛应用于所有肝脏肿瘤，包括肝细胞癌、胆管癌和结直肠癌肝转移；尽管这项技术已经相当安全，但它仍然是有局限的，并且在不同的中心有不同的应用。在过去 20 年中，外科技术、围术期护理和跨学科团队合作的进展代表了血管切除术后复杂肝脏重建患者的模式转变。当术前或术中发现主要血管侵犯时，必须将肝切除至下腔静脉以实现 R0 切除。在肝静脉（hepatic veins）受累的情况下，不仅要获得干净切缘，还要避免肝大部分切除造成残肝体积不足或临界的情况。包含肝静脉重建的"实质保留"方法可以替代肝大部切除术，尤其是在术前接受过强化化疗的患者中。

一个意大利研究小组最近得出了一系列相关结果。结直肠癌肝转移的长期疗效与 R0 切除的疗效相似。另一种方法是在确认有静脉侧支流入对侧肝静脉后，牺牲一个主要的受侵犯肝静脉。

我们认为，在处理可能存在血管侵犯的肿瘤时，治疗团队必须确保具备在或不在全肝血流阻

断的情况下分离或重建血管的能力，以此保证能够安全处理病例。

手术必须进行仔细的规划；需要有足够直径和长度的移植血管，并且需要以下先进的技术，如全肝血流阻断、静脉转流（venovenous bypass，VVB）、半离体切除。

全肝血流阻断包括阻断肝上和肝下下腔静脉，以及第一肝门，这可导致不同程度的缺血性损伤，可通过在 VVB[3] 或静脉体外膜肺氧合（venovenous extracorporeal membrane oxygenation，VV-ECMO）的条件下使用原位低温门静脉灌注来减轻这种损伤[4]。VVB 用于对腔静脉阻断血流动力学紊乱的情况，但据报道，在不使用 VVB 的情况下，进行肝脏和下腔静脉切除也是安全的[5]。

世界范围内的下腔静脉或肝静脉重建经验报道的围术期死亡率为 0 ～ 16.7%；最常见的死亡原因是败血症、多器官功能衰竭、小肝综合征和出血。总体发病率为 16.7% ～ 50%，而总体 5 年存活率约为 40%[6]。然而，报道主要来自单中心经验，仅包含有限的数据，包括不同的肿瘤组织病理类型和随访时间。

切除和修复的类型取决于肿瘤位置和下腔静脉受累程度。当受累面积很小时，可以通过一期缝合或补片移植重建下腔静脉（49.2% 的病例）；当缺损较大时，需要补片移植或完全下腔静脉置换（50.8%）[6]。Li 等[7] 提出，如果下腔静脉受累小于 30% 下腔静脉周长和 2cm 的长度，则可以在切除受侵下腔静脉壁后横向缝合缺损。如果

下腔静脉受累占下腔静脉周长的 30% ～ 50% 且长度超过 2cm，则应使用自体静脉，如大隐静脉补片或膨体聚四氟乙烯（ePTFE；Gore-Tex，Flagstaff，AZ，USA）补片进行下腔静脉修补或更换。根据 Azoulay 等的报道[8]，如果受侵下腔静脉壁周长小于 50%，建议横向缝合以防止狭窄；如果切除了 50% 或更多的下腔静脉，则应使用20mm 直径的 PTFE 移植血管[7, 8]。在肝静脉受累的情况下，切除后剩余的肝静脉残端必须直接重新植入腔静脉，或植入强化 ePTFE 移植血管或静脉移植血管。重建对于保持流出道和避免肝脏淤血是必要的。显然，使用导管连接腔静脉存在潜在的术后并发症，如扭转、血栓形成和流出道阻塞。因此，必须对植入物进行准确的设计和操作。长期的移植，尤其是活体肝移植经验在这方面有很大帮助。对于补片，现在可以使用文献中报道的不同材料。

• 人工 / 合成血管移植物（涤纶，环增强PTFE）（图 6-1）。涤纶是过去的首选，但它与高血栓形成率和狭窄率有关。 PTFE 移植物是一种惰性和生物相容性材料；它被广泛使用[8]，但术后需要长期伴随抗凝治疗。 4.7% 的病例报道因出血而需要再次手术[8]。由于这些原因及术后严重感染可能性的增加，一些作者[9, 10] 更倾向使用自体移植血管。

• 生物移植物（牛、马心包）或冷藏尸体静脉移植血管（图 6-2）。这些类型的移植物可能是最有效和方便使用的移植物之一，仅在移植中心

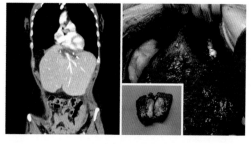

图 6-1　女性，62 岁，结直肠癌肝转移；既往右肝扩大切除术。计算机断层扫描：30mm 病变伴左肝静脉浸润（左）。使用 Gore-Tex 补片进行第 2 段肝切除和左肝静脉重建（右）

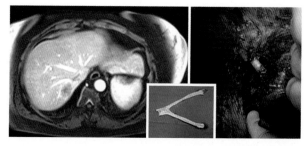

图 6-2　女性，65 岁，结直肠癌肝转移。MRI：第 7 节段25mm 病变伴右肝静脉受累（左）。肝脏切除和尸体移植肝右静脉重建（右）

可用（冷藏尸体静脉移植物）。此外，还提出了一些与存储质量和捐赠者数据可追溯性相关的监管问题。由于尸体静脉移植物已在意大利广泛使用，因此必须在该国范围内努力提供监管模式，并促进移植和非移植专业肝胆中心之间的共享。

• 自体移植血管。自体静脉移植被广泛应用，但也有一些局限性。髂外静脉移植血管因其长度和口径最适合重建肝静脉主干；然而，移植髂外静脉需要广泛的外科解剖，可能导致同侧肢体水肿。左肾静脉移植血管易于使用且具有足够的口径，但通常长度有限。大隐静脉移植物的长度通常约为3cm，口径约为8 Fr，这可能足以在没有替代物的情况下植入其中一个肝静脉主干；然而，它是节段性植入的首选方案。移植长达12cm的大隐静脉可能需要20～30min。其他经验报道了使用脐静脉、门静脉和卵巢静脉。自体移植血管的使用可能会导致手术时间长和再次手术。

• 冷冻保存的同种移植血管。Yamamoto 等（2017）[11] 报道了使用冷冻保存移植血管重建肝静脉的最大经验，与自体移植血管相比，其通畅性没有差异。报道的一些限制包括成本、需要选择性地规划干预措施，以及许多生物库不接受回收已付费但未使用的移植血管。

• 壁腹膜。可用于补片 [12] 或管状塑形 [13] 用于腔静脉置换；初步研究表明，对于感染的手术部位、复杂的腹部创伤或需要切除邻近消化道结构的恶性肿瘤，可选择这种方法。在与PVR相关的肝大部切除术中，当需要时，我们小组通常使用壁腹膜重建门静脉缺损。

标准的围术期抗凝治疗是必不可少的，但还缺乏标准化的抗凝方案。

6.3 门静脉

20世纪90年代末以前，门静脉血栓形成被认为是pCCA切除术的禁忌证。Klempnauer 等 [14] 首次提出了联合扩大右肝切除术和PVR。随后，Neuhaus 等 [1] 采用了这一概念。1999年，Neuhaus 等引入了非接触技术，报道了肝门部肿瘤PVR术

后存活率提高。随后的许多研究证实了PVR提高了疗效，如今也已被广泛应用并强烈推荐用于肝门部肿瘤。不幸的是，尽管术前影像学和分期有所改进，但门静脉受累往往是在术中发现的。文献报道的PVR死亡率为0～5%，并发症为43%～100%[15]。据报道，PVR和pCCA重建后的3年存活率为19%～58%。采用积极的外科技术（主干切除、血管重建）2年存活率从33%（1993～1998年）提高到60%（1998～2003年）[16]。

在肝细胞癌患者的特定亚组中，门静脉癌栓被认为是肝切除术的绝对禁忌证。根据最新的欧洲肝脏研究学会（EASL）指南，基于临床医师对以前指南的依从性非常低，可以有一定程度的分期改变。在多学科决策环境中，涉及PVR的肝大部切除术可能是一种治疗选择。

在肝实质横断前后都可以进行PVR和重建。吻合遵循肝移植的经典操作，可以通过端端吻合或植入移植血管来完成。丰富的肝移植经验可能有助于减少术后并发症和门静脉血栓形成的发生率。

6.4 肝动脉

肝动脉切除（hepatic artery resection，HAR）可能是达到R0切除所必需的，尤其是对于肝门部恶性肿瘤；肝门结构的受累可能需要同时进行多血管切除（PVR，HAR）和重建。目前，虽然PVR的应用更加广泛，但HAR的采用仍然存在争议。

最近有一系列关于使用不同的动脉重建技术来达到阴性切缘的报道。在 Nagino 等于2010年发表开创性论文 [17] 前，报道的胆管癌动脉切除/重建经验数量很少（< 10例），并且结果令人沮丧 [18]，在发病率（78%）和死亡率（33%）方面的结果都很差，报道的2年存活率为0。

Nagino 等 [17] 回顾性地描述了最大宗的对晚期肝门部肿瘤同时进行PVR和HAR肝切除术的病例（n=50）。该研究的结果在某种程度上是可喜的：死亡率为2%，发病率为54%，5年存活率为30%。从那时起，当在大的医学中心由经验丰

富的外科医师进行手术时，动脉受累不再被认为是手术的绝对禁忌证：但这在技术上仍然很困难，而且并发症可能是致命的。

最近，Matsuyama 等[19] 报道了他们 44 例 pCCA 患者接受伴随或不伴随 PVR 的 HAR 治疗经验：发病率为 81.8%，90 天死亡率为 9%，5 年存活率为 22%。死亡与血管血栓形成导致的肝衰竭相关。

Noji 等[20] 报道了 28 例 HAR 的 pCCA 的病例；发病率为 57.1%，住院死亡率为 3.6%。当需要动脉切除时，也提示了其他选择。Peng 等[21] 报道了 26 例左肝切除术合并 HAR，但未进行重建：2 例患者出现肝脓肿，3 例患者出现肝衰竭。Noji 等[22] 报道了他们的动脉 - 门静脉分流术（arterioportal shunting，APS）方面的经验：他们形成肝脓肿的比例很高，这表明在无法通过显微镜重建动脉的情况下，必须将 APS 视为一种抢救方式。Sugiura 等[23] 报道了一种新的方法（12 例）治疗左肝储备不足的 Bismuth Ⅰ/Ⅱ pCCA，包括左肝切除联合 HAR 和重建：未报道与 HAR 相关的并发症。

肝动脉重建可以通过不同的方式进行：

• 端端吻合。

• 大隐静脉或桡动脉作为移植物。

• 与胃右动脉或来自胃左动脉或胃十二指肠动脉的肝左动脉吻合。

• 肝总动脉和门静脉的端侧吻合（APS）。

为了防止吻合口张力，必须充分游离动脉，操作和夹闭这些小动脉时必须小心，因为可能会发生内膜撕裂。修整血管残端、设计和实施正确的无张力动脉吻合的移植技巧几乎是保证足够成功的必要条件。一些肝胆中心可能会通过邀请心血管或整形外科医师来避免这种情况，但显然缺乏决策自由和自主权。

这就提出了一个问题，是否应该在存在疑似血管受累的情况下立即将患者引导至大型血管重建中心。

（刘召波　译，王振顺　审校）

参考文献

[1] Neuhaus P, Jonas S, Bechstein WO, et al. Extended resections for hilar cholangiocarcinoma. Ann Surg, 1999, 230:808–18. discussion 819.

[2] Neuhaus P, Thelen A, Jonas S, et al. Oncological superiority of hilar en bloc resection for the treatment of hilar cholangiocarcinoma. Ann Surg Oncol, 2012, 19:1602–1608.

[3] Azoulay D, Lim C, Salloum C, et al. Complex liver resection using standard total vascular exclusion, venovenous bypass, and in situ hypothermic portal perfusion: an audit of 77 consecutive cases. Ann Surg, 2015, 262:93–104.

[4] Balci D, Ozcelik M, Kirimker EO, et al. Extended left hepatectomy for intrahepatic cholangiocarcinoma: hepatic vein reconstruction with in-situ hypothermic perfusion and extracorporeal membrane oxygenation. BMC Surg, 2018, 18:7. https://doi.org/10.1186/s12893-018-0342-2.

[5] Stattner S, Yip V, Jones RP, et al. Liver resection with concomitant inferior vena cava resection: experiences without veno-venous bypass. Surg Today, 2014, 44:1063–1071.

[6] Papamichail M, Marmagkiolis K, Pizanias M, et al. Safety and efficacy of inferior vena cava reconstruction during hepatic resection. Scand J Surg, 2018, https://doi. org/10.1177/1457496918798213. [Epub ahead of print]

[7] Li W, Han J, Wu ZP, et al. Surgical management of liver diseases invading the hepatocaval confluence based on IH classification: the surgical guideline in our center. World J Gastroenterol, 2017, 23:3702–3712.

[8] Azoulay D, Pascal G, Salloum C, et al. Vascular reconstruction combined with liver resection for malignant tumours. Br J Surg, 2013, 100:1764–1775.

[9] Ko S, Kirihataya Y, Matsusaka M, et al. Parenchyma-sparing hepatectomy with vascular reconstruction techniques for resection of colorectal liver metastases with major vascular invasion. Ann Surg Oncol, 2016, 23(Suppl 4):501–507.

[10] Saiura A, Yamamoto J, Sakamoto Y, et al. Safety and efficacy of hepatic vein reconstruction for colorectal liver metastases. Am J Surg, 2011, 202:449–454.

[11] Yamamoto M, Akamatsu N, Aoki T, et al. Safety and efficacy of cryopreserved homologous veins for venous reconstruction in pancreatoduodenectomy. Surgery, 2017, 161:385–393.

[12] Dokmak S, Aussilhou B, Sauvanet A, et al. Parietal peritoneum as an autologous substitute for venous reconstruction in hepatopancreatobiliary surgery.

Ann Surg, 2015, 262:366–371.

［13］Coubeau L, Rico Juri JM, Ciccarelli O, et al. The use of autologous peritoneum for complete caval replacement following resection of major intra-abdominal malignancies. World J Surg, 2017, 41:1005–111.

［14］Klempnauer J, Ridder GJ, Werner M, et al. What constitutes long-term survival after surgery for hilar cholangiocarcinoma? Cancer, 1997, 79:26–34.

［15］Mekeel KL, Hemming AW. Evolving role of vascular resection and reconstruction in hepatic surgery for malignancy. Hepat Oncol, 2014, 1:53–65.

［16］Dinant S, Gerhards MF, Rauws EA, et al. Improved outcome of resection of hilar cholangiocarcinoma (Klatskin tumor). Ann Surg Oncol, 2006, 13:872–880.

［17］Nagino M, Nimura Y, Nishio H, et al. Hepatectomy with simultaneous resection of the portal vein and hepatic artery for advanced perihilar cholangiocarcinoma: an audit of 50 consecutive cases. Ann Surg, 2010, 252:115–123.

［18］Miyazaki M, Kato A, Ito H, et al. Combined vascular resection in operative resection for hilar cholangiocarcinoma: does it work or not? Surgery, 2007, 141:581–588.

［19］Matsuyama R, Mori R, Ota Y, et al. Significance of vascular resection and reconstruction in surgery for hilar cholangiocarcinoma: with special reference to hepatic arterial resection and reconstruction. Ann Surg Oncol, 2016, 23(Suppl 4):475–484.

［20］Noji T, Tsuchikawa T, Okamura K, et al. Concomitant hepatic artery resection for advanced perihilar cholangiocarcinoma: a case-control study with propensity score matching. J Hepatobiliary Pancreat Sci, 2016, 23:442–448.

［21］Peng C, Li C, Wen T, et al. Left hepatectomy combined with hepatic artery resection for hilar cholangiocarcinoma: a retrospective cohort study. Int J Surg, 2016, 32:167–173.

［22］Noji T, Tsuchikawa T, Okamura K, et al. Resection and reconstruction of the hepatic artery for advanced perihilar cholangiocarcinoma: result of arterioportal shunting. J Gastrointest Surg, 2015, 19:675–681.

［23］Sugiura T, Okamura Y, Ito T, et al. Left hepatectomy with combined resection and reconstruction of right hepatic artery for bismuth type I and II perihilar cholangiocarcinoma. World J Surg, 2019, 43:894–901.

第**7**章 胆道重建技术：从胆道肿瘤到移植

Leonardo Centonze，Stefano Di Sandro，Iacopo Mangoni，Luciano De Carlis

7.1 简介

肝胆胰肿瘤外科中胆管切除后或肝移植手术中胆肠连续性的恢复在肝胆胰外科和移植手术中至关重要。

关于胆道重建的最早报道可追溯到 19 世纪末 20 世纪初。1909 年，Dahl 提出了 Roux-en-Y 肝管空肠吻合术，这一技术至今仍是胆管切除术后胆道重建的标准术式。

多年来，移植物胆道引流的恢复一直是整个移植手术的"阿喀琉斯之踵"。在移植刚兴起时，不少患者因胆道并发症死亡：在早期的移植报道中提倡的几种技术，包括采用胆囊、十二指肠和胆总管进行吻合等。其中许多技术逐渐被抛弃，最终胆管 - 胆管吻合（DDA，或胆总管 - 胆总管吻合术）和肝管空肠吻合术（HJ）成为肝移植术中胆道重建的标准术式。

目前，胆道吻合的基本原则和技术已经确立，并为肝胆胰外科医师和移植外科医师广泛接受。下一节将简要回顾胆道重建技术的发展历程。

7.2 胆道重建技术的发展历程

关于胆道重建的最早报道要追溯到 19 世纪末 20 世纪初，当时，这些操作通常是针对结石性疾病或是少见的肝胆胰肿瘤，但是最佳胆道重建方式的艰难探索最终发展成为胆道吻合的基本技术，随后应用于肝胆胰肿瘤外科和肝移植。

1880 年，Alexander von Winiwarter 在 列 日

（译者注：比利时城市）实施了全球首例胆道和消化道的吻合，当时他试图采用两步法行胆囊结肠吻合，以解除胆总管阻塞，但患者术后恢复过程很不顺利，最终形成了慢性胆道和肠内瘘，又经历了 6 次手术才痊愈。疗效不佳阻碍了外科医师进一步尝试其他术式，直到 1887 年，瑞士的 Otto Kappeler 和俄罗斯的 Nestor Dmitrievic Monastyrski 成功地为胰腺癌患者实施了全球第一例姑息性胆囊空肠吻合术。1884 年，Langenbuch 提出采用胆总管进行胆肠吻合术，他建议切开胆总管取出结石，利用扩张的胆总管行胆肠吻合术。

1891 年，德国外科医师 Oskar Sprengel 首次针对胆总管结石患者成功地实施了胆总管与十二指肠之间的吻合（胆总管十二指肠侧侧吻合术）。最后，在 1909 年，瑞典外科医师 Robert Dahl 描述了使用一段 Roux 空肠袢进行肝管空肠吻合，时至今日这仍然是胆管切除术后胆道重建的标准术式[1]。

肝胆胰外科医师可采用这些胆道重建技术处理肝外胆道的良性和恶性疾病，并在因胰腺和壶腹周围疾病行胰十二指肠切除术时进行胆道重建。

20 世纪下半叶，肝门部胆管癌切除术的发展给肝胆胰外科医师提出了利用肝内胆管进行胆道重建的问题。Julian K. Quattelbaum 于 1965 年首次描述了肝切除联合胆管整块切除和胆管空肠吻合[2]。

与此同时，Thomas E. Starzl 于 1963 年在科罗拉多大学进行了首次肝移植的尝试，开创了人

类肝移植的先河[3]。

有史以来，胆道重建一直是肝移植的难点，富有挑战性，胆道并发症是肝移植术后患者早期死亡的最常见原因之一。

1974 年，即第一次肝移植尝试之后的第 11 年，Starzl 等报道了应用于 82 名患者的 5 种不同的胆道重建技术（放或不放 T 管的胆总管 - 胆总管吻合术，胆囊十二指肠吻合术，胆总管十二指肠吻合术，Roux-en-Y 胆囊空肠吻合术），其胆瘘、胆道梗阻及反流性胆管炎的发生风险各不相同[4]。

同年，在欧洲，Calne 也遇到了同样的问题。他尝试采用其他技术进行胆道重建，如在供体和受体的胆管之间置胆囊作为带蒂移植物[5]，成功率也各不相同。

胆囊管经常阻塞并继发黄疸，再做吻合手术有十二指肠瘘的危险，因此采用胆囊和十二指肠进行胆道重建的方法被逐渐放弃[6]。技术上的改进，加上更好的免疫抑制方案，使胆管对胆管的胆道重建取得了令人满意的手术效果。

目前，胆管 - 胆管吻合（或胆总管 - 胆总管吻合）术和肝管空肠吻合术是肝移植中应用最广泛的胆道重建技术。

下文将先复习胆道解剖学，之后重点介绍肝胆胰肿瘤外科和肝移植术中的胆道重建技术。

7.3　胆道解剖

我们将简要复习肝内和肝外胆道系统的解剖学，而不着重描述所有的解剖学变异。

7.3.1 肝内胆管的解剖

左、右半肝的胆汁分别由肝左、右管引流，而尾状叶的胆汁由汇入肝左、右管的若干胆管引流。

肝左管引流构成左半肝的 2 段、3 段和 4 段的胆汁。

引流 3 段的胆管位于脐隐窝左角的稍后方。它与来自 4b 段的胆管属支汇合，形成肝左管，然后与 2 段的胆管和 4a 段的胆管以类似的方式

相汇合，门静脉左支在这里转向前面和尾侧。肝左管横行于 4 段基底部下方，刚好在门静脉左支的上后方；继而跨过门静脉左支的前缘并与肝右管汇合形成左右肝管汇合部；肝左管的横行部分有数支 4 段的小胆管分支汇入。

肝右管引流 5 段、6 段、7 段和 8 段的胆汁，起源于两支主要的胆管的汇合部：右后支胆管（或外侧）和右前支胆管（或内侧）。右后支胆管几乎水平走行，由 6 段和 7 段的胆管汇合而成。右后支胆管与垂直下降的右前支胆管汇合。右前支胆管由引流 5 段和 8 段的胆管汇合而成。它的主干位于上行的门静脉右前支的左侧。这两条主要的右肝胆管分支的汇合点通常位于门静脉右支上方。肝右管较短，于门静脉右支前方与肝左管汇合，形成肝总管。

尾状叶分为左右两部分和一个尾状突，胆道引流相对独立。在 44% 的个体中，3 支独立的胆管分别引流尾状叶的 3 个部分，而在另外 26% 的个体中，尾状叶固有的右半部分和尾状突之间有一共同的胆管，另有一独立的胆管引流尾状叶的左半部。这些胆管的引流区域各不相同。在 78% 的病例中，尾状叶的胆管汇入肝左、右管，而在 15% 的病例中，尾状叶胆管只汇入肝左管系统。约 7% 的病例，尾状叶胆管仅汇入肝右管系统。

7.3.2 肝外胆管的解剖

肝外胆管包括肝左、右管的肝外部分，以及两者汇合形成的胆管汇合部、肝总管和胆总管，最终汇入十二指肠。

左右肝管汇合处位于肝门裂右侧，门静脉分叉的前方，并覆盖门静脉右支的起始部位。肝右管肝外部分较短，肝左管肝外部分长得多。左右肝管汇合部与肝脏 4b 段后部借肝门板分开，肝门板是由包绕胆道和血管成分的结缔组织与格利森鞘融合而成。

由于其内没有任何重要的血管结构，可以打开 4 段下缘组成肝门板的结缔组织，通过抬高它，显露胆管汇合处和肝左管。

胆管主干直径约 6mm，分为两部分：上部称

为肝总管，位于胆囊管之上，肝总管与胆囊管汇合，形成下部的胆总管。肝总管位于小网膜的游离缘，向下走行于门静脉前方；紧邻肝动脉，肝动脉在胆总管左侧向上走行，发出右肝动脉，右肝动脉通常在后方越过肝总管，但另有约 20% 的病例，右肝动脉在肝总管前方越过。

胆囊位于肝右叶下面的胆囊窝内；与肝实质之间隔有胆囊板，胆囊板由结缔组织组成，向左延伸为肝门板。胆囊管起源于胆囊的颈部或漏斗部，并延伸汇入肝总管。管腔通常为 1 ~ 3mm，其长度因与肝总管汇合的类型而异。

胆总管的动脉血供主要由走行于胆管左右两侧的两条动脉提供，即"3 点钟"和"9 点钟"动脉，可能起源于门静脉后动脉、十二指肠后动脉或胃十二指肠动脉，通常与右肝动脉相交通，少数与左肝动脉相交通。

胆囊由胆囊动脉供血，胆囊动脉通常起源于右肝动脉，位于 Calot 三角内，该三角左侧的边界是肝总管，上界是肝右叶下缘，下界为胆囊管[7]。

7.4 肝胆胰肿瘤外科中的胆道重建技术

肝胆胰肿瘤外科中实施胆肠吻合术的指征包括所有涉及胆总管切除的肿瘤，如胰腺肿瘤、壶腹部肿瘤、十二指肠肿瘤及胆道肿瘤。

涉及胆管切除（及胆管重建）的外科术式主要是胰十二指肠切除和需要同时切除胆管的肝切除。在这些情况下，主要的吻合技术如下：切除涉及胆总管时采用肝总管空肠吻合术（HJ）；胆管切除延伸到胆管汇合部时行胆管空肠吻合术（CJ）。这两种技术分别介绍如下。

7.4.1 肝总管空肠吻合术

肝总管空肠吻合术（HJ）适用于胆管汇合处以下的胆总管切除术，通常用于原发性胆管恶性肿瘤或胆囊癌的切除术，或用于胰腺肿瘤、远端胆管癌、壶腹癌和十二指肠癌的胰十二指肠切除术。

这一术式的第一步包括制作一段 Roux-en-Y 空肠袢。首先，在距离 Treitz 韧带（十二指肠悬韧带）以远约 30cm 处用吻合器切断空肠，制作一段长约 40cm 的去功能的 Roux-en-Y 空肠袢；用 3-0 的聚糖乳酸 910 缝线（Vicryl）缝合 Roux-en-Y 空肠袢远端，空肠袢另一端行双层端侧空肠 - 空肠吻合。然后，将远段空肠袢经横结肠系膜根部开窗以结肠后 / 十二指肠前的方式拖至肝门下方，须确保空肠袢足够长且无张力。随后，切开空肠袢的对系膜缘；开口应略小于胆管宽度，因为在吻合过程中，肠袢开口往往会扩大。

肝总管空肠吻合常用的有两种基本技术：间断缝合技术和连续缝合技术。间断缝合技术的优点是即使对小胆管也普遍适用，但手术成本和手术时间会增加。另外，在胆管较宽的情况下，连续缝合可能使吻合更严密，但是，支持间断缝合者认为，从长远看，连续缝合可能会增加吻合口狭窄的发生率[8]。

经吻合口放置支架可能有助于预防早期黏膜水肿导致的吻合口梗阻，也可以预防类似缝合前壁时缝到后壁之类的技术错误[9]。

我们通常采用 5-0 或 6-0 聚乙交酯 - 三亚甲基碳酸酯（Maxon）缝线连续缝合进行端侧肝总管空肠吻合：吻合从胆管 3 点处开始，缝线的两端由内而外穿过胆管壁开口和肠壁开口，腔外打结；然后用上述缝线的一端连续缝合吻合口后壁，缝合适量的小肠浆肌层，不缝黏膜，以确保黏膜与黏膜对齐；吻合口 9 点处另置一缝线，在吻合口腔外打结，其一端与相应的后壁缝线打结；最后，用 3 点和 9 点的剩余的缝线缝合吻合口前壁，并在 12 点处打结（图 7-1）。

我们的胰十二指肠切除术中行肝总管空肠吻合的数据分析显示，胆漏的发生率为 2%（未发表数据），与其他文献发表的数据一致[10]。

7.4.2 肝内胆管空肠吻合术

肝门部胆管癌的切除手术中需要利用肝内胆管进行胆肠吻合，有一定的挑战性。

与 HJ 相比，肝门近端的胆道重建（即肝内胆管空肠吻合）技术要求高，因为胆管较细、管壁薄弱，且常可能需要做多个吻合。胆管空肠吻合术的主要挑战是往往有多支胆管开口：解决这一问题的一个有用的技巧是进行胆管成形，即整形成一个胆管开口，然后再进行吻合[11]。为了避免吻合口张力过大和管腔狭窄，须垂直切开胆管间的相邻管壁，并垂直缝合形成新的间隔来进行胆管成形，从而形成一个大的开口[12]

（图 7-2）。

针对多支邻近胆管的另一种可能的重建技术是将格利森鞘（包括多个开口）作为一支单一的胆管，而将分隔视为胆管的厚壁。

当多支胆管开口距离较远，难以进行胆管成形时，可根据胆管之间的距离在空肠上做多个开口。在重建多个独立的胆肠吻合口时，应先进行每一个吻合口的后壁吻合，然后再行前壁吻合，因为试图先完成一个吻合口再完成另一个吻合口

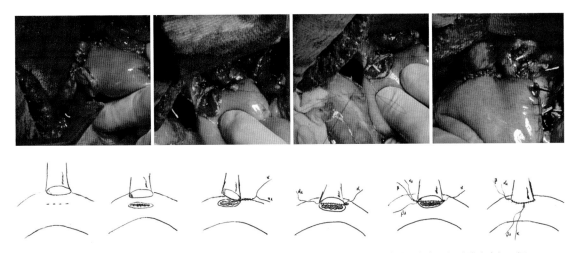

图 7-1 导管内乳头状黏液性肿瘤（IPMN）行全胰切除、肝总管空肠吻合术；术中置入硅胶内支架一根

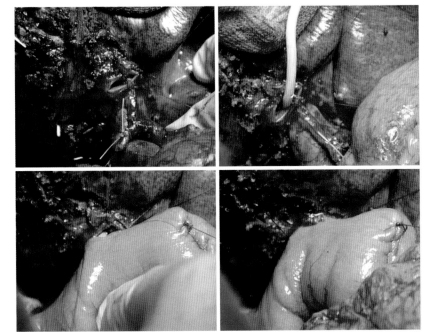

图 7-2 Bismuth 3a 型肝门部胆管癌行右半肝切除合并胆管切除时行胆管空肠吻合术；在本例中，通过胆管成形术将左肝管和引流 4b 段的胆管整合在一起（见正文），术中置入经皮经肝胆道引流管

可能是困难的，有时甚至是不可能的[13]。

研究已证明这些技术是安全有效的，据报道，胆道并发症的发生率为 1% ~ 22%[11]。

7.5 肝移植中的胆道重建技术

如前所述，胆管 - 胆管吻合和肝总管空肠吻合是肝移植中应用最广泛的胆道重建技术。胆管 - 胆管吻合在肝移植的所有术式中都是首选的吻合方式，包括活体肝移植，而肝总管空肠吻合的使用仅限于供、受体胆管管径严重不匹配，受体胆管病变（如原发性硬化性胆管炎），再次移植或既往有胆道手术史等情况。

下面首先介绍胆管 - 胆管吻合技术，而活体肝移植胆道重建技术的特殊考虑将在 7.5.3 节中介绍。

7.5.1 肝移植中胆管 - 胆管的吻合

胆管 - 胆管吻合是肝移植中胆道重建的标准术式。与肝总管空肠吻合相比较，胆管 - 胆管吻合手术时间短，感染性并发症少，保留了肠道正常的生理功能，而且将来如果有需要，易于经内镜到达胆管。胆管 - 胆管吻合技术的基本原则是供体和受体胆管有良好的动脉血供，而且胆管长度要适当，以确保吻合口没有张力。

如前所述，胆总管的动脉血供主要来源于其左缘和右缘的两条动脉，即"3 点"和"9 点"的两条动脉，这两条动脉可能来自门静脉后方、十二指肠后方或者起源于胃十二指肠动脉，常与右肝动脉交通，少数与左肝动脉相交通[14]。为了保证胆管断端有良好的动脉供血，要尽可能少地游离解剖受体和供体胆管，尽量保留胆管周围组织，以避免损伤血管；胆管末端活动性出血是血供良好的间接征象，应分别缝合止血，尽量避免电凝止血[15]。

在进行胆管 - 胆管吻合时，应注意供受体胆管残端的长度，以避免吻合口扭曲或有张力，这两种情况可能分别会引起胆道狭窄或胆漏。

胆管 - 胆管吻合可以采用端 - 端吻合或端 - 侧吻合方式，可以连续缝合，也可以间断缝合。供受体胆管管径不匹配时，可以在 6 点和 12 点位置切开，使之互相匹配。一项比较端 - 端吻合和端 - 侧重建技术的随机试验显示，两种技术之间无显著性差异[16]，连续缝合和间断缝合技术之间同样没有差异[17]。

我们采用的胆道吻合技术是选用 5-0 的聚乙交酯 - 三亚甲基碳酸酯（Maxon）缝线连续端 - 端吻合，在受体胆管 6 点位置和供体胆管 12 点位置可适当切开进行胆管成形，修剪供受体胆管口径使两者互相匹配，并防止缝合线收紧所带来的"狭窄"效应。

第一针从供受体胆管后壁正中穿过，腔外打结，然后，缝线两端分别连续缝合至吻合口 9 点位置和 3 点位置，两把"胶钳"轻轻向外牵引显露吻合口以便前壁重建；前壁缝合也从正中开始，"U"形缝合一针，腔外打结；将此缝合线的两端分别向吻合口 9 点和 3 点方向连续缝合，最后分别与后壁缝线腔外打结（图 7-3）。

是否留置 T 管仍存争议，一般取决于各中心的习惯。一方面，经 T 管可以监测胆汁的量和颜色，可以直接进行诊断性胆管造影，并且可能有助于术后小胆漏的处理[18]；另一方面，也有研究指出，留置 T 管可能会增加 T 管拔除时发生胆漏、胆管炎和腹膜炎的风险[19]。

一些回顾性研究并没有得出支持放置 T 管的结论[20]，最近的一项包括 6 项前瞻性随机试验的荟萃分析显示，放置 T 管没有益处[21]。

Niguarda 医院放置 T 管的原则主要包括，再次移植、心脏死亡后供体或体外膜肺氧合（ECMO）治疗后的边缘供体、劈离的肝脏，以及活体肝移植。需要时，可在受体胆总管前壁切开一小口，置入 T 管，其上臂跨过吻合口，出口处荷包缝合固定。回顾性分析笔者所在医院2007 ~ 2015 年实施的 816 例肝移植的近期经验显示，胆管端 - 端吻合术后吻合口狭窄发生率为9%，胆漏发生率为 4%（未发表数据），这与其他研究的结论一致[18]。

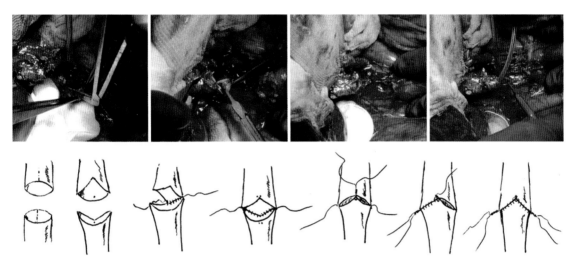

图 7-3　心脏死亡供者原位肝移植时胆管－胆管吻合；受体胆总管切开，插入 T 管，胆道吻合完成后用荷包线缝合固定

7.5.2　肝移植中的肝总管空肠吻合

通常在供受体胆管管径差异较大、受者胆管病变（如原发性硬化性胆管炎）、再次移植或既往有胆道手术史的情况下，选择肝总管空肠吻合。

手术技术与上面描述的肝胆胰外科中的肝总管空肠吻合相同。

7.5.3　成人活体肝移植：特殊注意事项

活体肝移植的胆道重建是一个挑战，有其特殊性，目前文献报道的胆道并发症发生率为 9% ～ 40%[22]。

DDA 和 HJ 是胆道重建最常用的两种方法。HJ 一度是标准的胆道重建技术，但由于 DDA 的优点更多，HJ 已经让位给 DDA：事实上，DDA 操作更快、更简单，保持了胆肠生理连续性，避免了肠道操作，便于内镜检查处理胆道并发症[23, 24]。尽管有这些优势，DDA 与术后胆道狭窄确有一定的联系[25]，并且活体供体肝移植受者胆道狭窄的发生率高于全肝移植受者[26]。这些发现至少部分是由供肝切取过程中胆道的动脉血供和静脉引流被破坏所致。

活体肝移植中，为了获得胆道重建的最佳效果，需注意以下技术要点。

术中胆管造影的应用有助于在肝管切断前准确定位肝右管，以尽量避免胆管开口为 2 个或 3 个，这时往往需要更为复杂的胆道重建技术[9]。

避免进行右肝动脉与肝右管之间的分离，更好地保留胆道的动脉供血，而保留覆盖在肝右管表面的肝实质可以有效保护其静脉引流[27]。

鉴于胆管汇合部位于胆囊窝的左边，肝实质离断线有必要偏向胆囊窝的左边，这样，可避免肝右管的上部被过度剥离，从而使其静脉引流得以保护[28]。

至于受体手术，与全肝移植物移植中的胆管对胆管的胆道重建类似，保证受体胆管理想的动脉血供，保留足够的胆管周围组织以避免血管损伤是至关重要的；采用高位肝门离断技术[29]可以提供一段足够长的受体胆总管，可以确保胆道吻合口无张力及二级胆管的多个开口，这可能有助于行多支胆管的吻合。

根据我们 100 例成人间的右半肝活体肝移植的经验，胆道并发症发生率为 28%，与文献结果一致。

7.6　小结

目前，胆道重建的这些技术已被大家广泛接受，这些技术在肝胆胰外科中的应用与在肝移植中的应用密切相关。20 世纪后叶，高难度肝胆胰手术的手术量增加及肝移植技术的逐渐开展引发了一系列的技术进步,再加上对肝内外胆道解剖和血管解剖的深入了解,使得近年来胆道重建的效果愈加令人满意。

肝门部胆管癌和活体肝移植中的胆道重建是最为困难的,将一个领域的技术策略应用到另一个领域,可能取得较好的效果。这些密切相关的学科之间的相互联系是外科历史上的迷人之处,肝胆胰外科医师和移植外科医师应该时刻关注彼此,打破彼此之间"虚拟的"藩篱之界,共同成长。

(林伯语 译,伏 志 林栋栋 审校)

参考文献

[1] Ahrendt SA, Pitt HA. A history of the bilioenteric anastomosis. Arch Surg, 1990, 125:1493–1500.

[2] Quattlebaum JK, Quattlebaum JK Jr. Malignant obstruction of the major hepatic ducts. Ann Surg, 1965, 161:876–889.

[3] Starzl TE, Marchioro TL, Vonkaulla KN, et al. Homotransplantation of the liver in humans. Surg Gynecol Obstet, 1963, 117:659–676.

[4] Starzl TE, Putnam CW, Ishikawa M, et al. Current policies in hepatic transplantation: candidacy of patients with alcoholic liver disease or preformed antidonor antibodies and a reappraisal of biliary duct reconstruction. Ann N Y Acad Sci, 1975, 252:145–158.

[5] Calne RY. A new technique for biliary drainage in orthotopic liver transplantation utilizing the gall bladder as a pedicle graft conduit between the donor and recipient common bile ducts. Ann Surg, 1976, 184:605–609.

[6] Starzl TE, Iwatsuki S, Van Thiel DH, et al. Evolution of liver transplantation. Hepatology, 1982, 2:614–636.

[7] Jarnagin WR. Blumgart's surgery of the liver, pancreas and biliary tract (e-book). Philadelphia, PA: Elsevier Health Sciences, 2016:2120.

[8] Brunner M, Stockheim J, Krautz C, et al. Continuous or interrupted suture technique for hepaticojejunostomy? A national survey. BMC Surg, 2018, 18:84. https://doi.org/10.1186/ s12893-018-0418-z.

[9] Lee SG. A complete treatment of adult living donor liver transplantation: a review of surgical technique and current challenges to expand indication of patients. Am J Transplant, 2015, 15:17–38.

[10] Duconseil P, Turrini O, Ewald J, et al. Biliary complications after pancreaticoduodenectomy: skinny bile ducts are surgeons' enemies. World J Surg, 2014, 38:2946–2951.

[11] Nagino M, Nishio H, Ebata T, et al. Intrahepatic cholangiojejunostomy following hepatobiliary resection. Br J Surg, 2007, 94:70–77.

[12] Fan ST, Lo CM, Liu CL, et al. Biliary reconstruction and complications of right lobe live donor liver transplantation. Ann Surg, 2002, 236:676–683.

[13] Hirano S, Tanaka E, Tsuchikawa T, et al. Techniques of biliary reconstruction following bile duct resection (with video). J Hepatobiliary Pancreat Sci, 2012, 19:203–209.

[14] Northover JM, Terblanche J. A new look at the arterial supply of the bile duct in man and its surgical implications. Br J Surg, 1979, 66:379–384.

[15] Rouch DA, Emond JC, Thistlethwaite JR Jr, et al. Choledochocholedochostomy without a T tube or internal stent in transplantation of the liver. Surg Gynecol Obstet, 1990, 170:239–244.

[16] Davidson BR, Rai R, Kurzawinski TR, et al. Prospective randomized trial of end-to-end versus side-to-side biliary reconstruction after orthotopic liver transplantation. Br J Surg, 1999, 86:447–452.

[17] Castaldo ET, Pinson CW, Feurer ID, et al. Continuous versus interrupted suture for end-to- end biliary anastomosis during liver transplantation gives equal results. Liver Transpl, 2007, 13:234–238.

[18] Seehofer D, Eurich D, Veltzke-Schlieker W, Neuhaus P. Biliary complications after liver transplantation: old problems and new challenges. Am J Transplant, 2013, 13:253–265.

[19] Scatton O, Meunier B, Cherqui D, et al. Randomized trial of choledochocholedochostomy with or without a T tube in orthotopic liver transplantation. Ann Surg, 2001, 233:432–437.

[20] Riediger C, Müller MW, Michalski CW, et al. T-tube or no T-tube in the reconstruction of the biliary tract during orthotopic liver transplantation: systematic review and meta-analysis. Liver Transpl, 2010, 16:705–717.

[21] Sun N, Zhang J, Li X, et al. Biliary tract reconstruction with or without T-tube in orthotopic liver transplantation: a systematic review and meta-analysis. Expert Rev Gastroenterol Hepatol, 2015, 9:529–538.

[22] Soin A, Pahari H, Goja S, et al. Targeting the Achilles' heel of adult living donor liver transplant: corner-sparing sutures with mucosal eversion technique of biliary anastomosis. Liver Transpl, 2016, 22:862–863.

[23] Shah SA, Grant DR, McGilvray ID, et al. Biliary strictures in 130 consecutive right lobe living donor

liver transplant recipients: results of a western center. Am J Transplant, 2007, 7:161–167.

［24］Wachs ME, Bak TE, Karrer FM, et al. Adult living donor liver transplantation using a right hepatic lobe. Transplantation, 1998, 66:1313–1316.

［25］Hwang S, Lee S-G, Sung K-B, et al. Long-term incidence, risk factors, and management of biliary complications after adult living donor liver transplantation. Liver Transpl, 2006, 12:831–838.

［26］Qian YB, Liu CL, Lo CM, et al. Risk factors for biliary complications after liver transplantation. Arch Surg, 2004, 139:1101–1105.

［27］Vellar ID. The blood supply of the biliary ductal system and its relevance to vasculobiliary injuries following cholecystectomy. ANZ J Surg, 1999, 69:816–820.

［28］Vellar ID. Preliminary study of the anatomy of the venous drainage of the intrahepatic and extrahepatic bile ducts and its relevance to the practice of hepatobiliary surgery. ANZ J Surg, 2001, 71:418–422.

［29］Lee K-W, Joh JW, Kim SJ, et al. High hilar dissection: new technique to reduce biliary complication in living donor liver transplantation. Liver Transpl, 2004, 10:1158–1162.

第 **8** 章 活体肝移植与肝脏外科的相互影响

Andrea Lauterio，Riccardo De Carlis，Stefano Di Sandro，Luciano De Carlis

8.1 背景和简介

2500 多年前古希腊神话中普罗米修斯的故事首次描述了肝脏的再生能力。虽然肝脏再生的机制仍不完全清楚，但这一复杂过程在肝脏外科和活体肝移植的成功发展中发挥了关键作用。

Couinaud 首次介绍了肝段解剖方法，Tùng 和 Bismuth 在此基础上不断推进，改善了肝脏手术患者的预后，促进了肝脏手术实践的增加 [1-3]。到 20 世纪 80 年代末，多个中心对一系列病理条件的肝手术经验进行整合，提出了儿童减体积肝移植的概念 [4,5]。肝左外叶切除术反过来为劈离式肝移植（SLT）铺平了道路，通过将较小的肝段分配给儿童，将较大的肝段分配给成人，可以充分利用获取的尸体供肝。Hannover 团队在 1988 年首次证明了这种创新手术方案的可行性 [6]。

根据儿童减体积肝移植和 SLT 的初步经验，Strong 于 1989 年在澳大利亚将一位母亲 S2、S3 段作为供肝移植给其 18 个月大的儿子，这是首例活体肝移植 [7]。日本最早成功开展成人活体肝移植，首先是左叶移植，然后是右叶移植 [8,9]。在意大利，帕多瓦大学团队于 1997 年首次报道了成人对儿童的活体肝移植，而尼加拉瓜团队于 2001 年 3 月在米兰完成了首例成人间的活体肝移植。

8.2 活体肝移植与肝脏外科技术上的相互影响

8.2.1 肝体积的作用

当计划实施活体肝移植手术时，大小匹配和残肝是关键问题。与失代偿期肝硬化患者不同，无门静脉高压的肝肿瘤患者所需肝体积比有腹水和显著静脉曲张的患者少得多。文献对理想的残肝体积进行了大量的讨论，并提出了计算其理想体积的数学公式 [10]。

8.2.2 小肝综合征及其意义

在最初的一些左叶成人活体肝移植中，导致不良预后的原因是低估了供体和受体 [11] 大小匹配的重要性。在术后第一周结束时，接受相对较小移植物的患者出现了长时间胆汁淤积、肝功能障碍、顽固性腹水和肝性脑病。Dahm 及其同事首先描述了这种情况，并称其为小肝综合征（small for- size syndrome，SFSS） [12]。

尽管有足够的移植物受体体重比（graft-to-recipient weight ratio，GRWR），但部分 LDLT 受者仍出现了 SFSS，使我们认识到了移植物静脉流入和流出道的重要性及其对功能性移植物大小 [13] 的影响。移植物实际大小、残余的有功能的肝细胞、最佳静脉回流和门静脉流量都是计划再次切除、大范围肝切除和分期肝切除手术时的需考虑的基本因素。

在肝脏手术中大范围肝切除会造成肝切除术后肝衰竭（posthepatectomy liver failure，PLF） [14]。SFSS 和 PLF 的病理生理模式、临床表现和结果非常相似，表明肝脏手术和活体肝移植之间存在另一种联系。此外，当考虑采用肝脏手术治疗肝脏恶性肿瘤时，体积比的评估应与慢性肝病的病因和严重程度相结合。

在活体供体的情况下，我们认为移植物重量 / 标准肝体积比＜ 40% 时应视为小尺寸移植物。除了少数例外，我们同意文献中认为 GRWR ≥ 0.8% 应该被认为是移植物的安全极限。同样地，尽管大范围肝切除术后推荐的最小功能性肝脏残余体积为 25% ～ 30%，但在中度至重度脂肪变性、纤维化、肝硬化或接受化疗的患者中，这一比率至少为 40%[13]。然而，这些临界值目前仍需要进一步研究。

在 GRWR 低于 0.8% 的活体肝移植中，含大样本患者人群的研究表明，通过门腔静脉吻合术和脾动脉结扎术等多种调节门静脉压力的方法，防止了 SFSS 组织学特征的出现，提高了患者总生存率和移植物存活率[15]。在作者看来，在大范围肝切除术后，调节入肝血流来抵消 PLF 发展的作用还没有完全定义，未来应该进行系统的研究。

鉴于供体和受者大小匹配的重要性，左半肝或右半肝供肝的选择及其对供体和受体并发症发生率及死亡率的影响仍存在争议[10]。

8.2.3 从活体肝移植到联合肝脏离断和门静脉结扎的分期肝切除（ALPPS）

在二期肝切除术的背景下，从尸肝肝移植和活体供体部分肝移植中获得的手术经验为一种新的两步肝切除手术技术的发展铺平了道路，该技术可使需要大范围肝切除术但功能储备有限的肿瘤患者通过肝脏增生获得足够的肝实质。雷根斯堡大学医院的研究小组首次报道了残肝体积不足情况下，行门静脉右支结扎联合原位劈离诱导左外叶肝脏快速增生，随后进行第二步扩大右肝切除术[16]。这种联合门静脉结扎和肝脏劈离的分期肝切除的方式称为 ALPPS。

一段时间以来，活体供体术前肝体积评估的准确性及其临床意义一直是人们关注的焦点，因为它们在这一创新而复杂的外科手术过程中发挥着关键作用（图 8-1）。第一次手术前评估肝脏体积和残肝 / 患者体重比，而在第二次手术前评估新肝体积。

在手术技术方面，肝门结构解剖和肝实质劈离与活体肝切除相似。

分期肝切除术和 ALPPS 是复杂的外科手术，应该被认为是多学科治疗肝脏恶性肿瘤的一部分。事实上，肝病的多学科治疗方法在移植领域得到了广泛的认可，特别是在活体肝移植中，供体和受体的评估是至关重要的。

8.2.4 微创肝脏手术：双方的共识

近年来，腹腔镜肝脏手术的优势和技术改进

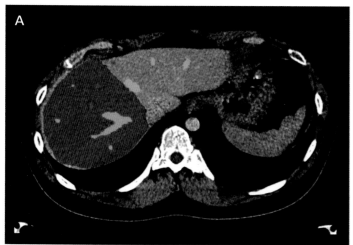
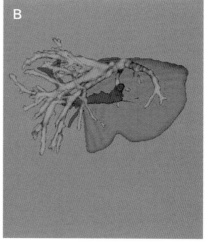

图 8-1 术前活体供肝体积评估

A. 计算机断层扫描显示肝脏区域：肝脏总体积 1770.8ml；残肝体积（粉红色）636.5ml（35.9%）；B. 残肝体积三维图像

已被广泛报道，手术适应证长期以来一直是共识争论的焦点[17]。20 多年前，约翰斯·霍普金斯大学医院的 Ratner 等报道了首例腹腔镜活体供肾切除术，微创移植手术的应用出人意料地开始了。近年来，微创手术如腹腔镜和机器人活体供肾切除术的广泛应用，使得活体肾移植的数量不断增加[18]。

前期报道也证明了腹腔镜下左外叶肝切除（2 ～ 3 段）后成功移植给小儿受者[19]的可行性和可重复性。这种微创方法在儿童移植中的潜在益处不容置疑，最近的一项多中心研究首次证实了腹腔镜手术在儿童活体肝移植中的应用，这意味着腔镜下肝左外叶切除术现在被认为是新的标准术式[20]。然而，将微创方法扩展到大范围供肝切除术，特别是右肝活体供肝，仍然是一个挑战。尽管如此，来自具有丰富腹腔镜肝切除术经验的较大中心的一些报道证实了从手助腹腔镜入路向完全腹腔镜入路的转变，证实了完全腹腔镜左、右半肝肝切除术的可行性[21, 22]。然而，尽管有关于微创机器人手术用于右半肝供肝切除术的报道，但仍需要更多的研究来彻底评价这种手术在活体肝移植[23]中的真正优势。

2014 年 10 月在日本盛冈召开的第二届腹腔镜肝切除术国际共识会议报道，根据 IDEAL 的 Balliol 分类，腹腔镜供体肝切除术处于 2a 期发展阶段，这是基于研究发现，在高度专业化的中心，腹腔镜手术与开放手术没有差异，但关于供体和受者的长期预后仍然缺乏足够的数据。

在我们看来，活体供肝捐献的微创手术提出了一个主要的伦理问题，即从业医师需要很长的学习曲线才能在如此复杂和具有挑战性的手术中获得可重复性的结果，同时也要保证供体的安全。

8.3 手术技术：尼瓜尔达（意大利尼瓜尔达医院）经验

8.3.1 供肝切除术（肝右叶：第 5、6、7、8 段）

简而言之，通过 Makuuchi 切口打开供体腹部，游离肝圆韧带和镰状韧带。左侧三角韧带和

肝胃韧带保持完整，避免左叶剩余部分活动性过大，导致扭转和流出道堵塞。如果需要行术中胆管造影，则进行胆囊切除术，并尽可能长地保留胆囊管。

尽量保持肝门解剖高度，避免不必要的解剖肝门，导致供肝胆管血供不佳。解剖右肝动脉，显露并用血管提吊线提起，尽量避开肝右管及其外膜。游离右肝动脉后，充分游离门静脉主干和门静脉右支，从而确保在摘除移植物时安全放置血管内 TA 吻合器或小型 Satinsky 血管钳。然后游离肝右叶，切开肝脏与膈肌之间的粘连，分离右肝韧带。然后显露肝后腔静脉，结扎并分离所有右叶后侧的肝短静脉。然后用提吊线提起肝右静脉（right hepatic vein，RHV）。任何肝脏右后下静脉如直径大于 5mm，应予以解剖并保留。

肝脏切除线的确定，首先用无创伤动脉夹将右肝动脉和门静脉右支同时阻断，然后用术中超声探头定位肝中静脉（middle hepatic vein，MHV），以更好地确定分界线。一旦标记出 MHV 的路径，切除线就会调整到 MHV 的右侧。正如在成人活体肝移植研究中广泛报道的那样，含 MHV 的右叶移植物（第 5、6、7、8 段）仍然是有争议的，也是外科争论的一个焦点[10]。只要有可能，我们就保留 MHV 给肝左叶，以保证供体的残肝再生和肝脏功能。

我们喜欢应用超声吸引手术刀（CUSA）和双极电凝离断肝实质。在肝实质离断完成之前，用手术刀将右侧胆板和肝管精准切断。然后用 6-0 PDS 缝线缝合剩余的胆道残端。在移除肝右叶移植物前，静脉注射 2500 ～ 5000U 肝素。

用丝线和夹子结扎肝动脉。门静脉右支用腔内 TA 吻合器或小型 Satinsky 血管钳（门静脉阻断钳）夹闭后离断，门静脉残端予以缝合。最后，用腔内 TA 吻合器夹闭并离断 RHV，或者根据解剖情况夹闭、离断和缝合 RHV。应特别注意尽量减少和防止肝左叶扭转。另外，在关腹前，应将镰状韧带固定在腹壁上。在修肝台上，用 500 ml 冷灌注液冲洗肝右叶移植物（通过肝动脉和门静脉），同时用灌注液缓慢冲洗胆管。

8.3.2　受体肝切除术及肝右叶植入

受体手术应在供体手术开始后不久启动。肝切除术应保留肝后腔静脉，静脉转流或门 - 腔静脉分流术并不常用。

和供体手术一样，肝门的解剖高度应尽可能高，左、右肝动脉和门静脉的解剖位置应靠近肝实质，以便为血管重建保留足够的长度。鉴于右肝动脉对于受者胆管供血的重要性，我们通常避免右肝动脉与胆管之间不必要的游离。一旦受体的肝脏游离完毕，用血管吊带提起右肝静脉和左、中肝静脉汇合处。如上所述钳夹并离断门静脉后，根据静脉解剖情况，用血管吻合器或夹子钳夹并离断 RHV 和左、中肝静脉汇合处，切除肝脏。

移植物的 RHV 可以通过不同的方式与受体的腔静脉吻合，始终记住静脉流出道的重要性，特别是有来自肝 5 段和肝 8 段的静脉分支流入供者的 MHV 时（图 8-2）。正如在其他地方所描述的，静脉吻合特别强调缩短供体和受体腔静脉之间的距离，以避免出现移植物旋转和静脉流出道[24]扭转的风险。移植物门静脉右支与受体门静脉行端端吻合（个别患者需要用门静脉的异常分支进行静脉成形术或静脉重建）。根据肝动脉直径的不同，右肝动脉通常与受者的肝总动脉或右肝动脉吻合。在我们的经验中，用 6-0 PDS 缝线进行胆管对胆管间断缝合是首选方法，通常放置胆道外引流管。

8.4　意大利：最近的进展和未来前景

根据意大利国家移植中心（CNT）的注册数据，2001 ～ 2017 年，意大利[25]共进行了 367 例

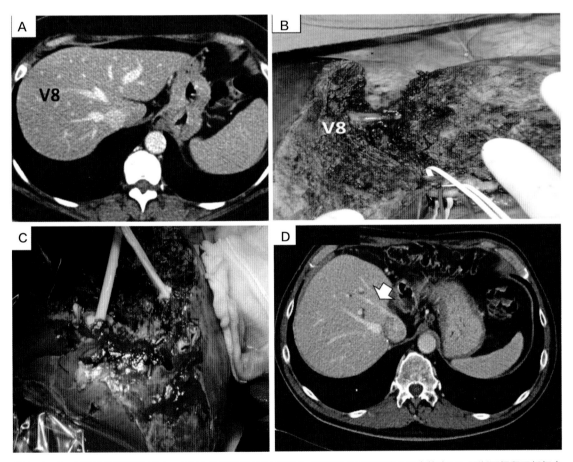

图 8-2　A. 术前供体影像学显示一个粗大的肝静脉分支（V8），起源于 S8 段并流入肝中静脉；B. 肝断面保留了任何大静脉分支；C. 用静脉移植物重建静脉分支（V8）；D. 受体影像学显示重建的静脉分支通畅

活体肝移植。当时，米兰的尼瓜尔达中心和巴勒莫的 ISMETT 中心分别进行了 100 多例活体捐献手术。活体肝移植的数量占同一时期肝移植总数的比例不足 3%，与美国和其他欧洲国家的比例相似。远低于亚洲的活体肝移植数据，在亚洲，韩国一家机构每年进行 300 多例活体捐献手术[26, 27]。

尽管有一个良好的开端，但近年来，只有少数意大利中心开展了活体肝移植，只有 4 个中心实施了 20 例以上的手术。考虑到意大利的整体经验，报道显示患者 1 年存活率和移植物存活率分别为 79.9% 和 74.5%，优于其他中心最近的报道[26]。根据我们的经验，到 2018 年底，我们的医院已经完成了 1926 例的肝移植手术，包括 101 例活体肝移植。在肝移植后 1 年、5 年和 10 年，患者存活率分别为 90.1%、77.4% 和 77.4%，而移植物存活率分别为 85.1%、77.4%、77.4%（图 8-3A）。我们的活体肝移植组的结果优于全肝移植的结果（图 8-3B）。

自 1989 年报道的第 1 例活体肝移植以来，伦理方面和供体安全一直是全世界关注的主要问题。事实上，在所有国家，供体的并发症发生率和死亡率仍然限制了活体捐肝手术。一项意大利多中心关于供体安全性的研究报道了 7 个移植中心连续 246 例活体肝移植的供体术后结果。结果显示不带肝中静脉的肝右叶（5、6、7、8 段）是供肝的首选（220/246；89%）。这可能反映了肝胆外科手术的经验及合理的 GRWR。无论移植物类型如何，供体死亡率均无差异，但 12.6% 的病例（31/246）出现严重并发症（Clavien 分级 ≥ 3）。然而，在这个多中心的系列研究中，供体结果优于最近报道的总体结果。

8.5 小结

当进行复杂的活体肝移植手术时，对肝脏解剖的全面了解和准确的肝体积评估是基本的。无论何种肝切除术类型，胆道解剖是肝脏手术和活体肝移植中最棘手的问题之一。

通过深入理解导致小肝综合征和肝切除术后肝衰竭的机制，阐明了残肝体积并不是大范围肝切除术或小肝移植物活体肝移植出现肝功能障碍的唯一主要变量。当规划小移植物肝移植或复杂的恶性肿瘤手术策略时，残肝质量，静脉流出道、门静脉血流和压力也必须考虑在内。

尽管微创肝脏手术近年来取得了一定的进展，其优势不容置疑，但应该只推荐那些在开腹肝脏手术和腹腔镜肝切除术方面都有丰富经验的中心进行。

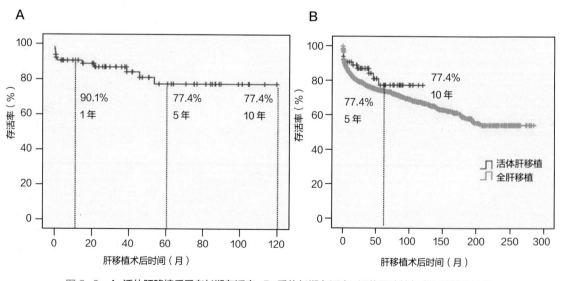

图 8-3　A. 活体肝移植后受者长期存活率；B. 受体长期存活率：活体肝移植与全肝移植的比较

持续关注尽管对肝左叶的获取很重要，而且在微创移植方面可能会增加，但据大量报道，可接受的标准术式是规范的右叶捐献。

自从30多年前首例活体肝移植病例报道以来，其就引起了广泛关注。然而，尽管供体和受体手术技术不断改进，但它仍然是一个对技术要求很高的外科手术。肝脏外科医师应该不拘一格，并能够根据术中突发情况调整原计划的手术策略。事实上，第一次成功实施右叶供肝活体肝移植是外科医师面对一个肝左叶解剖不适合作为移植物时，改变了手术方式，切除了右叶作为移植物[9]。

活体肝移植的发展是复杂肝脏手术发展的基石，反之亦然，这种连锁反应，一方面会促进活体肝移植的发展，另一方面也有利于复杂肝脏手术的进步。

（高大明　译，王振顺　林栋栋　审校）

参考文献

［1］Couinaud C. Le foie. Etudes anatomiques et chirurgicales. Paris: Masson Editeur, 1957.

［2］Tùng TT. Les résections majeures et mineures du foie. Paris: Masson Editeur, 1979.

［3］Bismuth H, Houssin D. Reduced-sized orthotopic liver graft in hepatic transplantation in children. Surgery, 1984, 95:367–370.

［4］Broelsch CE, Emond JC, Thistlethwaite JR, et al. Liver transplantation with reduced size donor organs. Transplantation, 1988, 45:519–523.

［5］Broelsch CE, Emond JC, Thistlethwaite JR, et al. Liver transplantation, including the concept of reduced size liver transplants in children. Ann Surg, 1988, 208:410–420.

［6］Pichlmayr R, Ringe B, Gubernatis G, et al. Transplantation of a donor liver to 2 recipients (splitting transplantation) – a new method in the further development of segmental liver transplantation. Langenbecks Arch Chir, 1988, 373:127–130.

［7］Strong RW, Lynch SV, Hong TH. Successful liver transplantation from a living donor to her son. N Engl J Med, 1990, 322:1505–1507.

［8］Hashikura Y, Makuuchi M, Kawasaki S, et al. Successful living-related partial liver transplantation to an adult patient. Lancet, 1994, 343:1233–1234.

［9］Yamaoka Y, Washida M, Honda K, et al. Liver transplantation using a right lobe graft from a living related donor. Transplantation, 1994, 57:1127–1130.

［10］Miller CM, Durand F, Heimbach JK, et al. The International Liver Transplant Society Guideline on living liver donation. Transplantation, 2016, 100:1238–1243.

［11］Sugawara Y, Makuuchi M, Takayama T, et al. Small-for-size grafts in living-related liver transplantation. J Am Coll Surg, 2001, 192:510–513.

［12］Dahm F, Georgiev P, Clavien PA. Small-for-size syndrome after partial liver transplantation: definition, mechanisms of disease and clinical implications. Am J Transplant, 2005, 5:2605–2610.

［13］Ben-Haim M, Emre S, Fishbein TM, et al. Critical graft size in adult-to-adult living donor liver transplantation: impact of the recipient's disease. Liver Transpl, 2001, 7:948–953.

［14］Rahbari NN, Garden OJ, Padbury R, et al. Posthepatectomy liver failure: a definition and grading by the International Study Group of Liver Surgery (ISGLS). Surgery, 2011, 149:713–724.

［15］Troisi RI, Berardi G, Tomassini F, Sainz-Barriga M. Graft inflow modulation in adult-to-adult living donor liver transplantation: a systematic review. Transplant Rev, 2017, 31:127–135.

［16］Schnitzbauer AA, Lang SA, Goessmann H, et al. Right portal vein ligation combined with in situ splitting induces rapid left lateral liver lobe hypertrophy enabling 2-staged extended right hepatic resection in small-for-size settings. Ann Surg, 2012, 255:405–414.

［17］Wakabayashi G, Cherqui D, Geller DA, et al. Recommendations for laparoscopic liver resection: a report from the second international consensus conference held in Morioka. Ann Surg, 2015, 261:619–629.

［18］Ratner LE, Hiller J, Sroka M, et al. Laparoscopic live donor nephrectomy removes disincentives to live donation. Transplant Proc, 1997, 29:3402–3403.

［19］Soubrane O, Cherqui D, Scatton O, et al. Laparoscopic left lateral sectionectomy in living donors: safety and reproducibility of the technique in a single center. Ann Surg, 2006, 244:815–820.

［20］Soubrane O, de Rougemont O, Kim K-H, et al. Laparoscopic living donor left lateral sectionectomy: a new standard practice for donor hepatectomy. Ann Surg, 2015, 262:757–761.

［21］Samstein B, Cherqui D, Rotellar F, et al. Totally laparoscopic full left hepatectomy for living donor liver transplantation in adolescents and adults. Am J

Transplant, 2013, 13:2462–2466.

[22] Rotellar F, Pardo F, Benito A, et al. Totally laparoscopic right-lobe hepatectomy for adult living donor liver transplantation: useful strategies to enhance safety. Am J Transplant, 2013, 13:3269–3273.

[23] Giulianotti PC, Tzvetanov I, Jeon H, et al. Robot-assisted right lobe donor hepatectomy. Transpl Int, 2012, 25:e5–e9.

[24] Lee SG. A complete treatment of adult living donor liver transplantation: a review of surgical technique and current challenges to expand indication of patients. Am J Transplant, 2015, 15:17–38.

[25] Centro Nazionale Trapianti. Attività di donazione e trapianto di organi in Italia – Report 2017. http://www.trapianti.salute.gov.it/imgs/C_17_cntPubblicazioni_224_allegato.pdf. Accessed 24 Feb 2019.

[26] Nadalin S, Capobianco I, Panaro F, et al. Living donor liver transplantation in Europe. Hepatobiliary Surg Nutr, 2016, 5:159–175.

[27] Lauterio A, Di Sandro S, Gruttadauria S, et al. Donor safety in living donor liver donation: an Italian multicenter survey. Liver Transpl, 2017, 23:184–193.

第 **9** 章　小儿活体肝移植

Roberta Angelico，Chiara Grimaldi，Maria Cristina Saffioti，Alessandro Coppola，Marco Spada

9.1　简介

　　肝移植成为数量日益增多的儿童肝脏疾病的治疗选择，其术后存活率高达 90%[1]。由于儿童死亡供者有限，儿童肝移植因缺乏肝脏大小匹配的供者而难以开展。

　　20 世纪 80 年代末，人们发展了不同的手术技术以提高儿童部分供肝肝移植的可行性，包括死亡供体劈离式供肝及活体供体肝移植。Raia 于 1989 年尝试了首例活体肝移植，但受者在移植术后未能存活[2]。同年，Strong 报道了澳大利亚首例成功的活体肝移植[3]。随后 Broelsch 开展了成人 - 儿童的活体肝移植手术[4]，这一技术使等待肝移植患儿的死亡率显著降低，由约 25% 降至 10%[4, 5]。

　　在大多数亚洲国家，活体肝移植是肝移植的主要方式。日本在过去 25 年中，96 % 的等待肝移植患者接受了活体供者移植手术，其中 34% 的受体是儿童[6, 7]。在西方国家，死亡供体肝移植和劈离式肝移植应用更为广泛，因此活体肝移植占比较低：2016 年美国器官共享联合网络（the United Network of Organ Sharing，UNOS）数据显示，在等待肝移植患儿中有 10.5% 的患儿接受了活体移植[8]；在欧洲，2010 ～ 2013 年活体肝移植占所有儿童肝移植的 32.9%[9]。

　　在儿童活体肝移植中，最常见的供者手术方式是肝左外叶部分切除术，目前在专业中心其是常规手术方式。活体肝移植可以选择最优手术时机，规划最佳手术方案，优选供体以降低风险，使受者获得最大受益。因此，对供受者进行全面

深入的评估对于发现潜在的危险因素至关重要。

9.2　儿童受者

　　儿童肝移植的适应证见表 9-1；胆道闭锁是首位病因，约占儿童活体肝移植的 40 %[7, 9]。接受移植手术时，超过 55% 的患儿年龄 ≤ 2 岁，约 50% 的患儿体重 ≤ 10kg，近 10% 的患儿体重 ≤ 6kg。

　　建议早期将潜在的肝移植患儿转诊至儿童移植中心进行多学科评估，排除绝对禁忌证，并根据受者的临床表现、体重和免疫状况选择最佳移植时机[10]。

9.3　供者的评估和甄选

　　供体评估包括多项筛选步骤：

　　1. 评估捐赠者健康状况，排除活动性感染、恶性肿瘤和全身性疾病等捐献禁忌证。

　　2. 明确肝脏解剖结构和体积。

　　3. 完善心理评估以确保捐赠者做出自由自愿的选择。

　　为保护供者，在许多中心，供者的评估独立于受者，并任命一位独立的活体供体倡导者为其提供医疗保健支持。

　　约 30% 的潜在活体肝移植供者因各种原因无法进行捐献，其中医疗原因占 35%（脂肪肝 50%、高凝状态 12 % 、代谢性疾病 9% 、HBV/HCV 携带者 11%），撤销同意占 26%，ABO 血型不合占 14%[11, 12]。在多数移植中心，肝脂肪变性超过 10% 的活体供者将被取消捐献资格；通过

表 9-1　儿童肝移植的主要适应证

肝移植指征	年龄占比	
	0～2岁	2～18岁
胆汁淤积症 · 胆道闭锁 · 阿拉日耶综合征 · 家族性肝内胆汁淤积症 · 原发性硬化性胆管炎	76.3%	46.5%
代谢性疾病 · 威尔逊病 · α_1 抗胰蛋白酶缺乏症 · 尿素循环缺陷 · 原发性高草酸尿症 · 糖原贮积症 · 克纳（Crigler - Najjar）综合征 · 囊性纤维化 · 血色素沉着 · 家族性高胆固醇血症	8.5%	23.4%
急性肝衰竭 · 新生儿肝炎 · 药物诱导（如对乙酰氨基酚） · 急性病毒性肝炎 · 自身免疫性肝炎 · 其他感染性肝衰竭（梅毒、弓形虫病、细菌） · 特发性肝炎	8.2%	15.9%
肝脏恶性肿瘤 · 肝母细胞瘤 · 肝细胞癌 · 血管内皮瘤	4.2%	6.4%
其他疾病 · 布 - 加综合征 · 先天性肝纤维化	2.8%	7.8%

注：数据来源于欧洲肝移植登记处

磁共振波谱 - 质子密度脂肪分数等无创性影像学检查可以较好地评价脂肪变性程度，对无法明确的病例再考虑进行供肝活检[13]。

9.3.1　患有遗传性代谢性疾病受者的活体肝移植

如果受者患有遗传代谢性疾病，父母一方可能患有相同的疾病，此时需通过基因检测和肝脏活检测定目标酶学活性后决定受者是否适合接受父母一方的亲体移植。遗传性代谢性疾病多数为常染色体隐性遗传病，使用经基因学证实的杂合子供体对供者和受者均无不良影响（5 年和 10 年受者存活率分别为 88 % 和 87 %）。鸟氨酸氨甲酰转移酶缺乏症是 X 连锁遗传疾病，有报道称症状性杂合子母体供者由于可能发生肝脏嵌合而具有发病风险，不应作为潜在的供者候选人[10]。

9.4　术前准备

儿童活体肝移植术前，术前准备的目标如下。

1. 确定所取供肝部位，已达到最佳移植物移植 - 受体尺寸匹配。

2. 评估血管和胆道解剖，规划最佳手术策略，并根据需要在后台重建。

3. 将移植物和受体的解剖相关联，明确额外要求（如可供进行门静脉或静脉重建的移植物）。

4. 评估供者腹腔镜手术的可行性。

移植物质量与受者体重之比定义为移植物与受体体重比，儿童受者理想的移植物与受体体重比为 1.5～3；当移植物与受体体重比< 1 时，移植失败或功能恢复延迟的风险增加，这种情况称为小肝综合征；当供肝质量与受体体质量比> 4 时，则可能出现大肝综合征，其特点是无法在不压迫血管的情况下直接关闭腹腔，从而造成血管并发症和移植物功能障碍[14]。

成人肝脏的重量约占体重的 2%，左外叶占肝脏总体积的 15%～20%。由于超过 70% 的等待肝移植的儿童体重< 15kg，因此大多数儿童活体肝移植可以使用体重为 60～80kg 捐献者的肝左外叶。体重< 5kg 的患儿往往需要进一步缩小肝左外叶以避免大肝综合征，而体重> 15kg 的儿童则需要更大体积的移植物，如一个完整的肝左叶。

计算机断层扫描血管成像检查是供肝评估的基本手段，可以提供重要的肝段解剖信息，如肝段容积，动脉解剖（副肝动脉 / 替代肝动脉、血管大小、第 4 段分支起源），门静脉及肝静脉解剖。供者的胆道解剖通常通过磁共振胰胆管造影或高分辨率 CT 图像三维重建来评估（图 9-1）。

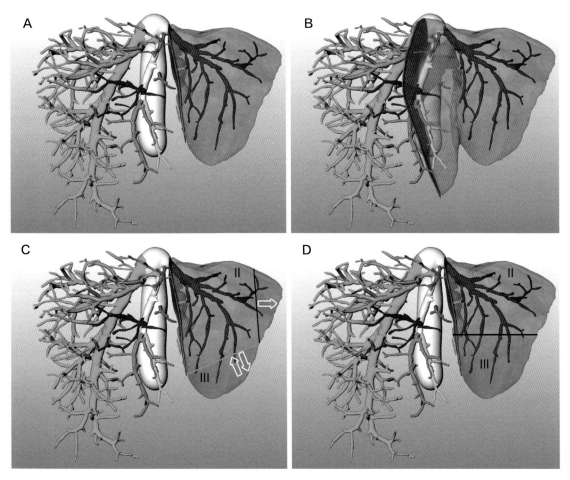

图 9-1 小儿活体肝移植术中移植物类型三维重建

A. 左外叶移植物；B. 左叶移植物；C. 左外叶缩减移植物；D.2 段单节段移植物（图片由 MeVis Medical Solutions AG 提供）

9.5 供体手术

9.5.1 肝左外叶移植

活体肝移植左外叶切取（2～3 段）是很规范的术式[15]，不论是开腹手术还是腹腔镜手术，第一步都是肝胃韧带的解剖分离。如果有副动脉或起源于胃左动脉的替代动脉，则需要保留该动脉。

解剖肝蒂左侧，辨认左肝动脉。4 段的动脉如果来自右肝动脉，则将其留在右肝内；如果来自左肝动脉，则根据左肝动脉的长度和大小保留或结扎。完全游离圆韧带，解剖 4 段所有分支，显露门静脉左支，并解剖到主分叉处。如果存在 1 段的分支，则将其分离或结扎。切断 Arantius 韧带，在肝实质外套出左肝静脉。也可以在离断实质最后处理左肝静脉。在左肝静脉与肝中静脉之间放置一条穿过门静脉左支和左肝动脉的悬吊带，此种改良悬吊法将有利于肝切除。

然后使用双极钳、夹子、缝线及电子切开闭合器对镰状韧带右侧肝实质进行分离。在此期间，为避免出血，需要重点关注脐裂静脉的位置。根据受者的需要，可将实质解剖面进一步向 4 段移动，以获得更多的肝实质。为保留左胆管血供，不解剖肝门板，而是在 Rex 隐窝进行锐性分离。在所选病例中，术中胆道造影不仅有助于避免医源性胆道损伤，而且便于在左胆管分支分出 2 段和 3 段肝管前将其分离。供肝的胆管残端用缝线缝合。当实质分离完成后，用机械闭合器或血管钳依次将左肝动脉、门静脉左支和左肝静脉分离闭合。

获得左外叶供肝后，在手术台上用保存液灌注供肝；如有需要，可对血管进行重建修整。供体残肝需确切止血和防止胆漏。肝素化可在移植物获取前的供体中进行（与术后出血率较高有关）或在修肝过程中进行；然而，迄今为止，对于活体肝移植供者手术中肝素化的使用尚未形成共识[16]。

9.5.2 腹腔镜肝左外叶切除术

2006 年 Soubrane 首次对全腹腔镜下活体肝移植供者肝左外叶部分切除术进行了描述[17]，到目前为止已有超过 200 例腹腔镜下左外叶供肝切除术报道。2017 年，南安普敦共识关于腹腔镜肝脏手术的共识指出[18]，腹腔镜左外叶供肝切除是一种安全的手术方式，其在移植物和受者治疗效果方面取得了与开腹手术相似的效果，在供体出血量、术后恢复及感染或腹壁疝等并发症方面具有优势[19]。

9.5.3 减体积和超减体积肝左外叶移植物

经过改良的肝左外叶移植物获取技术可用于避免大肝综合征，其在新生儿活体肝移植中获得广泛应用。包括：

• 肝左外叶非解剖减体积，依据左肝上静脉分支在肝实质内的分布，切除肝左外叶外侧部和（或）尾叶部分。

• 肝左外叶按解剖减体积，即仅使用第 2 或 3 段[7]；3 段切除需要根据多普勒超声确定门静脉分支的解剖来进行，也可借助于超声造影剂或选择性门静脉注射亚甲蓝来确定。

非解剖减体积的局限性主要是移植物的体积可以减少，但其厚度不能变薄。在低龄受者中，尤其是没有门静脉高压和腹水的受者，移植物的最大厚度不得超过受者腹腔的最大前后径（比值＜1）。2 段移植物是一种减厚度移植物，能使腹壁直接闭合，血管受压风险较低[20]。近来，用于活体肝移植的腹腔镜下 2 段肝脏获取已有报道[21]。

9.5.4 肝左叶移植

肝左叶移植是中大龄儿童受者活体肝移植的有效选择。全部肝左叶占成人全肝的 30%～40%。尾状叶的额外加入可使移植物重量从 2% 增加到 10%。

不论是常规还是扩大的肝左外叶，对于这一类型的移植物，肝中静脉均保留在肝左叶中[22]。

解剖肝门，首先显露左肝动脉和 4 段肝动脉的起始点，然后游离门静脉左支。门静脉左支的游离长度取决于是否将尾状叶纳入移植物。因此，如果移植物包含尾状叶，就要仔细分离汇入下腔静脉的尾状叶支。显露肝中静脉与左肝静脉的共同主干，改良的悬吊法有助于更快分离肝实质。可暂时阻断肝左叶的动脉和门静脉血流，辨认肝脏表面的肝左叶分界线（沿着 Cantlie 线）。肝实质分离完成后，夹闭左肝动脉、门静脉左支、肝中静脉与左肝静脉的共同主干后，可取下移植物。然后将供体的门静脉和肝脏残端按左半肝切除术的描述进行缝合。

已有超过 90 例腹腔镜辅助下活体左叶供肝切除术的报道，腹腔镜手术与传统开腹手术相比，具有痛苦更少、术后症状较轻、恢复快等优点，缺点是手术时间较长[19]，专家组已明确腹腔镜手术是安全可行的，但其可重复性仍有待进一步研究[19]。

9.6　受者手术

在儿童活体肝移植中，通常采用保留下腔静脉的肝切除术[23]，在植入部分供肝时，需要注意供肝位置，以确保门静脉、肝动脉流入及静脉流出良好。将供肝在水平面顺时针旋转 45°后，在冠状面稍做旋转，可以获得合适的供肝位置。

为确保流出道通畅，Emond 引入了将供肝左肝静脉与受体下腔静脉吻合的三角吻合技术：切断肝静脉开口处（右肝静脉及肝中静脉；左肝静脉可切断或缝合）切开下腔静脉的前表面，以获得较宽的倒三角形开口，移植物的左肝静脉尽可能短以免发生扭结，与三角形开口通过 3 次连续缝合吻合[24]，如需切除原下腔静脉（如存在肿瘤侵犯或布 - 加综合征导致的下腔静脉闭塞时），可使用低温保存的血管（主动脉、腔静脉、髂静脉）或人造血管来替代[25]。

使用 6-0 或 7-0 可吸收或不可吸收的单丝缝线，将供体门静脉左支与受体门静脉行端端吻合。如果受体门静脉长度不足，可在供受体门静脉之间连接一段静脉（供体卵巢或肠系膜下静脉）。如果受体门静脉存在硬化或狭窄（< 4mm），则需行门静脉成形术：将受体门静脉游离至肠系膜上静脉与脾静脉汇合处，纵向切开门静脉前壁，

用侧侧吻合将静脉补片缝合于门静脉上，以扩大门静脉直径[26]。

肝动脉吻合通常在手术放大镜（放大倍数为 3.5 ～ 4.5 倍）或显微镜下进行，用 8-0 单丝缝线进行间断缝合。胆道重建用 6-0 或 7-0 的 PDS 缝线对左肝管行 Roux-en-Y 肝管空肠吻合术。术中及关腹后应反复使用多普勒超声检查血管通畅情况。术后抗凝治疗可根据中心的规定进行[27]。

9.7　疗效

在过去的几十年里，儿童活体肝移植取得了很好的疗效，5 年总存活率在 90 % 以上，20 年总存活率在 75% 以上[9]。大多数儿童肝移植的原发病在移植后不会复发，因此儿童活体肝移植较成人活体肝移植疗效更好[10]。在以活体捐献为主要供体来源的国家，成功的活体肝移植还与尽早安排患者进入移植等待有关，这可以根据受者的临床受者最适移植物大小匹配（5 年患者存活率 94% ～ 100%）来选择和优化肝移植时机[7]。在同时使用活体供体和死亡供体移植物的地区，活体肝移植和死亡供体肝移植疗效相似（活体肝移植 5 年存活率为 83.7%，死亡供体肝移植 5 年存活率 81% ; $P=0.062$）[9]，而活体肝移植物具有缺血时间短、缺血再灌注损伤小等优点，免疫学效应尚不明确[1]。最近的研究表明，无论采用腹腔镜还是开腹手术切除供肝左外叶，受者 5 年存活率相似（91%vs.87% ; $P=0.28$）[28]。

影响活体肝移植后移植物存活预后的因素包括受者年龄、ABO 血型不合（ABOi）、供者体重指数、移植物类型和移植中心经验[6, 29]。有研究发现，体重≤ 10kg 的受者存活率（83%）低于体重 > 10kg 的受者存活率（94%），体重 < 5kg 的受者存活率更低（80%）[10, 29]。日本最近一项研究未发现体重 < 6kg 的受试者存活率存在差异[6]。对于移植物与受体体重比 > 5 的受者，使用单节段肝脏作为移植物比使用肝左外叶移植物术后存活率更高（80%vs.72%）[7]。此外，解剖缩小肝左外叶移植较未解剖缩小供体肝移植

效果更佳（3 年受者存活率 95%vs.81%，移植物存活率 92%vs.72%）[30]。

由于不足 2 岁的儿童受者免疫系统发育不全，ABO 血型不合的活体肝移植得以安全实施（20 年移植物存活率 80%），但在 2 岁以上的儿童受者中，ABO 血型不合的活体肝移植的长期疗效不理想（20 年移植物存活率 50%），肝坏死率和晚期缺血性胆道病发生率高[7]。在 ABO 血型不合的活体肝移植中，预防抗体介导的排斥反应的新策略包括：基于利妥昔单抗的脱敏治疗，活体肝移植前血浆置换和加用额外的免疫抑制剂吗替麦考酚酯用以克服 ABO 血型不合，但其有效性有待进一步探讨[31]。

除全肝移植外，儿童活体肝移植受者死亡率与其他类型肝移植受者死亡率相似（45% 全肝、67% 劈离肝、66% 缩小肝、52% 活体供者）[32]。最常见的手术并发症为胆道并发症（5%～20%）[1]、肝动脉血栓（5%～18%）[1,28]、门静脉血栓（1%～5%）[26]、流出道梗阻（1%～2%）[25]。

据研究报道，肝左外叶切除和肝左叶切除的供者死亡率分别为 0.1% 和 0.1%～0.2%，并发症发生率为 10%～20%，主要与胆瘘、切口疝和出血有关[17, 19]。

9.8 Bambino Gesù 儿童医院的活体肝移植

Bambino Gesù 儿童医院于 2008 年启动儿童移植计划，包括活体肝移植和死亡供体肝移植。2008 年 9 月至 2018 年 10 月，共实施 221 例儿童肝移植，其中包括 166 例（75%）死亡供体肝移植和 55 例（25%）活体肝移植。在活体肝移植中，52 例使用（94.5%）肝左外叶移植物，2 例使用（3.6%）左半肝移植物，1 例（1.9%）为多米诺肝移植。活体肝移植中有 3 例肝肾移植，分别为 2 例取自同一供者的移植（一次序贯，一次联合）和 1 例取自两个不同供者的序贯移植。

活体肝移植受者中位年龄 16 个月（6～99 个月），体重 8kg（6～22kg）。移植物与受体体重比约为 5（2.6～11.2）。活体肝移植受者和移植物 5 年存活率均为 100%。移植术后死亡率约为 36%，其中血管内血栓形成 5 例（9%），胆道狭窄 6 例（10.9%）。

活体肝移植供体手术采用微创入路 15 例（27%）。所有供者术后恢复良好，于术后第 5 天（4～20 天）出院。该中心未出现供者死亡病例，供体并发症发生率为 5%（1 例胆瘘，3 例切口疝）。

9.9 小结

在儿童活体肝移植中，肝左外叶是最常用的移植物，具有标准化的术式，并取得了良好的疗效。在中等大小儿童中，使用左半肝移植物能够保证移植物与受体质量比。在死亡供体有限的国家，活体肝移植是器官移植的主要来源，在 ABO 血型不合的移植、极小婴儿单节段移植物等高危类型中也取得了良好的效果。在有大量死亡供体的情况下，活体肝移植与优化的劈离式肝移植均可实施，以降低儿童肝移植等候患者的死亡率，并对在器官分配体系中排位靠后但出现紧急情况的等待者进行移植治疗。在这种情况下，如同本中心一样，优化移植时机可使活体肝移植后移植物和受者存活率达到 100%。对供者来说，精细的术前准备和手术技巧可以最大限度地降低手术风险，保证供体安全。在供体手术中，选择腹腔镜入路可减少手术创伤，增加供体手术的安全性。

（许 瀛 译，王振顺 审校）

参考文献

[1] Pham YH, Miloh T. Liver transplantation in children. Clin Liver Dis, 2018, 22:807–821.

[2] Raia S, Nery J, Mies S. Liver transplantation from live donors. Lancet, 1989, 334:497. https://doi.org/10.1016/S0140-6736(89)92101-6.

[3] Strong RW, Lynch SV, Ong TH, et al. Successful liver transplantation from a living donor to her son. N Engl J Med, 1990, 322:1505–1507.

[4] Broelsch CE, Emond JC, Thistlethwaite JR, et al.

Liver transplantation with reduced size donor organ. Transplantation, 1988, 45:519–524.

［5］Hsu EK, Mazariegos GV. Global lessons in graft type and pediatric liver allocation: a path toward improving outcomes and eliminating wait-list mortality. Liver Transpl, 2017, 23:86–95.

［6］Kasahara M, Umeshita K, Sakamoto S, et al. Living donor liver transplantation for biliary atresia: an analysis of 2085 cases in the registry of the Japanese liver transplantation society. Am J Transplant, 2018, 18:659–668.

［7］Kasahara M, Sakamoto S, Fukuda A. Pediatric living-donor liver transplantation. Semin Pediatr Surg, 2017, 26:224–232.

［8］Kim WR, Lake JR, Smith JM, et al. OPTN/SRTR 2016 annual data report: liver. Am J Transplant, 2018, 18(Suppl 1):172–253.

［9］Hackl C, Schlitt HJ, Melter M, et al. Current developments in pediatric liver transplantation. World J Hepatol, 2015, 7:1509–1520.

［10］Squires RH, Ng V, Romero R, et al. Evaluation of the pediatric patient for liver transplantation: 2014 practice guideline by the American Association for the Study of Liver Diseases, American Society of Transplantation and the north American Society for Pediatric Gastroenterology. Hepatology and Nutrition Hepatology, 2014, 60:362–398.

［11］Nugroho A, Kim OK, Lee KW, et al. Evaluation of donor workups and exclusions in a single-center experience of living donor liver transplantation. Liver Transpl, 2017, 23:614–624.

［12］Wahab MA, Hamed H, Salah T, et al. Problem of living liver donation in the absence of deceased liver transplantation program: Mansoura experience. World J Gastroenterol, 2014, 20:13607–13614.

［13］Trotter JF. The diminishing role of liver biopsy in living donor liver transplantation. Liver Transpl, 2018, 24:457–458.

［14］Kiuchi T, Kasahara M, Uryuhara K, et al. Impact of graft size mismatching on graft prognosis in liver transplantation from living donors. Transplantation, 1999, 67:321–327.

［15］Spada M, Riva S, Maggiore G, et al. Pediatric liver transplantation. World J Gastroenterol, 2009, 15:648–674.

［16］Dong Kim J, Lak Choi D, Seok Han Y. Is systemic heparinization necessary during living donor hepatectomy? Liver Transpl, 2015, 21:239–247.

［17］Soubrane O, Cherqui D, Scatton O, et al. Laparoscopic left lateral sectionectomy in living donors safety and reproducibility of the technique in a single center. Ann Surg, 2006, 244:815–820.

［18］Abu Hilal M, Aldrighetti L, Dagher I, et al. The Southampton consensus guidelines for laparoscopic liver surgery: from indication to implementation. Ann Surg, 2018, 268:11–18.

［19］Park JI, Kim KH, Lee SG. Laparoscopic living donor hepatectomy: a review of current status. J Hepatobiliary Pancreat Sci, 2015, 22:779–788.

［20］Kasahara M, Sakamoto S, Sasaki K, et al. Living donor liver transplantation during the first 3 months of life. Liver Transpl, 2017, 23:997–998.

［21］Hong SK, Suh KS, Kim HS, et al. Pediatric living donor liver transplantation using a monosegment procured by pure 3D laparoscopic left lateral sectionectomy and in situ reduction. J Gastrointest Surg, 2018, 22:1135–1136.

［22］Takayama T, Makuuchi M, Kubota K, et al. Living-related transplantation of left liver plus caudate lobe. J Am Coll Surg, 2000, 190:635–638.

［23］Rogiers X, Malagó M, Habib N, Broelsch CE. An easy technique for inferior vena cava control in pediatric liver transplantation. J Am Coll Surg, 1996, 182:555–556.

［24］Emond JC, Heffron TG, Whitington PF, et al. Reconstruction of the hepatic vein in reduced size hepatic transplantation. Surg Gynecol Obstet, 1993, 176:11–17.

［25］Yagci MA, Tardu A, Karagul S, et al. Living donor liver transplantation with vena cava replacement. Transplant Proc, 2015, 47:1453–1457.

［26］de Magnée C, Bourdeaux C, De Dobbeleer F, et al. Impact of pre-transplant liver hemodynamics and portal reconstruction techniques on post-transplant portal vein complications in pediatric liver transplantation: a retrospective analysis in 197 recipients. Ann Surg, 2011, 254:55–61.

［27］Nacoti M, Ruggeri GM, Colombo G, et al. Thrombosis prophylaxis in pediatric liver transplantation: a systematic review. World J Hepatol, 2018, 10:752–760.

［28］Broering DC, Elsheikh Y, Shagrani M, et al. Pure laparoscopic living donor left lateral sectionectomy in pediatric transplantation: a propensity score analysis on 220 consecutive patients. Liver Transpl, 2018, 24:1019–1130.

［29］Neto JS, Pugliese R, Fonseca EA, et al. Four hundred thirty consecutive pediatric living donor liver transplants: variables associated with posttransplant patient and graft survival. Liver Transpl, 2012, 18:577–584.

［30］Kitajima T, Sakamoto S, Sasaki K, et al. Impact of graft thickness reduction of left lateral segment on outcomes following pediatric living donor liver transplantation.

Am J Transplant, 2018, 18:2208–2219.

[31] Honda M, Sugawara Y, Kadohisa M, et al. Long-term outcomes of ABO-incompatible pediatric living donor liver transplantation. Transplantation, 2018, 102:1702–1709.

[32] Diamond IR, Fecteau A, Millis JM, et al. Impact of graft type on outcome in pediatric liver transplantation: a report from studies of Pediatric liver transplantation (SPLIT). Ann Surg, 2007, 246:301–310.

第10章 左肝劈离

Umberto Cillo，Riccardo Boetto

10.1 简介

可供移植的供体数量与肝移植等待列表上的患者数量之间仍存在很大的缺口。劈离肝脏的做法同时为 2 位受者提供了来自一个已逝供体的移植物，从而增加了可供移植的器官的数量（图10-1）。将肝劈离成分别适合一个成人受者和一个儿童受者的扩大的右半肝及左外叶的术式称为传统的肝脏劈离或者称为右 / 左肝劈离[1]。

左外叶劈离并未牺牲成人移植物体积，因为扩大的右半肝移植物的功能基本上与整肝移植是相同的，而且通常术后不会发生小肝综合征[2]。因此，部分尸肝作为移植物缓解了儿童受者群体

移植物的短缺。

劈离式肝移植同时降低了儿童受者群体肝移植等待列表上的死亡率，减轻了儿童父母提供供肝的压力[3]。一个供肝也能通过沿 Cantlie 线将肝实质分离得到一个右半肝（Couinaud 分段 5 ～ 8 段）和一个左半肝（Couinaud 分段 1 ～ 4 段）的方法移植给 2 位成人受者。Bismuth 在 1989 年首次将这一技术应用在 2 位暴发性肝衰竭受者中，并命名为"全右全左"劈离式肝移植[4, 5]。这一术式技术上是具有挑战性的，因为这意味着更大的肝脏断面，缺乏离断的解剖学标志（如镰状韧带），同时面临的主要风险是血管和胆道损伤[6]。因此，传统的肝劈离技术是目前经常采用的术式。

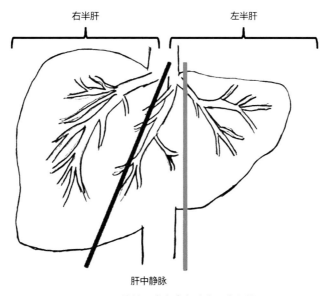

图 10-1　传统及全右全左劈离肝离断线

肝劈离的过程可以通过原位（更常用）或异位的方法实施。Pichlmayr 团队 1988 年 2 月首次介绍异位劈离肝过程，其是通过离体手术中将移出的整个尸肝沿着脐裂劈离肝实质实现的[7]。基于他们的活体肝移植经验，Hamburg 团队和 UCLA 团队分别于 1996 年和 1997 年首次描述了在仍有心搏的尸体供肝上进行的肝劈离过程（即原位劈离），表明这一劈离过程在缩短冷缺血时间（避免长时间离体手术）和增加远程共享移植物可能性上更有优势[8, 9]。

10.2 供体选择

基于美国器官获取和移植网络（OPTN），尸体供肝的 10% 以上及年龄在 35 岁以下的供体 20% 以上符合劈离式肝移植标准，但是自从劈离标准采用后，仅有不足 1.5% 的供肝得到劈离[10]。

目前供体选择标准如下[6]。

1. 血流动力学稳定患者年龄 < 55 岁。

2. ICU 治疗时间 < 5 天。

3. 供肝脂肪变性 < 30%。

4. γ- 谷氨酰转肽酶（GGT）< 50U/L，谷丙转氨酶（GPT）< 60U/L，并且血钠浓度 < 160mmol/L。

1987 年意大利制定了劈离肝流程，一份来自意大利移植中心（Centro Nazionale Trapianti，CNT）的特定方案自 2016[11] 年 3 月得以制定生效。

一般标准（所有 50 岁以下供体来源的供肝都要提供给儿童移植中心评估是否适合劈离）。

供体合格（年龄 < 50 岁，标准风险）。

分配标准。

供肝质量必须经过经验丰富的外科医师现场逐个评估[12]。

有趣的是，2014 年意大利已经出台了"强制"劈离肝的规定。所有年龄小于 50 岁的供体都被分配到儿童移植中心进行评估是否适合劈离。只有儿童移植中心考虑供体不适合劈离后，供肝才会被重新分配到成人移植中心。

在意大利，任何被提供和分配的扩大右半肝劈离的移植物都被当作整肝，这预示了右半肝劈

离式肝移植具有与整肝移植同样的中长期移植物和患者存活率。

10.3 手术技巧

劈离手术的技巧细节都是基于已建立的肝胆肿瘤手术肝离断的原则。其中最大的不同在于劈离手术可使两个半肝都得到保存，且同时两个半肝实质切面都不会被破坏。

因此，劈离技巧成为肝移植手术和肝胆手术之间深刻的相互影响下的一个典型代表。肝移植外科医师需要具备深厚的肝切除背景才能常规开展肝劈离手术。反过来说，肝劈离经验对于培训肝胆外科医师来说是非常有用的。肝劈离手术可使外科医师认识解剖细节和解剖变异、轻柔地分离小血管，以及关注肝实质平面和流出道。

10.3.1 术中实时影像

1. 肝脏术中超声提供了非常有用的实时诊断和解剖评估，可以更好地规划肝劈离手术过程和技巧。当其能够在获取中心使用的时候，它就是指导正确辨认血管结构，流入 / 流出解剖变异及准确地确定断肝平面的最好方法[13]。

2. 只有在特殊情况下、条件许可时才能进行术中胆道造影，这有利于避免胆道损伤尤其是存在复杂解剖变异时。

首先完全游离左半肝韧带（镰状韧带和冠状韧带）。小网膜切开之后，需特别关注是否存在来自胃左动脉的替代肝左动脉，分离 Arantius 导管的纤维组织直至左肝静脉。清晰地辨认出左肝流出道后，采取轻柔的手法游离出左肝静脉避免损伤肝中静脉。如果这个方法很困难或者太危险，可以在实质离断结束时再进行。

结扎静脉韧带、游离左肝静脉后，可采取将血管吊带置于肝中静脉和肝左静脉之间的悬吊方法。

随后，从肝十二指肠韧带左侧入路寻找左肝动脉，如果可能，准确定位和解剖 4 段动脉（A4），然后完成门静脉左支的游离。

10.3.2　肝实质的离断

肝实质离断可以采用两种不同的术式，如何选择主要取决于个人经验和(或)具体情况需要[14]。

10.3.2.1　经肝门术式

根据此入路，肝脏分离经过 4 段沿脐裂右侧 1cm 的平面进行。90% 的肝脏标本可用这种方法分离出来自 2 段和 3 段的单独的左肝管。这样，切除线一直到静脉韧带线结束（图 10-2）。必须特别注意游离 1 段肝蒂，将移植物从尾状叶分离出来。在肝门平面，于肝血管结构主干和脐裂之间进行肝脏劈离。

该术式的主要优点之一是它通常可获得一个肝管和更大的肝脏质量，可用于体重较大（通常高达 25 kg）的受者。此外，如果移植术后门静脉血栓形成，由于脐裂能更好地保存，可能更容易实施 meso-Rex 分流术。

10.3.2.2　经脐裂术式

沿着脐韧带到肝门的线切开脐裂腹膜，显露出 Rex 隐窝。4 段 Rex 隐窝的所有静脉属支必须分离结扎（图 10-3）。

应特别注意将 4 段动脉保留在右侧移植物上。沿镰状韧带附着线分离肝实质，直至肝左静脉和肝中静脉之间的汇合处。之后，紧接着游离剩余的腔静脉韧带。在脐韧带的深部，用刀切断左侧胆道蒂。如果与经肝门术式相比，发现 2 个甚至 3 个肝管的可能性更大。

10.3.2.3　分配模式和劈离策略

在胆管和主要血管的分配模式方面仍然未形成共识，特别是当两个不同的中心参与劈离式肝脏获取时。

1. Bismuth[4] 在 1989 年提出了理想的分配模式，是基于降低需要多个小分支的复杂重建而引起的手术并发症风险的理念。

（1）左叶常有单独的门静脉分支、肝管（由于左侧分支较长）和静脉流出道。

（2）将腹腔干留给左侧移植物，主要是为了避免在儿童受者中吻合更小而增加风险，将单一的肝动脉保留在右侧移植物。

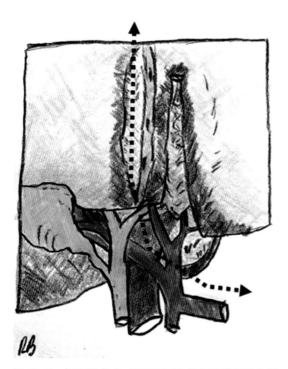

图 10-2　经肝门术式：肝门平面的分离沿着脐裂右侧 0.5 ~ 1cm 的平面进行并且在静脉韧带末端终止

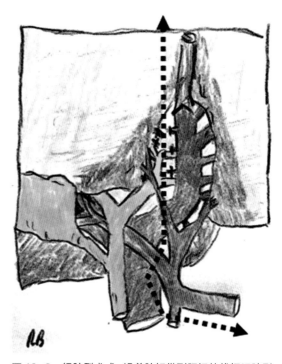

图 10-3　经脐裂术式：沿着脐韧带到肝门的线切开脐裂腹膜，以显露 Rex 隐窝；所有流入 4 段的 Rex 隐窝的静脉属支被离断

（3）右侧移植物保留主要分支（肝总管、门静脉主干和下腔静脉）。

2. 根据意大利的政策，在肝动脉 4 段（A4）[15] 的基础上，建议采用劈肝技术如下。

（1）A4 肝动脉来自右肝动脉或肝固有动脉：经脐裂。

（2）A4 肝动脉来自左肝动脉：经肝门（经典）。

（3）A4 肝动脉双起源，同时来自右肝动脉和左肝动脉：该技术必须在受体尺寸匹配的基础上选择。

10.4　肝脏离断设备

1. 实质离断可以采用超声波解剖器（便携式超声刀）和射频解剖器，目的是在供体手术和受体移植物再灌注期间闭合小血管（最大 7 mm），并获得干燥的解剖平面，降低出血和（或）胆瘘的风险。

2. 小型供肝获取医院也可采用单极和"手工"滴水的双极电刀。

3. 二级或三级医院通常配备超声手术吸引器（CUSA），如果有则使用该设备进行超声分离；在肝胆中心进行肝劈离手术时，以 CUSA 进行剥离可以实现最精确和无出血离断实质，也可以游离出小血管和胆道分支进行结扎切断。

4. 有条件的情况下，可以使用氩气激光刀或者氧化纤维素等进行手术切面表面止血。

在肝实质离断结束时，可以在阻断后准备开始冷灌注。在冷灌注期，血管分配如下：肝左静脉靠近肝中静脉和下腔静脉；门静脉左支和左肝动脉根据"成人受者"团队的决定来划分[6]。

10.5　减体积移植物

肝移植物体积的缩减（图 10-4）取决于移植物的大小与受者腹腔的容量，以及血管残端特点之间的相对不匹配程度。按照肝胆外科的手术原则，在冷灌注期的手术台上进行实质减体积，目的是保留余下各段的血管流入 / 流出和胆道引流。

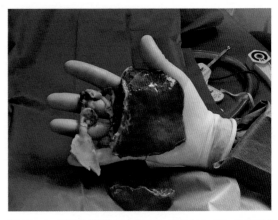

图 10-4　超减体积供肝，离体后台修肝（U. Cillo 的经验）

对于小婴儿受者来说，左叶移植也可能太大。Strong 等在 1992 年成功地进行了单段（3 段）肝移植，术后预后良好[16]。对于体重小于 10kg[17]（图 10-3）且移植物重量大于自身体重 5% 的婴儿受者来说，单段肝移植似乎是一个令人满意的选择。

10.6　预后

在手术量大的中心由经验丰富团队进行的传统劈离式肝移植与全肝移植结果相同，这是目前儿童移植中心的标准术式[1]。

加州大学洛杉矶分校移植中心报道了一项单中心经验（1993 ～ 2006 年），中位随访期为 5 年：109 例左叶外侧段移植和 72 例扩大右半肝移植，10 年总存活率分别为 72% 和 69%（P=0.11）并且 10 年移植物存活率分别为 62% 和 65%（P=0.088）。在儿童受者中，所有移植类型的 10 年移植物存活率和患者存活率相似[18]。

意大利北部移植团队中的劈离式肝移植小组成立于 1997 年 11 月：在 7 个移植中心进行了 1449 例肝移植，使用了 1304 例尸体供体。全肝移植 1126 例，劈离式肝移植 323 例。原位劈离式肝移植手术包括 147 例肝左叶外侧段肝移植、154 例右三叶肝移植和 22 例改良劈离式肝移植。经过术后 22 个月中位随访期，发现劈离式肝移植患者和移植物的 3 年存活率，与全肝移植组相比没有显著差异（分别为 79.4% 和 72.2% vs.

80.6% 和 74.9%）。接受全肝或肝左外叶肝移植的
患者比接受右三叶肝移植和改良劈离式肝移植的
患者预后明显更好（患者存活率 $P < 0.03$，移植
物存活率 $P < 0.04$）。在多因素分析中，与移植
物衰竭和患者存活率降低显著相关的因素如下。

- 供体年龄 > 60 岁
- 右三叶肝移植
- 中心移植量 < 50 例 / 年
- 急诊肝移植，UNOS 登记的 Ⅰ 级和 Ⅱ A 级
- 缺血时间 > 7h
- 再次移植

右叶移植物来自右三叶供肝（如改良劈离式
肝移植）[19] 与边缘供肝全肝移植具有相似的结果。

2013 年，Doyle 等在一项对 53 名受者的单
中心回顾性分析中证明了劈离式肝移植和全肝移
植的结果相同，1 年、5 年和 10 年的成年患者存
活率分别为 95.5%、89.5% 和 89.5%（与全肝移
植相似；P=0.15）。儿童 1 年、5 年和 10 年的总
存活率和移植物存活率 [20] 为 96.7%、80.0%、
80.0% 和 93.3%、76.8% 和 76.8%。

2004 年的一项全国调查数据表明，除了离体
劈离术后出血率更高外，原位和离体手术在并发
症和死亡率方面的结果相似 [21]。

必须强调的是，意大利是世界上具有比较发
达的劈离肝合作项目的国家之一。专业团队人员
之间的合作和信任、过去 20 年的手术量、提升
接受劈离肝脏手术比例的能力（在该国供肝中占
比超过 10%）都是成功的关键因素。

10.7 新观点：肝劈离和机械灌注

劈离式肝移植也可以在常温或低温机械灌注
的情况下进行离体手术 [22]。

未来可能的优势如下：

- 扩大供体池（心脏死亡供体）
- 减轻冷缺血损伤
- 移植物植入前进行监测和检测
- 根据复杂血管重建需要进行"动态设置"
- 同一中心两个移植物运送更便捷

- 修肝台上进行复杂减体积过程（图 10-4）

10.8 小结

肝劈离技术是肝移植和肝胆手术之间相互影
响的典型。只有在肝脏切除方面具有专业知识并
对实质内外的解剖细节有深入了解的外科医师才
能在足够安全的情况下进行肝劈离手术。同样，
年轻的外科医师在肝移植手术中接受传统的肝劈
离训练，获得了相关的专业知识和自信，然后才
能深入学习更复杂的肝切除术式。此外，为了在
实质离断时同时保留双侧肝蒂，需要考虑正确的
离断平面和流出道方式，这体现了肝胆切除技能
进展带来的巨大优势。

（徐慧芳 译，王振顺 林栋栋 审校）

参考文献

[1] Lauterio A, Di Sandro S, Concone G, et al. Current status and perspectives in split liver transplantation. World J Gastroenterol, 2015, 21:11003–11015.

[2] Gridelli B, Perico N, Remuzzi G. Strategies for a greater supply of organs for transplantation. Recent Prog Med, 2001, 92:9–15.

[3] Battula NR, Platto M, Anbarasan R, et al. Intention to split policy: a successful strategy in a combined pediatric and adult liver transplant center. Ann Surg, 2017, 265:1009–1015.

[4] Bismuth H, Morino M, Castaing D, et al. Emergency orthotopic liver transplantation in two patients using one donor liver. Br J Surg, 1989, 76:722–724.

[5] Zambelli M, Andorno E, De Carlis L, et al. Full-right-full-left split liver transplantation: the retrospective analysis of an early multicenter experience including graft sharing. Am J Transplant, 2012, 12:2198–2210.

[6] Liu H, Li R, Fu J, et al. Technical skills required in split liver transplantation. Ann Transplant, 2016, 21:408–415.

[7] Broelsch CE, Emond JC, Thistlethwaite JR, et al. Liver transplantation, including the concept of reduced-size liver transplants in children. Ann Surg, 1988, 208:410–420.

[8] Rogiers X, Malagó M, Gawad K, et al. In situ splitting of cadaveric livers. The ultimate expansion of a limited donor pool. Ann Surg, 1996, 224:331–9. discussion 339–341

［9］Goss JA, Yersiz H, Shackleton CR, et al. In situ splitting of the cadaveric liver for transplantation. Transplantation, 1997, 64:871–877.

［10］Organ Procurement and Transplantation Network. Split versus whole liver transplantation. December 2016. https://optn.transplant.hrsa.gov/resources/ethics/split-versus-whole-livertransplantation. Accessed 27 Feb 2019.

［11］Centro Nazionale Trapianti. Protocollo sulle procedure di split liver convenzionale in ambito nazionale. March 2016. http://www.trapianti.salute.gov.it/imgs/C_17_cntPubblicazioni_176_ allegato.pdf. Accessed 27 Feb 2019.

［12］Maggi U, De Feo TM, Andorno E, et al. Fifteen years and 382 extended right grafts from in situ split livers in a multicenter study: are these still extended criteria liver grafts? Liver Transpl, 2015, 21:500–511.

［13］Kruskal JB, Kane RA. Intraoperative US of the liver: techniques and clinical applications. Radiographics, 2006, 26:1067–1084.

［14］de Ville de Goyet J, di Francesco F, Sottani V, et al. Splitting livers: trans-hilar or trans-umbilical division? Technical aspects and comparative outcomes. Pediatr Transplant, 2015, 19:517–526.

［15］Jin GY, Yu HV, Lim HS, et al. Anatomical variations of the origin of the segment 4 hepatic artery and their clinical implications. Liver Transpl, 2008, 14:1180–1184.

［16］Strong R, Lynch S, Yamanaka J, et al. Monosegmental liver transplantation. Surgery, 1995, 118:904–906.

［17］Enne M, Pacheco-Moreira L, Balbi E, et al. Liver transplantation with monosegments. Technical aspects and outcome: a meta-analysis. Liver Transpl, 2005, 11:564–569.

［18］Hong JC, Yersiz H, Farmer DG, et al. Long-term outcomes for whole and segmental liver grafts in adult and pediatric liver transplant recipients: a 10-year comparative analysis of 2,988 cases. J Am Coll Surg, 2009, 208:682–689.

［19］Cardillo M, De Fazio N, Pedotti P, et al. Split and whole liver transplantation outcomes: a comparative cohort study. Liver Transpl, 2006, 12:402–410.

［20］Doyle MB, Maynard E, Lin Y, et al. Outcomes with split liver transplantation are equivalent to those with whole organ transplantation. J Am Coll Surg, 2013, 217:102–112.

［21］Renz JF, Emond JC, Yersiz H, et al. Split-liver transplantation in the United States: outcomes of a national survey. Ann Surg, 2004, 239:172–181.

［22］Stephenson BTF, Bonney GK, Laing RW, et al. Proof of concept: liver splitting during normothermic machine perfusion. J Surg Case Rep, 2018, 2018:rjx218. https://doi.org/10.1093/jscr/ rjx218.

Giuliano Bottino，Enzo Andorno

11.1 简介

1902 年，Carrel 描述了一种血管吻合的方法，使带血管器官移植成为可能 [1]；1963 年首次报道了由 Starzl 实施的肝移植术（LT）；1983 年美国国立卫生研究院会议确定肝移植不再是一种实验程序，而是一种值得更广泛应用的有效治疗手段 [2]。良好的治疗效果进一步推动了肝移植的开展，并拓展了适应证的范围 [3]。1983 年，为了解决儿童肝移植供体不足的问题，Bismuth 等用减体积移植物为一名 11 岁儿童进行了肝移植术 [4]。此后，将尸体供肝分成两个有功能和可移植的部分——劈离式移植物，成为肝移植技术发展的必然结果。1987 年，汉诺威的 Pichlmayr 首次对尸体肝脏实施离体劈离术，将一个尸肝分成两部分：右三叶移植物用于成人移植，左外叶移植物（left lateral segment graft，LLSG）用于儿童肝移植 [5]。多年来，尽管受体和移植物的存活率低于全肝移植，并且结果不甚理想 [6-8]，但仍有一些学者报道了关于劈离式肝移植（split-liver transplantation，SLT）方面取得的新进展，并证实了该手术的可行性。1988 年，Raia 等首次对一名患有胆道闭锁的 4 岁女童进行了活体肝移植（LDLT），在该女童体内移植了其母亲的肝左外叶移植物，但不幸的是她在手术后 6 天死亡 [9]。Strong 等进行了第一个长期存活的儿童活体肝移植 [10]，然后 Broelsch 等在 1991 年报道了一系列活体肝移植和全肝移植，其患者和移植物的存活率是相同的 [11]。此后，尽管关于供体手术的额外风险和伦理问题一直存在，但活体肝移植仍被广泛应用于儿童患者并取得了良好的效果。

原位劈离式肝移植两个手术切面的彻底止血是在供体手术期间且凝血功能正常的情况下完成的，因此原位劈离式肝移植技术减少了两个移植物再灌注时腹腔内出血的风险。在有心脏搏动的尸体供体中劈离肝脏允许术中持续评估肝 4 段的灌注情况，并了解从左肝动脉发出的 A4 段动脉对肝 4 段供血的情况。该技术包括间断夹闭血管、直接检查血管流量变化和肝 4 段灌注变异的情况，根据相关参数决定如何分配两个移植物的供血动脉，如有需要则应预先在后台重建 A4 段动脉或左肝动脉。原位劈离式肝移植技术缩短了冷缺血时间，促进了移植中心之间的资源共享，并能够选择最合适的受体，以最大限度地提高移植获益。

近年来，系统开展的劈离式肝移植在不减少成人受器器官库的情况下缩短了儿童受体的等待时间，降低了相关死亡率，并取得了显著的成就。这两种移植物的相互补充减少了活体移植物的使用。

如 Couinaud 和 Bismuth [12, 13] 所述，获取任何部分肝移植物的手术技术都依赖于对肝脏解剖学的深刻了解。根据 Couinaud 的经典肝脏术语，扩大右半肝移植物（extended right split liver graft，ERSLG）由肝脏的 1、4、5、6、7、8 段组成 [14]（图 11-1）。

11.2 供体手术

理想的劈离肝脏应该来自年轻（＜ 50 岁）、

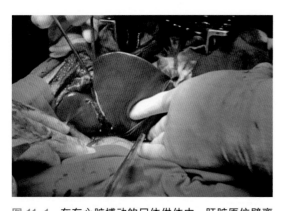

图 11-1　在有心脏搏动的尸体供体中，肝脏原位劈离为一个扩大右半肝移植物（ERSLG）和左外叶移植物（LLSG）。扩大右半肝移植物（1 段和 4 ～ 8 段）的体积为 1000 ～ 1200ml，相当于总肝脏体积的 75%。左外叶移植物（2 段和 3 段）的体积为 250 ～ 300ml，相当于总肝脏体积的 25%

血流动力学稳定、肝功能检查正常、大体外观正常、无肝病史、重症监护病房住院时间短（ICU ＜ 7 天）的供体；换言之，通常只有高质量的肝脏才能用于劈离。如图 11-1[15] 所示，使用 Urata 公式评估供体全肝体积，为两部分移植物选择合适的受者[6]。而且在获取手术结束时，必须对两个移植物进行称重。劈离手术之前必须仔细评估供体、术中、协调安排以及受体情况等各方面因素。术前组织麻醉科、心肺科和其他供体手术团队进行一次简洁地病例讨论至关重要，须告知团队成员们手术安排，而且约额外需要 2h 的时间完成肝脏劈离。取肝流程的开始部分与传统全肝获取基本相同，不同的是对于腹腔干以上主动脉、肾下主动脉和下腔静脉，必须充分游离并套带准备，以便在劈肝期间供体不稳定时可以快速地灌注。劈肝手术的准备应该与大范围肝切除术完全相同，而且要准备输血。原位劈离以获取扩大右半肝移植物的第一步是评估两部分移植物的实质重量和各自的受体是否匹配。完成评估后才可以开始进行肝脏劈离。

　　实际上，尽管肝脏劈离可以通过肝 4 段的中间（经肝门手术）或沿脐裂右侧 1cm 处（经脐裂手术）两种方式进行，但因为手术创面更小，所以后者更常用。下文介绍在常规肝脏解剖结构下，

目前常用的解剖肝门并获取两个移植物（扩大右半肝移植物和左外叶移植物）的标准术式。手术开始后，术者应首先寻找所有变异的肝动脉。游离肝左外叶，沿镰状韧带向下切开至肝上腔静脉，切断左侧三角韧带；在这个阶段，左肝动脉通常起源于胃左动脉，但有时也起源于腹腔干或腹主动脉。肝实质通常会在肝 3 段和 4 段之间形成舌状桥接，首先必须将其离断才能显露左侧肝蒂，直至 Rex 隐窝。解剖 Arantius 韧带的上部并使用套带准备好左侧肝上腔静脉；此时必须高度警惕可能起源于镰状韧带的静脉血管，而术中超声是非常有效的检查方法。如果难以控制左侧肝上腔静脉，为避免由于出血和血流动力学不稳定而导致手术失败，最好将此步操作推迟到肝实质离断完成以后。

　　然后通过解剖左侧肝蒂来分离左肝动脉，保留右侧部分。如前所述，明确从左肝动脉远端发出供应肝 4 段血供的 A4 动脉后，要仔细检查其直径以评估其对肝 4 段供血的重要性。在笔者的方法中，标准的动脉分配为左外叶移植物保留腹腔干，以降低左肝动脉吻合术后动脉血栓形成的风险。而扩大右半肝移植物的动脉灌注由直径较大的右肝动脉提供。游离门静脉左支（left branch of the portal vein，LPV）的关键是从上到下解剖整个圆韧带直到 Rex 隐窝和门静脉左支，这条线沿着韧带的右缘，并且所有的肝 4 段右侧的分支都要用 prolene 线缝扎。尤其要注意保护来自门静脉左支后壁的通往肝 1 段的门静脉分支。从肝中静脉和肝左静脉汇合处到肝门板，在镰状韧带右侧约 1cm 处标记肝脏离断线。肝实质的离断从肝脏前缘开始沿着标记线 3 ～ 4cm 深至肝门板。然后，在靠近肝管分叉处直接使用剪刀横断包含左肝管及血管壁的左侧肝门板，应避免使用电凝。在 4 段和 2、3 段肝管分叉之间切断左肝管是一种安全的肝脏离断方法（经脐裂术式），避免在左外叶端进行两支肝管重建和损伤扩大右半肝移植物上肝 4 段的胆汁引流的可能。扩大右半肝移植物的左侧肝管断端必须用 6-0PDS 线缝合并进行止血。如果没有其他设备可用，可以应用

电凝或钳夹法离断肝实质。显露的血管和胆道结构通过结扎、缝合线或血管夹闭合，利用有心脏搏动供体的正常的凝血功能在两个创面上获得最佳的胆道处理和止血效果。肝实质可以完全分离到左侧肝上腔静脉。至此扩大右半肝和左外叶两部分移植物被分开并灌注。灌注后，在起始处切断右肝动脉，切断门静脉左支和肝左静脉。左外叶移植物可以连同腹腔干一起取出。剩余的扩大右半肝移植物连同门静脉主干、右肝动脉、胆总管和下腔静脉的肝后部分以常规的方式获取。与全肝移植物一样，将肝后下腔静脉包含在移植物中，从而保留了肝右静脉、肝中静脉和所有副静脉，以确保移植物有充分的静脉回流。静脉和动脉血管袢必须尽可能长。扩大右半肝移植物需要特别注意动脉移植物的获取，因为可能需要血管移植物架桥才能获得足够的动脉血管，而避免血管直径的差异非常重要。

11.3　后台手术

下腔静脉的处理方式与全肝移植相同，左侧肝上腔静脉的开口用 6-0prolene 缝线连续缝合。门静脉主干及其右支在左侧断端水平面离断，应从后面操作，避免对胆管和血管进行过度解剖；门静脉主干和左支分叉处的缺损用 6-0prolene 缝线连续缝合，注意避免造成狭窄。在供体手术时，从起始部切断右肝动脉。小心地解剖游离一小段右肝动脉，以便有足够的长度可以直接进行吻合。用金属探条轻柔地探查肝静脉和肝门结构、右肝动脉、门静脉和肝总管，以辨别并确认解剖结构。扩大右半肝移植物的切面必须仔细检查，用 4℃保存液首先灌注门静脉，然后是肝动脉和胆总管，每个可能渗漏的部位都要缝合处理。与全肝移植一样，修肝过程要用激光温度计监测温度，并在手术结束时对移植物进行称重。

11.4　受体手术

不论是用传统方式进行腔静脉端 - 端吻合，还是背驮式肝切除后进行移植，带下腔静脉的扩

大右半肝移植物都具有良好的移植性。不同的选择可能有助于避免因移植物位置而引起的流出道梗阻。

受者手术按经典方式进行，肝门必须游离至门静脉和肝动脉分叉处，以保证足够的长度用于随后的吻合，避免移植血管架桥。大多数情况下，足够长的受体右肝动脉是可以与受体右肝动脉直接进行吻合的。如果需要额外的长度则可以使用同种动脉移植物血管架桥。例如，可以使用一段供体肠系膜上动脉重建右肝动脉，与 PTFE 移植物（人工血管）相比，其效果更好。然而，血管架桥使血管并发症发生率升高[16]。门静脉和胆道重建与标准肝移植手术没有区别，扩大右半肝移植物很容易置于原位，就像正常肝脏一样。大多数情况下，足够长的门静脉和肝动脉可以避免架桥的相关风险。在某些情况下，可以通过面对面腔静脉吻合成形术（face-to-face cava anastomosis）来下移肝脏，这种方法为随后的无张力吻合提供了足够的血管长度，从而避免了血管架桥。胆道重建通常通过胆管与胆管吻合来实现，通过使用 T 管来减轻胆管的压力，并最大程度地降低吻合口胆漏的风险。如果两端胆管可以修整得完美相接、管径相近、没有张力或冗余，并且肝脏创面没有胆漏的风险，则胆道重建可以不放 T 管。

在手术结束时，必须仔细评估肝 4 段的外观（图 11-2）。并且必须进行术中超声检查，探查肝动脉灌注阻力、门静脉血流量及肝静脉流出道，以避免扩大右半肝移植物过度灌注的风险，便于术者及时进行调整。尽管扩大右半肝移植物发生过度灌注是一种罕见的情况[17]。

11.5　与扩大右半肝移植物手术方法相关的解剖变异

为肝脏不同部位供血的肝动脉分支在起源和分布上存在变异，动脉变异在肝 4 段尤其多见。而这些变异的原因在于肝脏的胚胎学起源[18-20]。通过识别和处理门静脉、胆道和肝静脉的变异可

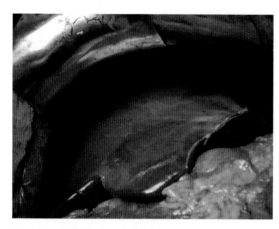

图11-2 再灌注后肝4段中度充血，显示出在前期供体手术期间肝创面的止血效果极佳

以避免术后胆道和血管并发症，并解释移植物充血的原因。

相对于正常分段和血管分布而言，肝脏还存在许多解剖变异。在传统解剖学中，源自腹腔干（celiac axis）的肝固有动脉（proper hepatic artery，PHA）在肝蒂内分为供应右半肝的右肝动脉和供应左半肝的左肝动脉。有时，会有非肝固有动脉发出的右肝动脉和（或）左肝动脉（异常动脉），其可能与正常的右肝动脉或左肝动脉一起存在（副肝动脉），或完全替代正常的右肝动脉或左肝动脉。与其他肝段相比，肝4段的动脉变异更多，因此识别供血动脉的来源是实施劈离式肝移植的基础。

11.6 术后处理

术后第1周必须每天进行多普勒超声检查。如果出现任何疑问，必须进行计算机断层扫描以明确血流是否异常，根据发现的情况采取适当的治疗措施，可能包括介入或再次手术。

对于A4动脉实行相关的血管架桥或特殊动脉重建的劈离式肝移植患者，需要给予适当的药物治疗，包括低分子量肝素、前列腺素和抗血小板药物。

术后氨基转移酶水平升高常与肝4段的低灌注有关，不一定表示移植物功能障碍。

所有胆漏都是在肝移植术后即刻发生的，手术创面的胆漏可以通过引流或外科手术治疗。

（杨 光 译，吴晓峰 林栋栋 校审）

参考文献

[1] Carrel A. La technique opératoire des anastomoses vasculaires et de la transplantation des visceres. Lyon Med, 1902, 98:859–864.

[2] National Institutes of Health Consensus Development Conference Statement: liver transplantation – June 20-23, 1983. Hepatology, 1984, 4(Suppl 1):107–110.

[3] Keffe EB. Summary of guidelines on organ allocation and patient listing for liver transplantation. Liver Transpl Surg, 1998, 4(Suppl 1):S108–114.

[4] Bismuth H, Houssin D. Reduced-sized orthotopic liver graft in hepatic transplantation in children. Surgery, 1984, 95:367–370.

[5] Pichlmayer R, Ringe B, Gubernatis G, et al. Transplantation einer Spenderleber auf zwei Empfänger (Splitting-Transplantation) - Eine neue Methode in der Weiterentwicklung der Lebersegmenttransplantation. Langenbecks Arch Chir, 1988, 373:127–130.

[6] Busuttil RW, Goss JA. Split liver transplantation. Ann Surg, 1999, 229:313–321.

[7] Rogiers X, Bismuth H, Busuttil RW, et al., editors. Split liver transplantation. Theoretical and practical aspects. Darmstadt: Steinkopff-Verlag, 2002.

[8] Goss JA, Yersiz H, Shackleton CR, et al. In situ splitting of the cadaveric liver for transplantation. Transplantation, 1997, 64:871–877.

[9] Raia S, Nery JR, Mies S. Liver transplantation from live donors. Lancet, 1989, 334:497.

[10] Strong R, Lynch S, Ong TH, et al. Successful liver transplantation from a living donor to her son. N Engl J Med, 1990, 322:1505–1507.

[11] Broelsch CE, Whitington PF, Emond JC, et al. Liver transplantation in children from living related donors. Surgical techniques and results. Ann Surg, 1991, 214:428–37, discussion 437–439.

[12] Yersiz H, Busuttil R, et al. The conventional technique of in-situ split-liver transplantation. J Hepato-Biliary-Pancreat Surg, 2003, 10:11–15.

[13] Couinaud C, Houssin D. Partition reglée du foie pour transplantation: contraintes anatomiques. Paris: Edition Personnelle, 1991.

[14] Couinaud C. Segmental and lobar left hepatectomies, studies on anatomical conditions. J Chir (Paris), 1952, 68:697–715. [Article in French]

[15] Urata K, Kawasaki S, Matsunami H, et al. Calculation of child and adult standard liver volume for liver transplantation. Hepatology, 1995, 21:1317–1321.

[16] Maggi U, Caccamo L, Reggiani P, et al. Hypoperfusion of segment 4 in right in situ split-liver transplantation. Transplant Proc, 2010, 42:1240–1243.

[17] Azoulay D, Astarcioglu I, Bismuth H, et al. Split-liver transplantation. The Paul Brousse policy. Ann Surg, 1996, 224:737–746, discussion 746–148.

[18] Jin GY, Yu HC, Lim HS, et al. Anatomical variations of the origin of the segment 4 hepatic artery and their clinical implications. Liver Transpl, 2008, 14:1180–1184.

[19] Ghosh SK. Variations in the origin of middle hepatic artery: a cadaveric study and implications for living donor liver transplantation. Anat Cell Biol, 2014, 47:188–195.

[20] Healey JE Jr, Schroy PC, Sørensen RJ. The intrahepatic distribution of the hepatic artery in man. J Int Coll Surg, 1953, 20:133–148.

第12章　全左全右劈离式肝移植

Stefania Camagni，Michele Colledan

12.1　简介

全左全右劈离式肝移植（full-left full-right split liver transplantation，FLFR SLT）是指将一个完整的尸体供肝分成两个大小相近的移植物，并分别移植给两位成人受者。

目前，FLFR SLT 是节段性肝移植发展最前沿的代表性研究之一。1999 年，即 Bismuth 极端但徒劳地为两名成年患者进行紧急异位劈离式肝移植手术后第 10 年[1]，笔者团队基于成人活体肝移植（LDLT）初步阶段得到的满意结果和肝脏切除技术进展两方面的成果，首次报道了一例原创的、长期存活的原位 FLFR SLT 病例[2]。FLFR SLT 的出现为增加成人移植物的数量和为大龄儿童与青少年提供体积匹配的移植物提供了很有前景的途径。但是，早期的热情并没有得到推广，即使过去几年报道了一些令人鼓舞的结果，但 FLFR SLT 仍是一种未被充分利用的方法。

12.2　供体选择

移植物的质量是 FLFR SLT 成功的关键点之一。根据目前达成的共识，最佳供体应具有以下的特征：血流动力学稳定，年龄合适，重症监护时间短，体重指数正常或接近正常，肝功能指标正常或接近正常，无高钠血症[3-7]。大泡性脂肪变性的移植物应该通过供体外科团队的直接评估予以排除，有时是通过肝活检排除。按

照 10% 的上限，大疱性脂肪变性是唯一被证明与移植失败独立相关的供体相关危险因素[8]。移植物是否可用最终应该由经验丰富的移植外科医师决定。

12.3　体积匹配

合理的体积匹配对预防小肝综合征至关重要。与活体肝移植不同，劈离式肝移植（split liver transplantation，SLT）很少依赖术前供肝体积的测量，因为其只能通过供体体重进行估算。一般来说，肝脏质量约为体重的 2%，而左半肝和右半肝分别占肝脏总重量的 40% 和 60%。因为存在很大的变异性和较低的可预测性，尤其是左半肝[3, 9]，所以最终决定仍依赖于移植外科医师的直接评估[7]。FLFR SLT 中可接受的最小 GRWR 仍然未知，目前的共识是高于 LDLT 的 GRWR 安全值 0.8%[10]。事实上，脑死亡和长时间缺血也可能会影响移植肝的功能。因此，笔者建议体积匹配的 GRWR 安全范围至少应是 1.2%，合并门静脉高压的高评分终末期肝病模型（model for end-stage liver disease，MELD）患者应该更高[3, 4]。通过扩大潜在的受体人群来进行移植物分配有助于获得最佳的体积匹配。

12.4　肝实质、血管及胆道的分配

通常来讲，供肝分割时左肝包括 Coinaud 命名法中的肝 1～4 段，右肝包括肝 5～8 段

（图 12-1）[3]。以 Cantlie 线作为断肝平面是借鉴 LDLT，同时也是传统 SLT 演变的结果。

　　包括笔者团队在内的大多数团队，通常将腹腔干和门静脉主干分给左肝移植物。以保证肝 1 ～ 4 段的最佳血液供应相对而言，因为可能出现与左肝管或胆总管相连的变异后叶支，胆总管通常分配给右肝（图 12-1）[3, 11]。

　　下腔静脉（IVC）和肝中静脉（middle hepatic vein，MHV）的归属仍然存在争议。事实上，无论哪一侧肝保留了两者或其中之一，都可能因为解剖结构的差异导致对侧肝出现不同程度的静脉流出受阻。IVC 或者 MHV 较大属支的合理重建可能有助于保护静脉回流[3, 4]。Hamburg 团队提出了两种具有代表性的血流优化方案[12, 13]：腔静脉劈离术和肝中静脉劈离术。前者可以保留两侧移植肝的副静脉，后者进一步优化并几乎保留了肝 4 段和右前叶的生理性静脉回流，可能是最好的方案。

　　总而言之，肝实质、血管及胆道的归属都需要根据具体的解剖结构和手术要求进行分配，这就决定了 FLFR SLT 是一个极其复杂的过程，需要对肝脏解剖学有深刻的理解。

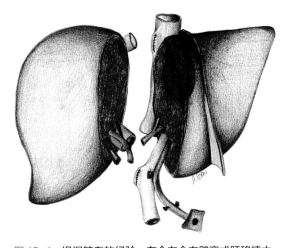

图 12-1　根据笔者的经验，在全左全右劈离式肝移植中，左肝移植物由肝 1 ～ 4 段组成，保留了下腔静脉、肝中静脉、腹腔干、门静脉主干和左肝管。与之相对的，右肝移植物由肝 5 ～ 8 段组成，保留了肝右静脉、右肝动脉、门静脉右支和胆总管。经文献许可引用[3]

12.5　手术方法

12.5.1　原位与异位肝劈离技术

　　原位肝劈离技术和异位肝劈离技术都已取得成功的应用。原位劈离技术来源于活体供肝获取的经验，具有缺血时间更短的优点，使移植物的长距离运输成为可能，并且理论上更容易进行肝创面的止血。相对而言，异位劈离技术可以显著减少供体手术的时间和复杂性。目前还没有关于这两种技术对比的前瞻性或对照性研究，笔者推荐原位手术作为唯一的首选，而转为异位手术更常作为供体手术中出现血流动力学不稳定时的一种补救措施。若手术规划中包含 MHV 的劈离，可以采用原位与异位相结合的方式。在不久的将来，机械灌注对移植物的动态保护可能将原位和异位技术的优势互补结合起来。

　　本节将结合笔者团队在小儿肝移植和肝胆外科手术中的经验和技巧，重点介绍 FLFR SLT 技术[3]。

12.5.2　肝脏劈离步骤

　　供体手术以标准方式开始，首要目的是游离主动脉用来后续的夹闭和灌注。肝脏劈离要在排除解剖禁忌证后进行，这些禁忌证包括肝外门静脉分支的缺失[14, 15]和左侧胆囊，后者可能存在门静脉和胆道变异[16]。胆囊切除后进行肝门解剖，游离出胆总管、右肝动脉、门静脉右支和包含左肝管的肝门板。然后，通过切断右三角韧带、冠状韧带和副肝静脉以游离肝右叶。任何大于 5mm 的副静脉都要用血管夹标记，并保留足够的长度以便后续置入时做吻合。绕肝提拉带绕过肝右静脉，向下延伸到下腔静脉和肝实质之间，一直到肝脏下表面，并在之前分离出的右肝动脉，门静脉右支和左侧肝门板与肝实质之间穿出，从而达到悬吊的目的[17]。若采用 IVC 劈离，在游离肝右叶时可以不切断副肝静脉，绕肝提拉带在 RHV 和 MHV 之间通过，然后保持在引流肝右叶的副肝静脉的左侧劈离，直至肝下。如果计划 MHV 劈离，可以选择进行完全的异位手术或者原位与异位结合手术。术中采用超吸刀和双极电凝沿 Cantlie 线对肝实质进行离断，推荐通过术中超声引导切肝过程，以明确引流肝 5 段和肝 8 段的 MHV 属支。肝实质劈离之后，肝脏被分离为两个仍有持续灌注但仅通过血管胆管蒂连接的移植肝（图 12-2）。最后，进行标准的主动脉阻断和冷灌注，分别取出两个移植物。

12.5.3 移植物植入

左肝移植物的植入类似于整肝的植入。而对于右肝移植物，其植入类似于活体捐献的右肝移植物植入。左肝移植物的血流重建可以通过背驮式或下腔静脉吻合术进行，而右肝移植物则需要在供体 RHV 和受体的 IVC 之间进行大口径的端-侧吻合。若供体的 IVC 已经劈开，则可行供体腔静脉和受体 IVC 侧侧吻合。根据移植肝胆管蒂的情况和外科医师的习惯，胆道重建可以采用胆管-胆管吻合术或胆管空肠 Roux-en-Y 吻合术完成。

12.6 临床效果

自 20 世纪 90 年代以来，人们对 FLFR SLT 既有热情，也有疑虑。对于其颇有争议的预后

问题仍在激烈的探讨中。到目前为止，已经报道的 FLFR SLT 约有 1000 例，其中大部分在美国[18]，欧洲约有 200 例[8, 9, 19-23]，亚洲约有 50 例[24-27]。FLFR SLT 在世界上大多数地区已经显示出与常用方法相似的存活率，即在欧洲、美国[8, 9, 11, 18, 23, 28, 29]与全肝移植（whole-liver transplantation，WLT）和在亚洲[25]与 LDLT 存活率相似。然而，较少被报道的在意大利的存活率似乎低于 WLT[30, 31]，美国一项单中心研究的经验表明 FLFR SLT 和 WLT 的存活率低于 LDLT[28]。此外，FLFR SLT 的术后并发症仍然令人担忧，据报道胆道并发症的发病率高达 32%[29]，可谓是 FLFR SLT 的"阿喀琉斯之踵"。相对而言，血管并发症和小肝综合征的发病率并不显著[8, 9, 11, 19, 23, 25, 29]。

事实上，FLFR SLT 是肝移植一个复杂的分支，甚至比单节段性肝移植更好，但它需要较高的技术水平、对肝脏解剖的深入了解和对肝移植各个方面的全面掌握。鉴于该技术的复杂性，正确的评估应该考虑到在意向性分析的基础上对 2 名患者进行移植的优势，所以可能 WLT 和 LDLT 都不适合与其做比较。此外，因为 FLFR SLT 往往不能依赖于术前的影像学检查（影像学技术无

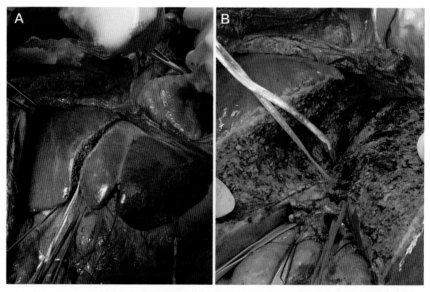

图 12-2　A. 肝实质横断后，肝脏分为两个仍有灌流的移植物；B. 两个移植物仍然由血管胆管蒂连接：右肝动脉被红色血管带环绕，门静脉右支被蓝色血管带环绕，左肝门板被绕肝提拉带环绕

法满足评估需要），笔者认为现有的报道结果还是令人鼓舞的，如果给予足够的学习曲线和充分的发展空间，相信 FLFR SLT 会带来更好的临床效果。

12.7　小结

　　FLFR SLT 的成功取决于许多关键因素的相互作用。由于 FLFR SLT 需要高质量的器官，首要因素就是供体的筛选和对移植物进行充分可靠的判断。随后就是供体和受体的最佳匹配，这需要同时考虑体积的匹配和受体的情况，如门静脉高压的程度或疾病的严重程度。此外，由于供体和受体手术要求很高，术者的技术水平也至关重要。这就是为什么 FLFR SLT 应该在具有丰富的单段性肝移植和肝胆外科手术经验的医疗中心进行的原因。最后，劈离肝脏的分配政策和移植物的共享协调系统对 FLFR SLT 的实施和良好的效果至关重要。为了更好地进行供体和受体的匹配，并减少技术层面和组织层面的负担，就需要把来自优良供体的肝脏视为成对器官（可劈离），并且积极开展移植物共享计划。

　　总之，FLFR SLT 的成功是多因素的。如果可以满足上述条件，FLFR SLT 可能成为一种安全有效的，增加成年受体可用肝脏移植物数量的策略。

（闫亚冬　译，吴晓峰　林栋栋　审校）

参考文献

［1］Bismuth H, Morino M, Castaing D, et al. Emergency orthotopic liver transplantation in two　patients using one donor liver. Br J Surg, 1989, 76:722–724.

［2］Colledan M, Andorno E, Valente U, et al. A new splitting technique for liver grafts. Lancet, 1999, 353:1763.

［3］Colledan M. Split liver transplantation: techniques and results. Transplant Rev, 2005, 19:221–231.

［4］Broering D, Schulte am Esch J II, Fischer L, et al. Split liver transplantation. HPB (Oxford), 2004, 6:76–682.

［5］Hong JC, Yersiz H, Busuttil RW. Where are we today in split liver transplantation? Curr Opin Organ Transplant, 2011, 16:269–273.

［6］Lauterio A, Di Sandro S, Concone G, et al. Current status and perspectives in split liver transplantation. World J Gastroenterol, 2015, 21:11003–11015.

［7］Hashimoto K, Fujiki M, Quintini C, et al. Split liver transplantation in adults. World J Gastroenterol, 2016, 22:7500–7506.

［8］Azoulay D, Castaing D, Adam R, et al. Split-liver transplantation for two adult recipients: feasibility and long-term outcomes. Ann Surg, 2001, 233:565–574.

［9］Zambelli M, Andorno E, De Carlis L, et al. Full-right-full-left split liver transplantation: the retrospective analysis of an early multicenter experience including graft sharing. Am J Transplant, 2012, 12:2198–2210.

［10］Hill M, Hughes M, Jie T, et al. Graft weight/recipient weight ratio: how well does it predict outcome after partial liver transplants? Liver Transpl, 2009, 15:1056–1062.

［11］Broering D, Wilms C, Lenk C, et al. Technical refinements and results in full-right full-left splitting of the deceased donor liver. Ann Surg, 2005, 242:802–813.

［12］Gundlach M, Broering D, Topp S, et al. Split-cava technique: liver splitting for two adult recipients. Liver Transpl, 2000, 6:703–706.

［13］Broering D, Bok P, Mueller L, et al. Splitting of the middle hepatic vein in full-right full-left splitting of the liver. Liver Transpl, 2005, 11:350–352.

［14］Strasberg S, Lowell J, Howard T. Reducing the shortage of donor livers: what would it take to reliably split livers for transplantation into two adult recipients? Liver Transpl Surg, 1999, 5:437–450.

［15］Azoulay D, Marin-Hargreaves G, Castaing D, et al. Ex situ splitting of the liver: the versatile Paul Brousse technique. Arch Surg, 2001, 136:956–961.

［16］Hsu SL, Chen TY, Huang TL, et al. Left-sided gallbladder: its clinical significance and imaging presentations. World J Gastroenterol, 2007, 13:6404–6409.

［17］Belghiti J, Guevara OA, Noun R, et al. Liver hanging maneuver: a safe approach to right hepatectomy without liver mobilization. J Am Coll Surg, 2001, 193:109–111.

［18］Zimmerman A, Flahive J, Hertl M, et al. Outcomes of full-right-full-left split liver transplantation in adults in the USA: a propensity-score analysis. Int J Organ Transplant Med, 2016, 7:69–76.

［19］Adham M, Dumortier J, Abdelaal A, et al. Does middle hepatic vein omission in a right split graft affect the outcome of liver transplantation? A comparative study of right split livers with and without the middle hepatic vein. Liver Transpl, 2007, 13:829–837.

［20］Sommacale D, Farges O, Ettorre GM, et al. In situ split liver transplantation for two adult recipients. Transplantation, 2000, 69:1005–1007.

［21］Cescon M, Grazi G, Ravaioli M, et al. Conventional split liver transplantation for two adult recipients: a recent experience in a single European center. Transplantation, 2009, 88:1117–1122.

［22］Viganò L, Laurent A, Tayar C, et al. Outcomes in adult recipients of right-sided liver grafts in split-liver procedures. HPB (Oxford), 2010, 12:195–203.

［23］Herden U, Fischer L, Sterneck M, et al. Long-term follow-up after full-split liver transplantation and its applicability in the recent transplant era. Clin Transpl, 2018, 32:e13205. https://doi. org/10.1111/ctr.13205.

［24］Patil N, Goyal N, Pareek S, et al. In situ splitting of the cadaver liver for two adult recipients by LDLT technique. J Clin Exp Hepatol, 2017, 7:179–183.

［25］Lee WC, Chan KM, Chou HS, et al. Feasibility of split liver transplantation for 2 adults in the model of end-stage liver disease era. Ann Surg, 2013, 258:306–311.

［26］Fan ST, Lo CM, Liu CL, et al. Split liver transplantation for two adult recipients. Hepato-Gastroenterology, 2003, 50:231–234.

［27］Chakravarty KD, Chan KM, Wu TJ, et al. Split-liver transplantation in 2 adults: significance of caudate lobe outflow reconstruction in left lobe recipient: case report. Transplant Proc, 2009, 41:3937–3940.

［28］Humar A, Beissel J, Crotteau S, et al. Whole liver versus split liver versus living donor in the adult recipient: an analysis of outcomes by graft type. Transplantation, 2008, 85:1420–1424.

［29］Hashimoto K, Quintini C, Aucejo FN, et al. Split liver transplantation using hemiliver graft in the MELD era: a single center experience in the United States. Am J Transplant, 2014, 14:2072–2080.

［30］Cardillo M, De Fazio N, Pedotti P, et al. Split and whole liver transplantation outcomes: a comparative cohort study. Liver Transpl, 2006, 12:402–410.

［31］Giacomoni A, Lauterio A, Donadon M, et al. Should we still offer split-liver transplantation for two adult recipients? A retrospective study of our experience. Liver Transpl, 2008, 14:999–1006.

第**13**章　小肝综合征

Umberto Cillo，Francesco Enrico D'Amico

13.1　简介

部分原位肝移植（orthotopic liver transplantation，OLT）、活体肝移植（living donor liver transplantation，LDLT）和大范围肝切除作为比较成熟的术式，是许多患者唯一的治愈机会。过多地切除肝脏，或在 LDLT 中为了保护供者，可能会导致剩余肝脏或移植物太小。在这种情况下，患者可能会面临一系列并发症，这是因为移植物对于患者来说太小导致的。

小肝综合征（SFSS）是在肝切除、活体肝移植或部分原位肝移植术后，肝脏质量不足以维持患者的代谢需求时出现的一系列体征和症状。自 20 世纪 70 年代以来，SFSS 就被人们所知，当时 Thomas E. Starzl 描述了一系列并发症，如长期的高胆红素血症、脑病和凝血病发生在一个接受 90% 肝切除术的年轻患者身上[1]。然而，SFSS 在 20 世纪 90 年代末的活体肝移植领域才首次被描述为一种综合征。当时需要最大限度地减少供体术后肝功能不全和术后并发症的风险，这导致部分移植物相对较小[2, 3]。即使这样，在活体肝移植或大范围肝切除术后，SFSS 也很难与其他并发症鉴别，如急性排斥反应、流出道梗阻和败血症，这些并发症通常会损害肝脏再生，从而导致肝衰竭。由于肝脏再生、术后并发症、最小肝脏质量和 SFSS 之间有密切的联系，在解决这个问题时必须牢记肝脏再生过程和肝脏基础生理。

13.2　定义

由于上述问题，对 SFSS 的定义还没有完全达成共识，很难将其与脓毒症或术后并发症等其他病理过程区分。同样，其发病率、预后、危险因素和潜在治疗的定义也难以统一。小尺寸（small-for-size，SFS）移植物通常可以定义为小于满足患者代谢需求所需的肝脏重量（或体积）的移植物。SFSS 表现为凝血障碍、顽固性腹水、长时间黄疸、脑病和低蛋白血症，常合并消化道出血、延迟性肾功能损害、脓毒症和多器官衰竭[4]。少数文献通过对化验临界值（cut-off value）和并发症出现时的术后天数（postoperative day，POD）的评估，对 SFSS 做出了具体定义（表 13-1）。Soejima 等对 SFSS 的定义如下：无其他特殊原因，术后 7 天（POD 7）出现胆汁淤积（总胆红素 > 10 mg/dl），POD 14 顽固性腹水的日产量 > 1L，POD 28 腹水日产量 > 500ml[5, 6]。Humar 等使用了类似的定义：他们认为 SFSS 的诊断标准是 POD7 后血清胆红素 > 10 mg/dl，国际标准化比率（INR）> 1.5，以及腹水量 > 2L/d，没有明显的技术问题，如血管血栓形成或狭窄[7]。Dahm 等提出了更具体的定义[8]，将 SFSS 分为两类：SFS 功能障碍和 SFS 无功能。SFS 功能障碍被定义为在排除其他原因后的第一周内 "小肝" 移植物（GRWR < 0.8%）的功能障碍。移植物功能障碍的诊断标准为连续 3 天出现以下两种表现：胆红素水平 > 100μmol/L，INR > 2 和脑病 3 级或 4

表 13-1　小肝综合征（SFSS）的定义

作者	术语	定义
Kiuchi 等[10]	SFS 移植物	GRWR < 0.8%，术后胆汁分泌差，合成功能延迟，胆汁淤积时间延长，顽固性腹水，继发脓毒症，病死率高
Dahm 等[8]	SFS 功能障碍	胆红素水平 > 100 μmol/L，INR > 2，脑病 3 级或 4 级（诊断标准为连续 3 天出现 2 种情况）
	SFS 无功能	术后第 1 周小移植物衰竭（GRWR < 0.8%）
Balzan 等[9]	肝衰竭	术后第 5 天 PT < 50% 与血清胆红素 > 50 μmol/L
Soejima 等[6]	小肝综合征	术后第 7 天存在胆汁淤积（总胆红素 > 10mg/dl）和顽固性腹水，在术后第 14 天记录每天产生腹水 > 1L，在术后经 28 天记录每天产生腹水 > 500ml，无其他特殊原因
Humar 等[7]	小肝综合征	术后第 7 天后血清胆红素 > 10mg/dl，INR > 1.5，每天产生腹水 > 2L，无明显技术问题，如血管栓塞或狭窄
Ikegami 等[12]	延迟功能性高胆红素血症	术后第 7 天，总胆红素连续 7 天 > 20mg/dl，排除技术、免疫和肝炎因素

注：GRWR. 移植物 / 受体重量比；INR. 国际标准化比率；PT. 凝血酶原时间

级。SFS 无功能定义为术后第一周"小肝"移植物（GRWR < 0.8%）衰竭。在切除手术中，另一个潜在的定义是所谓的"50-50 标准"，即术后第 5 天凝血酶原活动度 < 50% 和血清胆红素 > 50μmol/L。这些简单的参数可以准确地预测肝切除术后 50% 以上的死亡率[9]。虽然这些标准可有效预测术后死亡率，但并不能确定术前预测因素，如 SFS 残肝。

在 LDLT 领域，有学者提出了其他一些定义，特别是与受体 SFSS 进展有关的对移植物的大小（或大小 / 重量比）的定义。Kiuchi 等将 SFS 移植物定义为 GRWR < 0.8%，且术后胆汁分泌不良、合成功能延迟、胆汁淤积时间延长、顽固性腹水及随后的脓毒性并发症和高死亡率[10]。类似地，Sugawara 等报道，移植物体积 / 标准肝体积比（graft volume/standard liver volume ratio，GV/SLV）< 40% 与存活率降低和肝功能指标恢复时间延长有关[11]。Ikegami 等定义了一个与 SFSS 类似的概念，称为"延迟功能性高胆红素血症"。他们将其定义为 POD 7 后总胆红素 > 20 mg/dl 连续出现 7 天，排除技术、免疫和肝炎因素[12]。然

而，这些标准却难以进行大型多中心的前瞻性验证，不仅因为 SFSS 定义多样，还因为肝脏体积（表 13-2）和手术方式（切除手术或 LDLT）的定义也不同。

表 13-2　肝体积命名法

TLV	肝脏总体积（total liver volume）
SLV	标准肝体积（standardized liver volume）
FRL	预留残肝（future remnant liver）
SFRL	标准化预留残肝（standardized future remnant liver）
GRWR	移植物与受体重量比（graft-to-recipient weight ratio）
GWR	移植物重量比（graft weight ratio）
VR	体积比（volume ratio）

13.3　病理生理学

SFSS 的机制，特别是在潜在肝病的情况下，仍不清楚。

解剖病理特征表现为门静脉和门静脉窦周内

皮剥脱、门静脉窦周严重充血伴破裂和血栓形成、Disse 间隙塌陷[13]、小叶中心肝管胆汁淤积和小叶中心肝细胞微泡脂肪变性[14, 15]。

SFSS 可能是一种多因素现象，包括供肝实质状态和患者（LDLT 受者）相关的因素。这种病理过程发展的两个主要参与者似乎是肝再生受损以及门静脉流量（portal vein flow，PVF）和压力（portal vein pressure，PVP）的增加[16]。起始事件被认为是通过小肝移植物的高动力 PVF，这导致肝窦内皮细胞的剪切力损伤和门静脉结缔组织局灶性出血，从而损害肝脏微循环，导致充血和随后的肝细胞坏死与肝衰竭[17, 18]。肝窦内皮和库普弗细胞损伤会导致炎症细胞因子的释放（如肿瘤坏死因子 α[19] 和白细胞介素 -6[20]），它们都参与肝脏的再生进程[21]。此外，继发于炎症反应的血管收缩基因的上调[22] 会导致局灶性血管痉挛，从而导致功能性去动脉化、缺血性胆管炎和实质缺血[23]。尽管涉及急性期蛋白或补体因子的炎症级联反应是肝脏再生的触发因素，但据推测，在大量肝实质丧失或存在潜在病理状态的情况下，它们的过量可能会导致器官衰竭[4]。其他学者假设，当血管损伤时，对门静脉高灌注的自然反应会变成病理性反应，导致肝实质或胆道缺血[15]。

还有另一种血管机制被认为是重要的参与者，尤其是在 LDLT[24, 25] 中，它与肝脏生理学密切相关：肝动脉缓冲反应（hepatic arterial buffer response，HABR）[26]。事实上，肝脏不控制 PVF，只是内脏器官血液的流出道。在 PVF 过量的情况下，整个肝脏血流量通过肝动脉流量的下调而保持恒定，同时会影响胆道树的血供。已经证实，在肝硬化患者进行大范围肝切除术或 LDLT 植入小移植物后，增加的 PVF 和 PVP 可导致动脉流量显著减少[27]。另外，以往的研究表明，PVF 升高或剪切力升高可诱导肝再生，PVF 不足会导致肝萎缩和肝衰竭[14, 28]。Yagi 等已经研究了压力的"窗口"，他们证明 PVP 高于 20 mmHg 与 LDLT 后患者发生腹水、菌血症、胆汁淤积、凝血病和高胆红素血症发生率有关[29]，但同时证明在

PVF 增加的情况下，PVP 低于 15 mmHg 时肝功能更好[30]。以上结论可以转化为一个概念，就是高顺应性（PVF/PVP）特别有利于肝再生。Allard 等记录了类似的发现。他们证实肝切除术后 PVP 超过 21mmHg 可预测大范围肝切除患者肝衰竭的发生和死亡率[31]。因此，根据所描述的 SFSS 病理生理学，可以说 PVP 和 PVF 是其发展的主要因素，而不仅仅是残余肝脏（或移植物）大小。

13.4　临床表现

SFSS 的典型特征性体征和症状在肝切除术后肝衰竭（PLF）中也会出现：事实上，特别是在有关大范围肝切除术的文献中，这两个定义经常重叠[9, 31, 32]。临床特征是长时间功能性胆汁淤积、顽固性腹水、凝血酶原时间恢复延迟和脑病[3]。这些症状和体征常同时出现，严重程度各不相同，并且临床演变各异，可从长期轻度胆汁淤积到急性肝衰竭[32]。SFSS 在术后第 1～4 周呈亚急性进展，表现为黄疸加重、中度腹水和肝性脑病[5, 8, 15]。Edmond 等认为术中胆汁分泌减少应作为第一个征象，但他们承认应该在术后第 1 周内在临床上确定诊断[3]。脑病的评估是一个重要的标志，由于手术压力或麻醉剂使用等外科和药物因素混杂，术后早期评估可能具有挑战性[33]。氨基转移酶水平通常不会同步升高，在移植后早期似乎更高[34]，而胆红素水平和每日腹水产生量在术后 3～7 天开始增加，并持续 1～2 个月[6, 35]。其他临床表现包括脓毒症、胃肠道出血、大便减少和由大量腹水导致的肾前性肾衰竭[4, 18]。需要阐明的是 SFSS 并不一定会导致患者死亡或移植物丢失，这一点很重要。

移植后 SFSS 与大范围肝切除后 SFSS 之间的主要区别在于肝组织的功能阈值，低于该阈值会导致 SFSS。在肝切除术中，0.6% 的肝脏 / 体重比（或自身肝脏的 20%）对于非肝硬化患者通常是足够的[36-38]，而在部分肝移植后至少需要 0.8% 的比率[10, 39]。其原因尚不完全清楚，但可

能与缺血再灌注损伤、门静脉高压、移植物去神经支配和免疫抑制有关[4]。

13.5 预防或减轻 SFSS 的策略

13.5.1 移植肝体积 / 预留残肝体积评估

在过去，术前评估关注的是切除肝脏的体积。现在，评估转变为准确定义在 LDLT 后受者或肝切除后患者获得满意存活率所需的最小肝脏体积。在肝切除术或 LDLT 前计算肝脏体积有多种方法，但没有一种方法是完美的。预计标准肝脏体积（estimated liver volume，ESLV）通常由 CT 计算获得并以毫升（ml）为单位[40]。已经有研究假设肝脏重量和体积相等，但一些研究建议使用换算系数 1.19 ml/g 才能正确预测[41]。此外，通过 CT 扫描估计的肝脏体积与切除的肝脏实际重量相关，平均绝对误差为 64.9 ml[42]。Troisi 等的研究提示，所有移植物都比预期的要小，估计的移植物体积和实际移植物重量之间的平均差异为 22%（范围为 0.2% ～ 36%）[43]。他们还指出来自不同种族的数据可能并不适用于彼此[44-46]。

尽管一些研究报道了使用 GRWR ≥ 0.6% 移植物的成功移植，特别是在没有门静脉高压症和 Child 分级为 A 级的患者中[47, 48]，但在 LDLT 中，推荐 GRWR ≥ 0.8% 或移植物重量比（GWR）≥ 30%，以实现移植物和患者存活率 > 90%[10, 11]。

在健康肝脏上，肝切除术的适应证应基于预留残肝（future remnant liver，FRL）体积 / SLV 比值 [其中 SLV 估计为 -794.41+1267.28 × 体表面积（m²）]，以及 FRL 体积 / 患者体重比，分别以 20% 和 0.5% 作为阈值[46, 49, 50]。正常肝脏推荐肝切除术后最小功能性 FRL 体积 ≥ 20%，在伴有中度至重度脂肪变性、胆汁淤积、纤维化、肝硬化或化疗后的"受伤"肝脏中 FRL ≥ 40%[38, 51, 52]。FRL 小于全肝容积（total liver volume，TLV）的 20% ～ 30% 会导致并发症发生率和死亡率增高，尤其与败血症和肝衰竭相关[53]。

13.5.2 增加预留残肝体积 / 移植物体积的术前策略

大范围肝切除术的风险评估主要取决于术前对切除术后肝功能障碍的准确预测。事实上，即使在肝脏正常的患者中，如果 FRL/TLV < 25%，术后发生肝功能障碍的概率为 90%。相对而言，对于 FRL/TLV 超过 25% 的患者则不会发生[52]。如果 FRL 不足以满足假设的未来代谢需求，可以采用多种策略来增加肝脏体积，防止肝切除术后 SFSS 和 PLF。

门静脉栓塞（portal vein embolization，PVE）是目前诱导 FRL 增生和降低扩大范围肝切除术后 SFSS 风险的基准。最初由 Makuuchi 在 1984 年描述[54]，它是一种耐受性良好的技术，超过 80% 的患者在 4 ～ 6 周 FRL 增大 30% ～ 40%，可在 PVE 后约 6 周进行肝切除手术[55]。接受 PVE 后，70% ～ 100% 的患者可以安全地进行半肝切除或大范围肝切除术，据报道围术期并发症发生率和死亡率分别低于 15% 和 0 ～ 7%[56, 57]。此外，PVE 后增生失败的患者则被认为肝脏再生能力受损而不能耐受大范围肝切除术[58]。门静脉结扎（portal vein ligation，PVL）的效果与 PVE 大致相当[59]，但尚无对照研究清楚地说明何种方法更好。

PVL 尤其适用于接受两步法肝切除术的患者。这一治疗策略是通过两次外科手术切除发生在两侧肝叶的多发肿瘤，第一步是对预留残肝进行小范围切除或消融，同时在对侧半肝行 PVL，第二步是大范围肝切除术。两次手术的间隔通常是 4 ～ 6 周，在此期间 FRL 再生[38, 60]。

一种新的两步手术策略在肝脏外科中得到了广泛的应用，这就是所谓的"联合肝脏离断和门静脉结扎的二步法肝切除术（associating liver partition and portal vein ligation for staged hepatectomy，ALPPS）"[61]。第一步在不切除实质的情况下，进行右侧 PVL 与实质离断相结合来加速增生。阻断和结扎 4 段的所有门静脉交通支是促进肝再生的机制，在短时间内，肝再生增加中位数约 64%。第二步手术通常在第一次手术后 5 ～ 8 天进行[62]。已经描述了这种手术的几种改进，其中许多都是为了最大限度地减少手术压力，特别是第一步，利用腹腔镜手术和微波消融的组合，如腹腔镜微波消融和门静脉结扎分期肝切除术（LAPS）[63, 64]。

在 LDLT 中，使用来自两个不同供体的左叶进行双供肝移植[65-67]和保留受者部分自身肝脏的辅助移植[68-70]（图 13-1），是增加移植物体积的两种措施。据报道，这两种方式都是有效的，但为一个受体将两个供体置于风险之中的道德问题使双重移植受到限制。另一方面，OLT 的新适应证正在被研究，因此辅助移植越来越受欢迎，如转移性结直肠癌[71]。在这种情况下，一些学者最近探索了一种称为"RAPID 概念"的解决方案：切除并辅助性移植肝脏 2 ～ 3 段，等辅助移植物

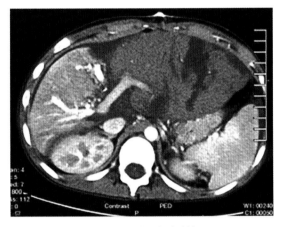

图 13-1　辅助左叶移植

增生后行延期全肝切除[72, 73]。

13.5.3　预计发生 SFSS 的术中治疗

有报道称，PVF > 260ml/（min · 100g）和 PVP 升高的 SFS 移植物的移植效果较差[74, 75]。如果 PVF 过高和（或）移植物小（GRWR < 0.8%），可以使用几种不同的技术来降低 PVF（图 13-2）和克服移植物过度灌注，尽管对它们的适应证没有完全共识，包括：门 - 腔半转位术（hemi-portocaval shunt, HPCS）、肠 - 腔静脉分流术、脾 - 肾分流术、脾切除术或脾动脉结扎术（splenic artery ligation, SAL）及栓塞术（splenic artery embolization, SAE）。Boillot 等首次报道了一例 GRWR 为 0.61% 的 LDLT 病例，通过结扎近端肠系膜上静脉和肠 - 腔静脉分流术成功降低 PVP[76]。在动物模型中，侧侧 HPCS 使生存改善（57% vs.0），PVP 和 PVF 降低，窦内上皮受到保护。分流的大小至关重要，因为在 HPCS 分流过大的情况下，动物会因再生不足而死亡[77]。其他策略也在研究中，如构建连接移植物门静脉分支到循环系统的 HPCS[78]，或在手术后使用暂时的门静脉分流术[79]。Yamada 等报道了在 PVP > 20 mmHg 的 SFS 移植中使用 HPCS（GRWR ～ 0.6%）可获得 100% 的移植存活率[80]。然而，PVF 从移植物到体循环的"窃血现象"值得关注，一些经验表明，HPCS 可能在活体肝移植早期克服 SFSS，但在后期会引起移植物萎缩和移植物功能障碍[81]。

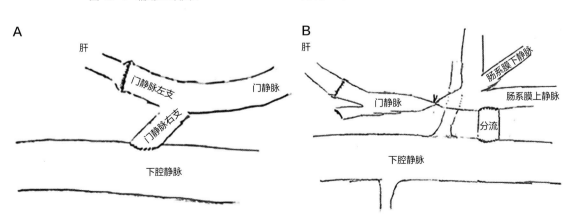

图 13-2　A. 降低门静脉压力的门 - 腔分流术；B. 肠 - 腔静脉分流术

已发现 PVF 与移植物 / 受体脾脏体积比呈正相关[82]，因此脾切除术、SAL 或 SAE 被认为是降低 PVF 和 PVP 的有效方法。众所周知，SAL 可以将 PVP 降低 5mmHg，同时平均减少 52% 的门静脉流量[83]。这是调控入肝血流最常用的方法[84]。是否在 SAL 后行脾切除术取决于移植物 PVF 控制得是否满意[85, 86]，但许多学者尝试单独脾切除术作为减少 PVP 的方法[86, 87]。另一些学者报道了 SAE 作为移植后 SFSS 的抢救治疗的实用性[88, 89]。有研究报道，SAE 在降低 PVP 方面的作用与 SAL 相当[68]。

在 LDLT 中，不仅门静脉过度灌注会影响肝功能，静脉流出量减少也可能影响肝功能[24, 25, 90]：建议在右叶 LDLT 时重建直径 > 10mm 的副肝静脉，以最大限度地增加静脉流出（图 13-3）和间接利于肝脏灌注[91]。Chan 等也认为当流出量最大化时，没有观察到门静脉灌注和 SFSS 之间的相关性[92]。

人们对使用可调节内脏血流或靶向肝脏内皮细胞功能障碍的新型药物来调节 LDLT 和慢性肝病中门静脉高压的兴趣越来越大[93]。据报道，奥曲肽可在 LDLT 再灌注后的早期降低 PVP[94]。类似地，在动物模型 FK409 中，一种有效的一氧化氮释放剂已被证明可通过降低门静脉高压和下调 Egr-1 通路来改善 SFS 移植物损伤[23]。

13.6 治疗

SFSS 没有确切的治疗方法。基本策略是对症治疗或观望，直到移植物再生。大量腹水通常会持续 1 ～ 2 个月，然后逐渐减少，因此必须进行积极的液体和白蛋白复苏以预防肾衰竭。没有凝血功能障碍的高胆红素血症通常会在 1 个月内消退。体外肝脏支持（extracorporeal liver support，ELS）系统尚未在 SFSS 患者中进行广泛评估。一项荟萃分析和系统评价表明，ELS 可以提高急性肝衰竭患者的存活率，但没有一项研究包括术后 SFSS 或 PLF 患者[95]。强烈鼓励早期肠内营养以降低败血症的发生率[96]。应避免使用有肝毒性和肾毒性的精神镇静药（机械通气除外）。在对症治疗方面，通常建议使用乳果糖纠正脑病，而给予甘露醇可降低颅内高压。

13.7 小结

PLF 和 SFSS 可以被视为同义词，因为两者都可以出现相同的临床表现，如胆汁淤积、凝血功能障碍和腹水的产生，甚至不可逆的器官功能丧失和患者死亡。SFSS 的发生不仅取决于移植物体积，还取决于多种负面因素的综合，尤其是门静脉灌注过度。尽管不常见，SFSS 一旦发生则具有很高的并发症发生率和死亡率。在手术前

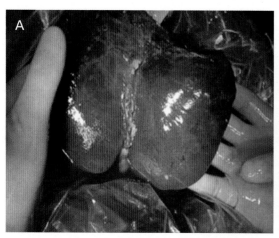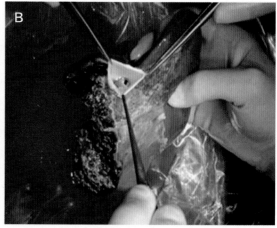

图 13-3 小尺寸移植物（A）带有静脉补片（B）以最大化流出

准确评估移植物或 FRL 体积，以及测量峰值 PVF 和 PVP 是必不可少的，这将指导早期的干预措施。如果要进行大范围肝切除或植入小移植物，确保手术技术和血管流入道 / 流出道处于最佳状态是至关重要的。使用 PVF 分流来保护肝功能和避免破坏性过度灌注越来越多地被用于避免移植后 SFSS，但围术期药物治疗的应用仍有待在动物模型之外进行验证。越来越多的移植物需求和新适应证的探讨，如转移性结直肠癌，不仅会促进部分小移植物的移植，还会改变受者的生理功能。事实上，非肝硬化患者的代谢需求和门静脉系统压力与肝硬化患者是不同的。深化 SFSS 的认知和管理可以避免移植物丢失和死亡率的增加，对小移植物极致使用至关重要。

（王 舒 译，吴晓峰 林栋栋 审校）

参考文献

[1] Starzl T, Putnam C, Groth C, et al. Alopecia, ascites, and incomplete regeneration after 85 to 90 per cent liver resection. Am J Surg, 1975, 129:587–590.

[2] Kam I, Lynch S, Svanas G, et al. Evidence that host size determines liver size: studies in dogs receiving orthotopic liver transplants. Hepatology, 1987, 7:362–366.

[3] Emond JC, Renz JF, Ferrell LD, et al. Functional analysis of grafts from living donors. Implications for the treatment of older recipients. Ann Surg, 1996, 224:544–552, discussion 52–54.

[4] Clavien PA, Oberkofler CE, Raptis DA, et al. What is critical for liver surgery and partial liver transplantation: size or quality? Hepatology, 2010, 52:715–729.

[5] Soejima Y, Shimada M, Suehiro T, et al. Outcome analysis in adult-to-adult living donor liver transplantation using the left lobe. Liver Transpl, 2003, 9:581–586.

[6] Soejima Y, Taketomi A, Yoshizumi T, et al. Feasibility of left lobe living donor liver transplantation between adults: an 8-year, single-center experience of 107 cases. Am J Transplant, 2006, 6:1004–1011.

[7] Humar A, Beissel J, Crotteau S, et al. Delayed splenic artery occlusion for treatment of established small-for-size syndrome after partial liver transplantation. Liver Transpl, 2009, 15:163–168.

[8] Dahm F, Georgiev P, Clavien PA. Small-for-size syndrome after partial liver transplantation: definition, mechanisms of disease and clinical implications. Am J Transplant, 2005, 5:2605–2610.

[9] Balzan S, Belghiti J, Farges O, et al. The "50-50 criteria" on postoperative day 5: an accurate predictor of liver failure and death after hepatectomy. Ann Surg, 2005, 242:824–828, discussion 828–829.

[10] Kiuchi T, Kasahara M, Uryuhara K, et al. Impact of graft size mismatching on graft prognosis in liver transplantation from living donors. Transplantation, 1999, 67:321–327.

[11] Sugawara Y, Makuuchi M, Takayama T, et al. Small-for-size grafts in living-related liver transplantation. J Am Coll Surg, 2001, 192:510–513.

[12] Ikegami T, Shirabe K, Yoshizumi T, et al. Primary graft dysfunction after living donor liver transplantation is characterized by delayed functional hyperbilirubinemia. Am J Transplant, 2012, 12:1886–1897.

[13] Man K, Lo CM, Ng IO, et al. Liver transplantation in rats using small-for-size grafts: a study of hemodynamic and morphological changes. Arch Surg, 2001, 136:280–285.

[14] Asakura T, Ohkohchi N, Orii T, et al. Portal vein pressure is the key for successful liver transplantation of an extremely small graft in the pig model. Transpl Int, 2003, 16:376–382.

[15] Demetris AJ, Kelly DM, Eghtesad B, et al. Pathophysiologic observations and histopathologic recognition of the portal hyperperfusion or small-for-size syndrome. Am J Surg Pathol, 2006, 30:986–993.

[16] Golriz M, Majlesara A, El Sakka S, et al. Small for size and flow (SFSF) syndrome: An alternative description for posthepatectomy liver failure. Clin Res Hepatol Gastroenterol, 2016, 40:267–275.

[17] Kelly DM, Demetris AJ, Fung JJ, et al. Porcine partial liver transplantation: a novel model of the "small-for-size" liver graft. Liver Transpl, 2004, 10:253–263.

[18] Tucker O, Heaton NJ. The 'small for size' liver syndrome. Curr Opin Crit Care, 2005, 11:150–155.

[19] Yamada Y, Kirillova I, Peschon JJ, Fausto N. Initiation of liver growth by tumor necrosis factor: deficient liver regeneration in mice lacking type I tumor necrosis factor receptor. Proc Natl Acad Sci U S A, 1997, 94:1441–1446.

[20] Cressman DE, Greenbaum LE, DeAngelis RA, et al. Liver failure and defective hepatocyte regeneration in interleukin-6-deficient mice. Science, 1996,

274:1379–1383.

[21] Panis Y, McMullan DM, Emond JC. Progressive necrosis after hepatectomy and the pathophysiology of liver failure after massive resection. Surgery, 1997, 121:142–149.

[22] Yang ZF, Ho DWY, Chu ACY, et al. Linking inflammation to acute rejection in small-for-size liver allografts: the potential role of early macrophage activation. Am J Transplant, 2004, 4:196–209.

[23] Man K, Lee TK, Liang TB, et al. FK 409 ameliorates small-for-size liver graft injury by attenuation of portal hypertension and down-regulation of Egr-1 pathway. Ann Surg, 2004, 240:159–168.

[24] Marcos A, Olzinski AT, Ham JM, et al. The interrelationship between portal and arterial blood flow after adult to adult living donor liver transplantation. Transplantation, 2000, 70:1697–1703.

[25] Smyrniotis V, Kostopanagiotou G, Kondi A, et al. Hemodynamic interaction between portal vein and hepatic artery flow in small-for-size split liver transplantation. Transpl Int, 2002, 15:355–360.

[26] Lautt WW. Relationship between hepatic blood flow and overall metabolism: the hepatic arterial buffer response. Fed Proc, 1983, 42:1662–1666.

[27] Michalopoulos GK. Liver regeneration after partial hepatectomy: critical analysis of mechanistic dilemmas. Am J Pathol, 2010, 176:2–13.

[28] Eguchi S, Yanaga K, Sugiyama N, et al. Relationship between portal venous flow and liver regeneration in patients after living donor right-lobe liver transplantation. Liver Transpl, 2003, 9:547–551.

[29] Yagi S, Iida T, Taniguchi K, et al. Impact of portal venous pressure on regeneration and graft damage after living-donor liver transplantation. Liver Transpl, 2005, 11:68–75.

[30] Yagi S, Iida T, Hori T, et al. Optimal portal venous circulation for liver graft function after living-donor liver transplantation. Transplantation, 2006, 81:373–378.

[31] Allard MA, Adam R, Bucur PO, et al. Posthepatectomy portal vein pressure predicts liver failure and mortality after major liver resection on noncirrhotic liver. Ann Surg, 2013, 258:822–9, discussion 829–830.

[32] Serenari M, Cescon M, Cucchetti A, Pinna AD. Liver function impairment in liver transplantation and after extended hepatectomy. World J Gastroenterol, 2013, 19:7922–7929.

[33] Mullen JT, Ribero D, Reddy SK, et al. Hepatic insufficiency and mortality in 1,059 noncirrhotic patients undergoing major hepatectomy. J Am Coll Surg, 2007, 204:854–862.

[34] Chen PX, Yan LN, Wang WT. Outcome of patients undergoing right lobe living donor liver transplantation with small-for-size grafts. World J Gastroenterol, 2014, 20:282–289.

[35] Hammond JS, Guha IN, Beckingham IJ, Lobo DN. Prediction, prevention and management of postresection liver failure. Br J Surg, 2011, 98:1188–1200.

[36] Abdalla EK, Barnett CC, Doherty D, et al. Extended hepatectomy in patients with hepatobiliary malignancies with and without preoperative portal vein embolization. Arch Surg, 2002, 137:675–681.

[37] Ribero D, Abdalla E, Madoff D, et al. Portal vein embolization before major hepatectomy and its effects on regeneration, resectability and outcome. Br J Surg, 2007, 94:1386–1394.

[38] Adam R, Laurent A, Azoulay D, et al. Two-stage hepatectomy: a planned strategy to treat irresectable liver tumors. Ann Surg, 2000, 232:777–785.

[39] Fan ST, Lo CM, Liu CL, et al. Determinants of hospital mortality of adult recipients of right lobe live donor liver transplantation. Ann Surg, 2003, 238:864–9, discussion 869–870.

[40] Urata K, Kawasaki S, Matsunami H, et al. Calculation of child and adult standard liver volume for liver transplantation. Hepatology, 1995, 21:1317–1321.

[41] Chan SC, Liu CL, Lo CM, et al. Estimating liver weight of adults by body weight and gender. World J Gastroenterol, 2006, 12:2217–2222.

[42] Kubota K, Makuuchi M, Kusaka K, et al. Measurement of liver volume and hepatic functional reserve as a guide to decision-making in resectional surgery for hepatic tumors. Hepatology, 1997, 26:1176–1181.

[43] Troisi R, Cammu G, Militerno G, et al. Modulation of portal graft inflow: a necessity in adult living-donor liver transplantation? Ann Surg, 2003, 237:429–436.

[44] Chandramohan A, Eapen A, Govil S, et al. Determining standard liver volume: assessment of existing formulae in Indian population. Indian J Gastroenterol, 2007, 26:22–25.

[45] Yu HC, You H, Lee H, et al. Estimation of standard liver volume for liver transplantation in the Korean population. Liver Transpl, 2004, 10:779–783.

[46] Vauthey JN, Abdalla EK, Doherty DA, et al. Body surface area and body weight predict total liver volume in Western adults. Liver Transpl, 2002, 8:233–240.

[47] Ben-Haim M, Emre S, Fishbein TM, et al. Critical

graft size in adult-to-adult living donor liver transplantation: impact of the recipient's disease. Liver Transpl, 2001, 7:948–953.

［48］Soejima Y, Shirabe K, Taketomi A, et al. Left lobe living donor liver transplantation in adults. Am J Transplant, 2012, 12:1877–1885.

［49］Golse N, Bucur PO, Adam R, et al. New paradigms in post-hepatectomy liver failure. J Gastrointest Surg, 2013, 17:593–605.

［50］Truant S, Oberlin O, Sergent G, et al. Remnant liver volume to body weight ratio ≥ 0.5%: a new cut-off to estimate postoperative risks after extended resection in noncirrhotic liver. J Am Coll Surg, 2007, 204:22–33.

［51］Zorzi D, Laurent A, Pawlik TM, et al. Chemotherapy-associated hepatotoxicity and surgery for colorectal liver metastases. Br J Surg, 2007, 94:274–286.

［52］Shoup M, Gonen M, D'Angelica M, et al. Volumetric analysis predicts hepatic dysfunction in patients undergoing major liver resection. J Gastrointest Surg, 2003, 7:325–330.

［53］Schindl MJ, Redhead DN, Fearon KC, et al. The value of residual liver volume as a predictor of hepatic dysfunction and infection after major liver resection. Gut, 2005, 54:289–296.

［54］Makuuchi M, Thai BL, Takayasu K, et al. Preoperative portal embolization to increase safety of major hepatectomy for hilar bile duct carcinoma: a preliminary report. Surgery, 1990, 107:521–527.

［55］Hemming AW, Reed AI, Howard RJ, et al. Preoperative portal vein embolization for extended hepatectomy. Ann Surg, 2003, 237:686–91, discussion 691–693.

［56］Abdalla E, Hicks M, Vauthey JN. Portal vein embolization: rationale, technique and future prospects. Br J Surg, 2001, 88:165–175.

［57］Abulkhir A, Limongelli P, Healey AJ, et al. Preoperative portal vein embolization for major liver resection: a meta-analysis. Ann Surg, 2008, 247:49–57.

［58］Farges O, Belghiti J, Kianmanesh R, et al. Portal vein embolization before right hepatectomy: prospective clinical trial. Ann Surg, 2003, 237:208–217.

［59］Capussotti L, Muratore A, Baracchi F, et al. Portal vein ligation as an efficient method of increasing the future liver remnant volume in the surgical treatment of colorectal metastases. Arch Surg, 2008, 143:978–982.

［60］Jaeck D, Oussoultzoglou E, Rosso E, et al. A two-stage hepatectomy procedure combined with portal vein embolization to achieve curative resection for initially unresectable multiple and bilobar colorectal liver metastases. Ann Surg, 2004, 240:1037–1049. discussion 1049–1051.

［61］Schnitzbauer AA, Lang SA, Goessmann H, et al. Right portal vein ligation combined with in situ splitting induces rapid left lateral liver lobe hypertrophy enabling 2-staged extended right hepatic resection in small-for-size settings. Ann Surg, 2012, 255:405–414.

［62］Björnsson B, Sparrelid E, Røsok B, et al. Associating liver partition and portal vein ligation for staged hepatectomy in patients with colorectal liver metastases – Intermediate oncological results. Eur J Surg Oncol, 2016, 42:531–537.

［63］Gringeri E, Boetto R, D'Amico FE, et al. Laparoscopic microwave ablation and portal vein ligation for staged hepatectomy (LAPS): a minimally invasive first-step approach. Ann Surg, 2015, 261:e42–e43.

［64］Cillo U, Gringeri E, Feltracco P, et al. Totally laparoscopic microwave ablation and portal vein ligation for staged hepatectomy. Ann Surg Oncol, 2015, 22:2787–2788.

［65］Lee S, Hwang S, Park K, et al. An adult-to-adult living donor liver transplant using dual left lobe grafts. Surgery, 2001, 129:647–650.

［66］Soejima Y, Taketomi A, Ikegami T, et al. Living donor liver transplantation using dual grafts from two donors: a feasible option to overcome small-for-size graft problems? Am J Transplant, 2008, 8:887–892.

［67］Xu Y, Chen H, Yeh H, et al. Living donor liver transplantation using dual grafts: Experience and lessons learned from cases worldwide. Liver Transpl, 2015, 21:1438–1448.

［68］Kasahara M, Takada Y, Egawa H, et al. Auxiliary partial orthotopic living donor liver transplantation: Kyoto University experience. Am J Transplant, 2005, 5:558–565.

［69］Ravaioli M, Fallani G, Cescon M, et al. Heterotopic auxiliary segment 2–3 liver transplantation with delayed total hepatectomy: new strategies for nonresectable colorectal liver metastases. Surgery, 2018, 164:601–603.

［70］Cillo U, Bassanello M, Vitale A, et al. Isoniazid-related fulminant hepatic failure in a child: assessment of the native liver's early regeneration after auxiliary partial orthotopic liver transplantation. Transpl Int, 2005, 17:713–716.

［71］Dueland S, Guren TK, Hagness M, et al. Chemotherapy or liver transplantation for nonresectable liver metastases from colorectal cancer? Ann Surg, 2015, 261:956–960.

[72] Line PD, Hagness M, Berstad AE, et al. A novel concept for partial liver transplantation in nonresectable colorectal liver metastases: the RAPID concept. Ann Surg, 2015, 262:e5–e9.

[73] Königsrainer A, Templin S, Capobianco I, et al. Paradigm shift in the management of irresectable colorectal liver metastases: living donor auxiliary partial orthotopic liver transplantation in combination with two-stage hepatectomy (LD-RAPID). Ann Surg, 2018. https://doi.org/10.1097/SLA.0000000000002861. [Epub ahead of print].

[74] Ito T, Kiuchi T, Yamamoto H, et al. Changes in portal venous pressure in the early phase after living donor liver transplantation: pathogenesis and clinical implications. Transplantation, 2003, 75:1313–1317.

[75] Troisi R, de Hemptinne B. Clinical relevance of adapting portal vein flow in living donor liver transplantation in adult patients. Liver Transpl, 2003, 9:S36–e41.

[76] Boillot O, Delafosse B, Méchet I, et al. Small-for-size partial liver graft in an adult recipient, a new transplant technique. Lancet, 2002, 359:406–407.

[77] Wang H, Ohkohchi N, Enomoto Y, et al. Effect of portocaval shunt on residual extreme small liver after extended hepatectomy in porcine. World J Surg, 2006, 30:2014–2022.

[78] Takada Y, Ueda M, Ishikawa Y, et al. End-to-side portocaval shunting for a small-for-size graft in living donor liver transplantation. Liver Transpl, 2004, 10:807–810.

[79] Taniguchi M, Shimamura T, Suzuki T, et al. Transient portacaval shunt for a small-for-size graft in living donor liver transplantation. Liver Transpl, 2007, 13:932–934.

[80] Yamada T, Tanaka K, Uryuhara K, et al. Selective hemi-portocaval shunt based on portal vein pressure for small-for-size graft in adult living donor liver transplantation. Am J Transplant, 2008, 8:847–853.

[81] Oura T, Taniguchi M, Shimamura T, et al. Does the permanent portacaval shunt for a small-for- size graft in a living donor liver transplantation do more harm than good? Am J Transplant, 2008, 8:250–252.

[82] Cheng YF, Huang TL, Chen TY, et al. Liver graft-to-recipient spleen size ratio as a novel predictor of portal hyperperfusion syndrome in living donor liver transplantation. Am J Transplant, 2006, 6:2994–2999.

[83] Hwang S, Lee SG, Park KM, et al. Hepatic venous congestion in living donor liver transplantation: preoperative quantitative prediction and follow-up using computed tomography. Liver Transpl, 2004, 10:763–770.

[84] Troisi RI, Berardi G, Tomassini F, Sainz-Barriga M. Graft inflow modulation in adult-to-adult living donor liver transplantation: a systematic review. Transplant Rev (Orlando), 2017, 31:127–135.

[85] Ou HY, Huang TL, Chen TY, et al. Early modulation of portal graft inflow in adult living donor liver transplant recipients with high portal inflow detected by intraoperative color Doppler ultrasound. Transplant Proc, 2010, 42:876–878.

[86] Ogura Y, Hori T, El Moghazy WM, et al. Portal pressure <15 mm Hg is a key for successful adult living donor liver transplantation utilizing smaller grafts than before. Liver Transpl, 2010, 16:718–728.

[87] Wang H, Ikegami T, Harada N, et al. Optimal changes in portal hemodynamics induced by splenectomy during living donor liver transplantation. Surg Today, 2015, 45:979–985.

[88] Hill MJ, Hughes M, Jie T, et al. Graft weight/recipient weight ratio: how well does it predict outcome after partial liver transplants? Liver Transpl, 2009, 15:1056–1062.

[89] Gruttadauria S, Mandalà L, Miraglia R, et al. Successful treatment of small-for-size syndrome in adult-to-adult living-related liver transplantation: single center series. Clin Transpl, 2007, 21:761–766.

[90] Gondolesi GE, Florman S, Matsumoto C, et al. Venous hemodynamics in living donor right lobe liver transplantation. Liver Transpl, 2002, 8:809–813.

[91] García-Valdecasas JC, Fuster J, Charco R, et al. Changes in portal vein flow after adult living-donor liver transplantation: does it influence postoperative liver function? Liver Transpl, 2003, 9:564–569.

[92] Chan SC, Lo CM, Ng KK, et al. Portal inflow and pressure changes in right liver living donor liver transplantation including the middle hepatic vein. Liver Transpl, 2011, 17:115–121.

[93] Bosch J, Abraldes JG, Fernández M, García-Pagán JC. Hepatic endothelial dysfunction and abnormal angiogenesis: new targets in the treatment of portal hypertension. J Hepatol, 2010, 53:558–567.

[94] Xu X, Man K, Zheng SS, et al. Attenuation of acute phase shear stress by somatostatin improves small-for-size liver graft survival. Liver Transpl, 2006,

12:621–627.

［95］Stutchfield B, Simpson K, Wigmore SJ. Systematic review and meta-analysis of survival following extracorporeal liver support. Br J Surg, 2011, 98:623–631.

［96］Kim JM, Joh JW, Kim HJ, et al. Early enteral feeding after living donor liver transplantation prevents infectious complications: a prospective pilot study. Medicine (Baltimore), 2015, 94:e1771. https://doi. org/10.1097/MD.0000000000001771.

Matteo Serenari，Elio Jovine

14.1　简介

肿瘤负荷和（或）预留残肝（future liver remnant，FLR）是影响肝脏手术可切除性的主要因素。当 FLR 体积不足以维持术后肝功能时，可采用门静脉阻塞（portal vein occlusion，PVO）技术，如门静脉栓塞（portal vein embolization，PVE）或门静脉结扎（portal vein ligation，PVL），以增加 FLR 体积[1]。在健康肝脏中，安全切除的限度被定义为标准化预留残肝（standardized future liver remnant，sFLR）≥ 20%[2] 或 FLR/ 体重比 ≥ 0.5%[3]。如果患者被认为有潜在的肝病、长时间化疗、胆汁淤积（总胆红素 > 2.9 mg/dl）、术前影像学检查提示肝硬化或肝脂肪变性[4]，则切除的临界需要提高。

特别是在病变累及双侧肝叶的情况下，当 FLR 被认为不足以安全地进行一期肝切除术时，可以考虑二期肝切除术（two-stage hepatectomy，TSH）。在这种情况下，两种最广泛使用的外科技术是传统的二期肝切除术与联合肝脏离断和门静脉结扎的二步法肝切除术（ALPPS）。

14.2　二期肝切除术（TSH）

传统的 TSH 通常用于肿瘤累及双侧肝叶和 FLR 不足的患者。在一期手术中，通常清除预留残肝内的肿瘤，通过 PVE 或术中 PVL 完成 PVO。经典的 PVE 是在 CT 引导下行经皮经肝入

路，通过注射多种物质（氰丙烯酸盐、碘化油、明胶海绵和氰基丙烯酸正丁酯）实现对患侧肝脏门静脉的栓塞，当计划进行扩大右半（即包括第 4 段）肝切除术时，栓塞应包括 4 段门静脉分支[5]。在一期剖腹手术中结扎右 / 左门静脉分支也可实现 PVO。据报道，PVL 后的 FLR 增生程度低于 PVE，可能是由两侧肝叶之间的侧支血流阻断不完全所致[6]。然而，没有对照研究显示 PVE 优于 PVL。PVE/PVL 后，TSH 的二期手术通常在 4 ～ 8 周后进行[7]。这样长的间隔时间通常是获得足够的 FLR 增生所必需的，但在这段时间内，据报道多达 32% 的患者因疾病进展或 FLR 增生不足而失去手术机会[8]。年龄超过 70 岁，男性，肿瘤最大直径 > 5cm，血清癌胚抗原（carcinoembryonic antigen，CEA）水平大于 200ng/ml，FLR 中有 3 个或 3 个以上转移灶，术前化疗期间病情进展和肝外疾病的存在被证明是术前预测无法进行肝切除术的重要因素[9]。目前尚不清楚在一期和二期手术之间使用化疗是否可以延缓肿瘤进展和降低退出率。更有可能的是，使用某些化疗药物会损害或改变肝再生，从而增加肝切除术后肝衰竭（post-hepatectomy liver failure，PHLF）的风险和总体并发症发生率。

14.3　联合肝脏离断和门静脉结扎的二步法肝切除术

ALPPS 是一种结合 PVL 和原位肝劈离的新

技术（图 14-1），目的是实现比传统 TSH 更快的肝脏增生，完成率几乎为 100%[10]。无论肿瘤来源如何，ALPPS 方法适用于 FLR 不足的患者，并至少存在以下一种情况[11]。

- 肿瘤边缘靠近 FLR 或其血管蒂。
- 病变累及双侧肝叶且具有 PVE 禁忌证。
- PVE/PVL 失败。
- 手术探查发现肿瘤过大，手术切除范围大于术前计划。
- 剩余肝脏体积小，需要更多的增生。

在一期手术中，除 PVO 和原位肝劈离外，还可进行结直肠切除或胆道消化道吻合术。在肝实质劈离时，应避免结扎肝 4 段的小动脉，以防止肝组织坏死和术后胆漏。因此，最近有学者提倡部分肝脏劈离（3 ~ 5cm）[11]。已经证明，用部分肝脏劈离联合 PVE 来代替 PVL，即"迷你 ALPPS"，可以实现良好的残肝增生率，同时将一期手术的影响降至最低[12]。PVE 在肝门部胆管癌（Klatskin 瘤）的病例中特别有用，在这种情况下，必须首选非接触技术，以避免由操作而导致的潜在肿瘤扩散。此外，PVE 和部分劈离都可以通过腹腔镜进行，从而进一步减少一期手术的影响[13]。事实上，由于报道的并发症发生率和

死亡率较高，这些改进是在最初的 ALPPS 技术首次发表后提出的[14]。特别提示，ALPPS 国际注册中心（ALPPS International Registry）的第一个结果显示，93% 的死亡发生在二期手术之后，PHLF 是最重要的死亡原因。ALPPS 两期之间的高胆红素血症或其他的肝功能异常表现已被证明与二期术后 90 天内高死亡率相关[15]。对 ALPPS 患者肝再生和功能研究的报道指出，一期术后 1 周所记录的肝脏体积急剧增加的生物学基础被认为与肝细胞增大有关，而没有相应的肝功能增加。换句话说，肝功能在 ALPPS 后增大的肝体积表象下被高估了[16]。分子核成像技术，如 99mTc- 甲溴苯宁肝胆闪烁成像术和单光子发射计算机断层成像术（图 14-2），已被用于评估 FLR 功能，并预测 ALPPS 二期手术前 PHLF 和肝脏相关死亡率[17]。Serenari 等描述的 HIBA（Hospital Italiano de Buenos Aires）指数同时考虑到其他众所周知的风险因素，如患者的年龄、肿瘤类型、肝衰竭的发生和（或）两步手术期间的并发症，这似乎是评估二期手术正确时机、用来指导 ALPPS 决策的一个很有希望的工具。ALPPS 的目的不是取代传统的 TSH，而是探索肝脏切除的更多可能性。比较 ALPPS 和 TSH 的第一个随机对照试验的结

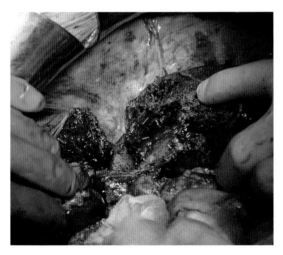

图 14-1　77 岁肝内胆管癌患者。因为术前标准化 FLR（第 2 ~ 3 段）为 20%，所以采用联合肝脏离断和门静脉结扎的二步法肝切除术。10 天后，预留残肝从 297cm³ 增加到 595cm³（100%），患者接受右三肝切除术

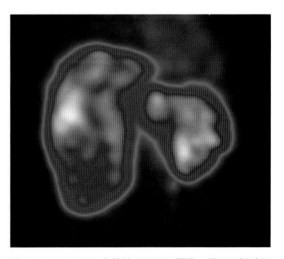

图 14-2　ALPPS 术前的 SPECT 图像，显示了切除肝脏和预留残肝的功能分布。SPECT：单光子发射计算机体层成像；ALPPS：联合肝脏离断和门静脉结扎的二步法切除术

果表明，两种技术的并发症发生率（43%）相当。然而，肿瘤学的结果仍未可知。

（曹　珂　译，吴晓峰　林栋栋　审校）

参考文献

［1］ Yang C, Rahbari NN, Mees ST, et al. Staged resection of bilobar colorectal liver metastases: surgical strategies. Langenbeck's Arch Surg, 2015, 400:633–640.

［2］ Vauthey JN, Chaoui A, Do KA, et al. Standardized measurement of the future liver remnant prior to extended liver resection: methodology and clinical associations. Surgery, 2000, 127:512–519.

［3］ Truant S, Oberlin O, Sergent G, et al. Remnant liver volume to body weight ratio ≥ 0.5%: a new cut-off to estimate postoperative risks after extended resection in noncirrhotic liver. J Am Coll Surg, 2007, 204:22–33.

［4］ Guglielmi A, Ruzzenente A, Conci S, et al. How much remnant is enough in liver resection? Dig Surg, 2012, 29:6–17.

［5］ Madoff DC, Abdalla EK, Gupta S, et al. Transhepatic ipsilateral right portal vein embolization extended to segment IV: improving hypertrophy and resection outcomes with spherical particles and coils. J Vasc Interv Radiol, 2005, 16:215–225.

［6］ Broering DC, Hillert C, Krupski G, et al. Portal vein embolization vs. portal vein ligation for induction of hypertrophy of the future liver remnant. J Gastrointest Surg, 2002, 6:905–913.

［7］ Abulkhir A, Limongelli P, Healey AJ, et al. Preoperative portal vein embolization for major liver resection: a meta-analysis. Ann Surg, 2008, 247:49–57.

［8］ Lam VWT, Laurence JM, Johnston E, et al. A systematic review of two-stage hepatectomy in patients with initially unresectable colorectal liver metastases. HPB (Oxford), 2013, 15:483–491.

［9］ Giuliante F, Ardito F, Ferrero A, et al. Tumor progression during preoperative chemotherapy predicts failure to complete 2-stage hepatectomy for colorectal liver metastases: results of an Italian multicenter analysis of 130 patients. J Am Coll Surg, 2014, 219:285–294.

［10］ Schnitzbauer AA, Lang SA, Goessmann H, et al. Right portal vein ligation combined with in situ splitting induces rapid left lateral liver lobe hypertrophy enabling 2-staged extended right hepatic resection in small-for-size settings. Ann Surg, 2012, 255:405–414.

［11］ Alvarez FA, Ardiles V, de Santibañes M, et al. Associating liver partition and portal vein ligation for staged hepatectomy offers high oncological feasibility with adequate patient safety: a prospective study at a single center. Ann Surg, 2015, 261:723–732.

［12］ de Santibañes E, Alvarez FA, Ardiles V, et al. Inverting the ALPPS paradigm by minimizing first stage impact: the mini-ALPPS technique. Langenbeck's Arch Surg, 2016, 401:557–563.

［13］ Pekolj J, Alvarez FA, Biagiola D, et al. Totally laparoscopic mini-ALPPS using a novel approach of laparoscopic-assisted transmesenteric portal vein embolization. J Laparoendosc Adv Surg Tech A, 2018, 28:1229–1233.

［14］ Schadde E, Raptis DA, Schnitzbauer AA, et al. Prediction of mortality after ALPPS stage-1: an analysis of 320 patients from the International ALPPS Registry. Ann Surg, 2015, 262:780–785, discussion 785–786.

［15］ Serenari M, Zanello M, Schadde E, et al. Importance of primary indication and liver function between stages: Results of a multicenter Italian audit of ALPPS 2012-2014. HPB (Oxford), 2016, 18:419–427.

［16］ Olthof PB, Tomassini F, Huespe PE, et al. Hepatobiliary scintigraphy to evaluate liver function in associating liver partition and portal vein ligation for staged hepatectomy: liver volume overestimates liver function. Surgery, 2017, 162:775–783.

［17］ Serenari M, Collaud C, Alvarez FA, et al. Interstage assessment of remnant liver function in ALPPS using hepatobiliary scintigraphy: prediction of posthepatectomy liver failure and introduction of the HIBA index. Ann Surg, 2017, 267:1141–1147.

第15章 心胸腹联合入路

Fabio Ferla，Vincenzo Buscemi，Riccardo De Carlis，Luciano De Carlis

15.1 简介

肝胆手术一般采用开腹或腹腔镜方式，但也有少数患者需要通过心胸腹联合入路。心胸腹联合手术大多在技术上具有挑战性，需要在肝脏和心胸外科手术方面都具有丰富的专业知识。本章的目的如下。

• 确定联合入路在肝切除手术和肝移植手术中的主要适应证。

• 介绍心胸腹联合手术中采用的手术方法。

• 分析此类手术的短期和长期疗效。

15.2 适应证

心胸腹联合手术的适应证在肝切除术和肝移植术中是不同的。

15.2.1 肝切除术

在肝切除手术中，以下三种情况下可能需要心胸和腹部联合入路。

• 肝脏肿瘤侵犯肝静脉腔内。

• 肿瘤侵犯膈肌。

• 巨大肿瘤需要从肝 - 腔静脉汇合处的下腔静脉大范围游离肝脏。

15.2.1.1 肿瘤侵犯肝静脉腔内

肝细胞癌（HCC）和胆管癌（cholangiocarcinoma，CCA）会产生癌栓（tumor thrombus，TT）侵入和阻塞血管。肝细胞癌栓侵犯下腔静脉或右心房（RA）是罕见的，发生率分别为 3.8% 和 2.0%[1,2]；

目前尚无胆管癌侵犯腔静脉的数据，可能胆管癌较少侵犯肝静脉并向上侵犯至右心房。

2013 年，Li 等[3] 对侵犯腔静脉或右心房的 HCC 癌栓进行分类；这种分类旨在指导扩大 HCC 手术入路，该分类也适用于 CCA。临床上，癌栓根据其相对于心脏的解剖位置分为三种类型：膈下型（Ⅰ型），癌栓位于膈下下腔静脉；膈上型（Ⅱ型），癌栓位于膈肌上方的下腔静脉，但仍在右心房之外；心内型（Ⅲ型），癌栓在膈肌之上并且已经进入右心房（图 15-1）。

为了正确识别肿瘤侵犯肝静脉、腔静脉和右心房的情况，应进行包括对比增强计算机断层扫描（contrast-enhanced computed tomography scan）和心脏超声检查（cardiac ultrasonography）在内的全面检查。

在 Ⅰ 型癌栓中，不需要心胸腹联合入路：通过标准腹部入路和全肝血流阻断术（total hepatic vascular exclusion，THVE）可以安全地进行肝脏手术。在 Ⅱ 型癌栓中，可以通过将膈肌切开来显露胸内腔静脉，不需要胸骨切开或开胸术。在 Ⅲ 型癌栓中，必须完全显露心脏以切开右心房进行手术。进行心脏和肝脏联合手术，需要心肺转流（cardiopulmonary bypass，CPB）[1] 伴或不伴深低温停循环（deep hypothermia and circulatory arrest，DHCA）[4, 5]。

15.2.1.2 肿瘤侵犯膈肌

当肿瘤侵犯膈肌时，膈肌必须和肿瘤一并清除。肿瘤侵犯膈肌有 3 种情况。

93

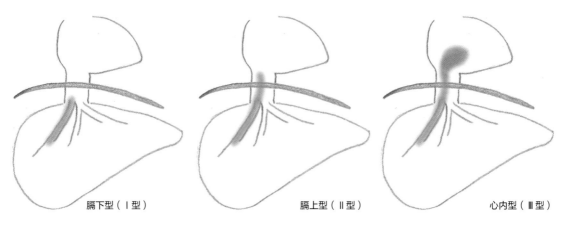

膈下型（Ⅰ型）　　　　　　膈上型（Ⅱ型）　　　　　　心内型（Ⅲ型）

图 15-1　肝细胞癌栓根据其相对于心脏的解剖位置分为三种类型：膈下型（Ⅰ型），癌栓位于膈下下腔静脉；膈上型（Ⅱ型），癌栓位于膈肌上方的下腔静脉，但仍在右心房之外；心内型（Ⅲ型），其中癌栓在膈肌之上并且已经进入右心房

• 当肿瘤侵犯膈肌范围小于 2cm 时，可在膈肌肿瘤侵犯上方进行钳夹，将膈肌与肿瘤整块切除，而无须打开胸腔（图 15-2）。

• 当肿瘤侵犯膈肌范围在 2 ～ 4cm 时，需打开膈肌（胸腔）以确保清除肿瘤，缺损的膈肌通过缝合来修复[6]。

• 当肿瘤侵犯膈肌范围大于 4cm 时，切除肿瘤后膈肌的缺损部分需要置入网片（手术区域未被污染时）或肌瓣（手术区域被污染时）来修复[7]。

膈肌侵犯范围越大，越容易在术前影像学检查中发现，可以在术前判断是否需要置入网片及所需网片大小。

15.2.1.3　巨大肿瘤需要在肝－腔静脉汇合处将肝脏与下腔静脉大范围游离

虽然没有被广泛认可，但是当肿瘤位于 1、4 段上部或 7、8 段靠近肝静脉汇入腔静脉部位时，胸-膈-腹联合入路已经被提议作为巨大肿瘤切除的标准入路[8]。这种方法可以更好地显露肝-腔静脉汇合处，增加该区域手术的安全性。胸-膈-腹联合入路的另一个适应证是既往肝脏手术导致严重粘连或胸腔狭长。在这两种情况下，开胸扩大了安全操作的范围，同时最大限度地降低了医源性损伤的风险，并在需要时提供了修补的机会。

15.2.2　肝移植

在肝移植领域，胸腹联合入路被分为 4 种情况。

• 心肝联合移植。

• 肝肺联合移植。

• 肝移植联合冠状动脉搭桥或主动脉瓣置换术。

• 腔静脉需要直接与右心房吻合的肝移植。

15.2.2.1　心肝联合移植

进行性心脏功能障碍可导致肝脏充血，诱发缺氧性损伤，最终发生肝纤维化[9]，并需要进行心肝联合移植（combined heart-liver transplantation，

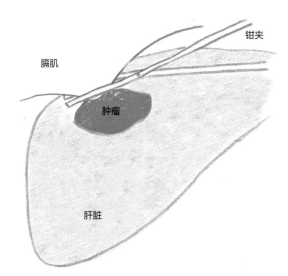

钳夹

膈肌

肿瘤

肝脏

图 15-2　肿瘤侵犯膈肌：当肿瘤侵犯膈肌范围小于 2cm 时，可在膈肌肿瘤侵犯上方进行钳夹，将膈肌与肿瘤整块切除，而无须打开胸腔

CHLT）。CHLT 最常见的适应证是伴有肝硬化的家族性淀粉样多发性神经病变（familial amyloid polyneuropathy，FAP）[10]。其他适应证包括家族性高胆固醇血症、β- 地中海贫血、血色素沉积症、酒精性心肌病、伴有潜在心肌病的隐源性肝硬化和糖原贮积病。心脏特异性病因包括肥厚型心肌病、系统性红斑狼疮和扩张型心肌病。根 据 OPTN/UNOS（Organ Procurement and Transpl-antation Network/United Network for Organ Sharing）的数据库，1992 ～ 2018 年，美国已经进行了 278 例心肝联合移植[11]。

15.2.2.2 肝肺联合移植

同心肝联合移植相似，肺部疾病是肝肺联合移植（combined lung-liver transplantation，CLLT）的主要驱动因素，其中最常见的是囊性纤维化（cystic fibrosis，CF）。与囊性纤维化相关的肝脏表现包括肝脏脂肪变性和肝硬化。肝肺联合移植的其他适应证包括肺动脉高压（单纯肝移植的禁忌证）和 α1 抗胰蛋白酶缺乏。其他肝肺联合移植受者因合并有不同原因的肝和肺疾病而接受移植。OPTN/UNOS 数据库显示，1994 ～ 2018 年，美国共进行了 106 次肝肺联合移植。

15.2.2.3 肝移植联合冠状动脉搭桥或主动脉瓣置换术

有报道患有终末期肝病（end-stage liver disease，ESLD）和冠心病（coronary artery disease，CAD）或严重瓣膜性心脏病的患者同时接受肝移植和冠状动脉搭桥或主动脉瓣置换术（aortic valve replacement，AVR）[12, 13]。同时进行心肝联合手术的必要性在于单独进行心脏或肝移植手术具有较高风险。冠心病患者不允许进行肝移植，根据已有报道显示，移植后 3 年死亡率为 26% ～ 50%[14, 15]；Child-Pugh 评分 C 级的患者由于围术期死亡率高，不能进行冠状动脉搭桥术。同样，主动脉瓣病变患者不能进行肝移植，Child-Pugh C 级患者不能进行瓣膜置换术。对于伴有严重心脏病和终末期肝病的患者，同时进行心脏和肝脏联合手术可能是唯一的治疗方法。

15.2.2.4 在右心房上进行上段腔静脉吻合的肝移植

需要在右心房上进行上段腔静脉吻合的肝脏手术都应采用心胸腹联合入路。特别是布 - 加综合征、部分多囊肝和再次移植这一小部分病例，需行胸骨切开才能安全进行手术。

15.3 手术方法

根据手术适应证，笔者分别介绍以下术式中使用的外科技术。

- 需要联合入路的肝切除手术。
- 需要联合入路的肝移植。

15.3.1 需要联合入路的肝切除手术

15.3.1.1 肿瘤侵犯肝静脉

只有Ⅲ型癌栓需要完全打开心脏。

在Ⅲ型癌栓中，建议进行术中经食管超声心动图检查[16]（图 15-3A）。术前准备：在右腹股沟行右股总静脉插管。选择"L"形的右侧肋弓下切口，进行腹部探查。游离肝蒂准备肝门阻断，并通过术中超声确定肝脏病变范围。可以从腹部切开部分膈肌（图 15-3B）。肝实质劈离可以在此时开始，也可以推迟到 CPB 准备完成以后。然后进行完整的胸骨正中切开术（图 15-3C）。打开心包，套住上腔静脉（图 15-3D），完成膈肌切开（图 15-4A）。升主动脉插管，上腔静脉和股总静脉插管以确保上半身和下半身的静脉回流。夹住肾上下腔静脉和肝蒂，即可开始体外循环。当肾上下腔静脉和肝蒂被夹住时，肝脏处于全肝血流阻断状态。CPB 通常在轻度低温（32 ～ 35℃）至中度低温（28 ～ 32℃）下进行，有些学者在进行此类手术中会在 CPB 时进行 DHCA[5]。应用 DHCA 后，患者体温会逐渐降至 28℃ 以下；在 18 ～ 20℃ 时，大脑的电活动停止，CPB 流量可降低至 1 ～ 1.5L/min[4] 或停止[5]。应用 DHCA 时，肝蒂不应被阻断以确保肝脏冷却[5]。据报道，DHCA 的优点是术野无出血和降低肝脏热缺血损伤风险。但另一方面，DHCA 可能会引起术后出血和凝血功能障碍。

如果 CPB 中未应用 DHCA，全肝血流阻断的持续时间不应超过 60min，以避免术后肝衰竭 [17, 18]。如果进行 DHCA，其持续时间不应超过 30min，以避免脑损伤 [4]。

当 CPB（伴或不伴 DHCA）开始时，打开右心房，可以通过心脏和腹部来完成肿瘤完整切除的手术（图 15-4B、C）。

腔静脉 - 心房的重建（可使用牛心包补片）应该在 CPB 停止前完成（图 15-4D）。停止 CPB 后，可以采用标准手术方式进行心胸、肝脏后续手术过程。

15.3.1.2 肿瘤侵犯膈肌

巨大的肝脏肿瘤（特别是 HCC）可能会侵犯膈肌，需要进行大块完整的膈肌切除。这种情况下，通常建议采用前入路进行肝切除术 [19]。

当切除肿瘤后，膈肌缺损大于 3 ～ 4cm 时，修补膈肌时张力过大，建议用网片进行重建。根据笔者的经验，可在缺损部位植入 2mm Gore-Tex 网片并用 1-0 或 2-0 聚丙烯缝线连续缝合。

当手术区域被污染或需要留置引流管时，可用背阔肌皮瓣（latissimus dorsi flap，LDF）进行重建。有学者将背阔肌皮瓣重建分为 3 个步骤 [7]：解剖背阔肌皮瓣，识别并保留胸背血管蒂；皮瓣通过第 3 肋间隙外侧缘进入胸腔；用缝线固定背阔肌皮瓣以隔离胸腔和腹腔。

15.3.1.3 巨大肿瘤需要在肝 - 腔静脉汇合处将肝脏与下腔静脉大范围游离

心胸腹入路的特点是首先从剑突切开至脐上方 4 ～ 5cm，然后向右侧季肋部，沿第 9 肋间隙向上至腋后线。所有患者的剑突需要完全显露并切除，以显露肝 - 腔静脉汇合处以上 3 ～ 5cm。小心分离肋弓外层的腹外斜肌、腹内斜肌，以便显露第 9 肋间周围的肋弓并进入胸腔。切除肋弓骨软骨，沿第 10 肋上缘切除肋间肌，以避免神经血管损伤。向后延长肋间肌的切口，以防止牵开器牵拉时肋骨骨折和出血。沿着胸腔向肝 - 腔静脉汇合部方向切开膈肌长约 10cm。小心游离以避免损伤膈神经和膈静脉，膈神经通常向后向内延伸，膈静脉通常向右侧肝静脉汇合处延伸。此时，术者可以用左手显露肝脏并进行手术。关

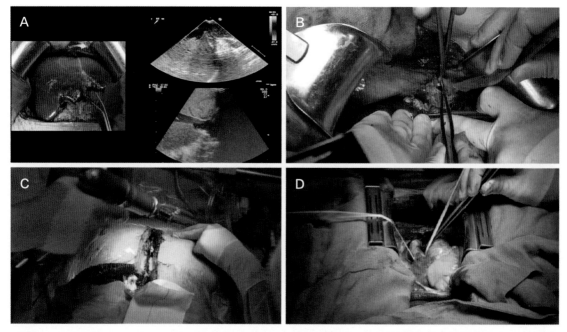

图 15-3　术中图像：A. 术中经食管超声心动图；B. 从腹部切开部分膈肌；C. 进行完整的胸骨正中切开术；D. 显露上腔静脉

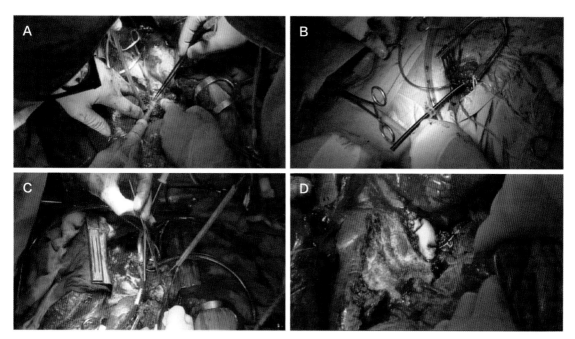

图 15-4　术中图像：A. 完成膈肌分离；B. 股静脉插管；C. 右心房切开，肿瘤从心脏内取出；D. 用牛心包补片重建腔静脉 – 心房的连续性

闭胸腹切口时，先闭合胸壁。放置胸腔引流管后，用单股大号可吸收线缝合相邻的两个肋缘。用连续缝合闭合膈肌，从内部中间开始，向外一直到肋缘。这样就用单层缝合关闭了胸腔，最后使用常规方式关闭腹腔。

15.3.2　联合入路肝移植

15.3.2.1　心肝联合移植

对于心肝联合移植，多数外科医师采用标准的双腔技术建立体外循环进行心脏移植。打开左侧胸腔，选择性使用静脉转流移植肝脏，然后关闭胸腔和腹腔。对于家族性淀粉样多发性神经病变，可采用多米诺肝移植手术。原位全肝移植可采用背驮式肝移植或经典原位肝移植。另一种选择是在儿科病例中描述的心肝整体移植：在阻断血管之前对供肝肝门和腹膜后完成解剖游离，以减少心脏缺血。下腔静脉水平切开膈肌，结扎膈静脉。然后将下腔静脉横断夹闭，通过右心耳和肾下腔静脉进行静脉转流。为受体进行肝脏游离，然后切开膈肌，肝切除接近尾声时开始游离心脏。然后，在转流过程中将心、肝整体植入，再同时

对器官进行再灌注。

15.3.2.2　肝肺联合移植

对于肝肺联合移植，可采用双侧胸骨切开术或双侧前外侧胸廓切开术。静脉转流用于支持血流动力学不稳定的患者，并能减少门静脉或腹膜后静脉高压。在肺植入期间也可以使用体外循环，后进行肝素化拮抗，再进行肝移植。Ceulemans 等 [20] 描述了首先移植肝脏的肝肺联合移植，目的是预防凝血障碍，减少肺水肿，降低移植后胆道狭窄的风险。笔者认为应该首先移植"病情更严重的器官"。

15.3.2.3　肝移植联合冠状动脉搭桥或主动脉瓣置换术

冠状动脉搭桥或主动脉瓣置换术是在肝移植术前进行的。心脏手术和肝移植手术采用的手术技术与单独进行时的手术方式相同；唯一的区别是，在肝移植完成后，先关胸、再关腹。

15.3.2.4　需行上段腔静脉与右心房吻合的肝移植

当肝移植需要完全显露右心房时，手术方式

与之前描述的肿瘤侵犯右心房肝切除时采用的手术方式类似。

15.4 术后疗效

因为有很高的术后并发症发生率（40%）和死亡率，心胸腹联合入路的肝切除手术通常负担较大[21]。接受联合手术的患者多处于疾病晚期，预后差，但手术可以延长生存时间，否则生存期很短（特别是在心房闭塞的情况下，心搏骤停或快速进展的腔静脉综合征会随时导致死亡）。

对于接受肝癌和癌栓切除的患者，Wang 和 Wakayama 等报道的中位生存期分别为 19.0 个月和 30.8 个月[22, 23]，而 Kokud 等报道的生存期为 16.4 个月[24]。胆管癌伴下腔静脉或右心房癌栓的生存期尚无报道，但很可能比 HCC 更短。

对于侵犯膈肌的巨大肝癌，术后并发症发生率为 20.7%（Clavien 分级 > 2），死亡率为 1.9%[19]。长期生存取决于肿瘤的组织学类型和分期；对于累及膈肌的巨大肝癌，1 年、3 年和 5 年总生存率分别为 71.7%、39.6% 和 27.6%[19]。

2016 年的 OPTN/UNOS 数据分析表明，成年人心肝联合移植的 1 年、3 年和 5 年患者生存率分别为 87.2%、83.1% 和 82.0%，与单独肝或心脏移植的生存率相当[25]。2016 年 OPTN/UNOS 数据分析表明，接受肝肺联合移植的成年患者的 1 年移植物存活率为 79%，与报道的单独肺移植 81.3% 相当[25]。

有关联合肝移植和冠状动脉搭桥或主动脉瓣置换术的综合数据很少。在 Giakoustidis 等[26] 的一份报道中，在肝移植联合冠状动脉搭桥的 16 例患者中有 1 例（6%）发生围术期死亡，在肝移植联合主动脉瓣置换的 8 例患者中有 2 例（25%）发生围术期死亡。

需要心脏切开的肝移植数据较少；根据笔者的经验（4 例），短期和长期疗效都与不需要胸骨切开的移植患者相似。

（刘海东　译，吴晓峰　林栋栋　审校）

参考文献

[1] Georgen M, Regimbeau JM, Kianmanesh R, et al. Removal of hepatocellular carcinoma extending in the right atrium without extracorporal bypass. J Am Coll Surg, 2002, 195:892–894.

[2] Lee IJ, Chung JW, Kim HC, et al. Extrahepatic collateral artery supply to the tumor thrombi of hepatocellular carcinoma invading inferior vena cava: the prevalence and determinant factors. J Vasc Interv Radiol, 2009, 20:22–29.

[3] Li AJ, Zhou WP, Lin C, et al. Surgical treatment of hepatocellular carcinoma with inferior vena cava tumor thrombus: a new classification for surgical guidance. Hepatobiliary Pancreat Dis Int, 2013, 12:263–269.

[4] Azoulay D, Lim C, Salloum C, editors. Surgery of the inferior vena cava. A multidisciplinary approach: Springer, 2017.

[5] Leo F, Rapisarda F, Stefano PL, Batignani G. Cavo-atrial thrombectomy combined with left hemi-hepatectomy for vascular invasion from hepatocellular carcinoma on diseased liver under hypothermic cardio-circulatory arrest. Interact Cardiovasc Thorac Surg, 2010, 10:473–475.

[6] Kuwahara H, Salo J, Tukiainen E. Diaphragm reconstruction combined with thoraco-abdominal wall reconstruction after tumor resection. J Plast Surg Hand Surg, 2018, 52:172–177.

[7] Kanso F, Nahon P, Blaison D, et al. Diaphragmatic necrosis after radiofrequency ablation of hepatocellular carcinoma: a successful surgical repair. Clin Res Hepatol Gastroenterol, 2013, 37:e59–e63.

[8] Donadon M, Costa G, Gatti A, Torzilli G. Thoracoabdominal approach in liver surgery: how, when, and why. Updat Surg, 2014, 66:121–125.

[9] Atluri P, Gaffey A, Howard J, et al. Combined heart and liver transplantation can be safely performed with excellent short- and long-term results. Ann Thorac Surg, 2014, 98:858–862.

[10] Cannon RM, Hughes MG, Jones CM, et al. A review of the United States experience with combined heart-liver transplantation. Transpl Int, 2012, 25:1223–1228.

[11] Organ Procurement and Transplantation Network/United Network for Organ Sharing. Multiorgan transplants by center. U.S. Multiorgan transplants performed 1 January 1988–31 December 2018. Liver-Heart. https://optn.transplant.hrsa.gov/data/view-data-reports/nationaldata. Accessed 30 January 2019.

[12] Kniepeiss D, Iberer F, Grasser B, et al. Combined

coronary artery bypass grafting and orthotopic liver transplantation: a case report. Transplant Proc, 2003, 35:817–818.

［13］Parker BM, Mayes JT, Henderson JM, Savage RM. Combined aortic valve replacement and orthotopic liver transplantation. J Cardiothorac Vasc Anesth, 2001, 15:474–476.

［14］Plotkin JS, Scott VL, Pinna A, et al. Morbidity and mortality in patients with coronary artery disease undergoing orthotopic liver transplantation. Liver Transpl Surg, 1996, 2:426–430.

［15］Diedrich DA, Findlay JY, Harrison BA, Rosen CB. Influence of coronary artery disease on outcomes after liver transplantation. Transplant Proc, 2008, 40:3554–3557.

［16］Koide Y, Mizoguchi T, Ishii K, Okumura F. Intraoperative management for removal of tumor thrombus in the inferior vena cava or the right atrium with multiplane transesophageal echocardiography. J Cardiovasc Surg, 1998, 39:641–647.

［17］Emond JC, Kelley SD, Heffron TG, et al. Surgical and anesthetic management of patients undergoing major hepatectomy using total vascular exclusion. Liver Transpl Surg, 1996, 2:91–98.

［18］Azoulay D, Lim C, Salloum C, et al. Complex liver resection using standard total vascular exclusion, venovenous bypass, and in situ hypothermic portal perfusion: an audit of 77 consecutive cases. Ann Surg, 2015, 262:93–104.

［19］Zheng J, Shen S, Jiang L, et al. Outcomes of anterior approach major hepatectomy with diaphragmatic resection for single huge right lobe HCC with diaphragmatic invasion. Medicine (Baltimore), 2018, 97:e12194. https://doi.org/10.1097/MD.0000000000012194.

［20］Ceulemans LJ, Monbaliu D, Verslype C, et al. Combined liver and lung transplantation with extended normothermic lung preservation in a patient with end-stage emphysema complicated by drug-induced acute liver failure. Am J Transplant, 2014, 14:2412–2416.

［21］Sakamoto K, Hiroaki N. Outcomes of surgery for hepatocellular carcinoma with tumor thrombus in the inferior vena cava or right atrium. Surg Today, 2018, 48:819–824.

［22］Wang Y, Yuan L, Ge RL, et al. Survival benefit of surgical treatment for hepatocellular carcinoma with inferior vena cava/right atrium tumor thrombus: results of a retrospective cohort study. Ann Surg Oncol, 2013, 20:914–922.

［23］Wakayama K, Kamiyama T, Yokoo H, et al. Surgical management of hepatocellular carcinoma with tumor thrombi in the inferior vena cava or right atrium. World J Surg Oncol, 2013, 11:259. https://doi.org/10.1186/1477-7819-11-259.

［24］Kokudo T, Hasegawa K, Matsuyama Y, et al. Liver resection for hepatocellular carcinoma associated with hepatic vein invasion: a Japanese nationwide survey. Hepatology, 2017, 66:510–517.

［25］Yi SG, Lunsford KE, Bruce C, Ghobrial RM. Conquering combined thoracic organ and liver transplantation: indications and outcomes for heart-liver and lungliver transplantation. Curr Opin Organ Transplant, 2018, 23:180–186.

［26］Giakoustidis A, Cherian T, Antoniadis N, Giakoustidis D. Combined cardiac surgery and liver transplantation: three decades of worldwide results. J Gastrointestin Liver Dis, 2011, 20:415–421.

第 **16** 章 门静脉血栓的肝移植和非移植治疗

Umberto Cillo，Domenico Bassi

16.1 简介

门静脉血栓（portal vein thrombosis，PVT）在肝移植中，以及在门静脉高压和肝胆肿瘤的非移植手术治疗中代表着重要的挑战。将病理生理学、临床和信息技术联合运用在不同的肝胆和移植学科之间是提高临床效果的基础。

门静脉血栓被定义为门静脉血流被管腔内血栓部分或完全阻塞。肝硬化是其最常见的病因，占所有病因的 24% ～ 32%[1]。其他常见病因包括癌症、炎症、感染和易栓性疾病。

肝硬化患者 PVT 的发生率通常与基础肝病的严重程度相关，因此在等待肝移植的失代偿期肝硬化患者中常见[2]。有文献报道的肝移植等待者中 PVT 患病率高达 28%[3]。肝硬化本身被认为是一种高凝性疾病，而且门静脉高压时血流量降低，是 PVT 发生的主要危险因素之一[4]。

PVT 可以用不同的方式描述和分类：它可以是肝内或肝外，非闭塞性或闭塞性，急性或慢性。尽管对这种疾病的认知、理解和治疗取得了进步，但 PVT 的临床影响，尤其是在肝移植患者中，仍然很重要。在一项回顾性分析 21 673 名在 UNOS 登记的肝移植受者研究中，PVT 被确定为移植术后死亡的独立危险因素[5]。

在移植中用来处理 PVT 相关的门静脉高压症的技术技巧在非移植手术中也非常有用。反之亦然，门静脉高压手术经验中产生的大量病理生理学知识和技术细节是现代活体肝移植预防小肝综合征的基础[6]。

16.2 门静脉血栓的分类与诊断

PVT 通常起于肝内，向下延伸至门静脉（PV）的肝外部分。在某些情况下，血栓进一步延伸到肠系膜分支，导致内脏静脉血栓形成。根据这种情况，Yerdel 等将 PVT 分类从 1 级（PV 血栓≤管腔的 50%）至 4 级 [PV 和肠系膜上静脉（superior mesenteric vein，SMV）完全血栓形成]（图 16-1）。该分类得到了最大的认可和广泛的临床应用[2]。现在，其他分类方法已被提出，这些分类似乎差异不明显，但却可能解释了文献中报道的 PVT 发生率差异的原因[7-9]。

PVT 的诊断是在肝移植评估和术前管理中找到正确临床路径的基础，并且在肝移植的手术规划中至关重要。因为在临床中对于瘤栓位置的相关经验不足，所以 PVT 诊断思路也适用于非移植的情况。

多普勒超声（Doppler ultrasonography，DUS）已成为最常用的 PVT 首选诊断工具，其灵敏度和特异度为 60% ～ 100%[10, 11]。增强计算机断层扫描和磁共振成像用于确定血栓的范围和性质，特别是在 HCC 患者中，可帮助进行移植术前评估[12]。

对怀疑肿瘤性门静脉栓子进行检查时，可能需要进行细针抽吸细胞学检查，但这种情况较少见[13]。

16.3 门静脉血栓的术前处理

PVT 在大多数情况下是无症状的，通常仅能

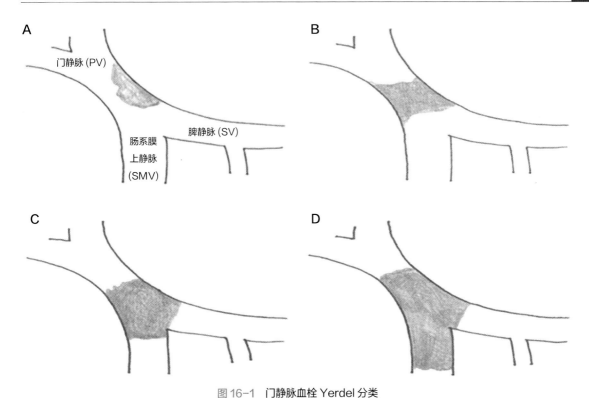

图 16-1　门静脉血栓 Yerdel 分类

A. 1 级：PV 部分血栓形成（≤ 50% 管腔），伴或不伴 SMV 血栓；B. 2 级：PV 血栓形成（＞ 50% 管腔，包括完全闭塞），伴或不伴 SMV 血栓；C.3 级：PV 和 SMV 近端完全血栓形成；D. 4 级：PV 和 SMV 近端和远端完全血栓形成

通过常规 DUS 诊断。而失代偿症状的出现提示需要警惕 PVT 的发生。

移植前治疗 PVT 的主要目标是减少并发症和降低死亡率：事实上，PVT 已被证明与静脉曲张出血、出血和再出血期间内镜治疗失败独立相关，导致 6 周死亡率增加（PVT 患者 36% vs. 非 PVT 患者 16%）[14, 15]。一般来说，在等待肝移植手术的肝硬化患者中，存在闭塞性 PVT 会增加死亡率，这与移植无关[16]。而且，与没有 PVT[17] 的移植患者相比，完全 PVT 与肝移植术后 30 天和 1 年的死亡率显著增加有关。

PVT 的药物治疗以抗凝治疗为基础，必须在对胃肠道出血实施充分的预防措施后开始[18]。在随访 2 年未经治疗的患者中，48% ～ 70% 的患者血栓进展明显[19, 20]。在使用抗凝药物治疗的患者中，再通率为 55% ～ 75%，平均时间约为 6 个月。预测抗凝治疗有效的最重要因素是从诊断 PVT 到开始治疗[20] 的时间间隔小于 6 个月。再

通患者停用抗凝治疗后 PVT 复发率（38%）[21] 提示延长治疗可以防止血栓再形成，特别是对等待肝移植的患者。

对于有进行性 PVT 且抗凝无反应的等待肝移植患者，在特定情况下，可以考虑行经颈静脉肝内门腔支架分流术（transjugular intrahepatic portosystemic shunt，TIPSS）[18]。

在非移植的情况下，如特发性 PVT 形成，计划进行门静脉高压的外科治疗时，必须进行全面易栓症筛查，包括蛋白 S、蛋白 C、抗凝血酶水平、因子 V Leiden 突变、凝血酶原 G20210A 基因变异和抗磷脂抗体（antiphospholipid antibody，APA）。此外，进行包括遗传性和获得性易栓症因素、骨髓增殖性肿瘤（JAK2V617F 突变）、阵发性夜间血红蛋白尿和自身免疫性疾病[18] 的检查。

同时，如果计划脾 - 肾静脉分流或肠 - 腔静脉分流，患者需要进行准确的血管重建（angio CT 扫描或 angio MRI），特别需要评估脾静脉

（splenic vein，SV）和左肾静脉（renal vein，RV）的口径和距离，以及肠系膜静脉和下腔静脉的口径和距离。如果存在自发性门体分流，必须仔细研究其部位和口径，以更好地设计干预措施。这种准确的术前血管形态学研究对于在 PVT 和自发性门体分流的情况下规划移植更有意义，这是移植后 PVT 再形成的最重要原因。

当 HCC 合并门静脉癌栓而需要行大范围肝切除时，也需要类似的血管形态检查，因为门静脉分支受累可能是手术的肿瘤学禁忌证。

这种术前对内脏静脉循环准确和详细的研究态度应纳入肝移植和肝胆外科的手术方案。

16.4 门静脉血栓的手术方法

门静脉高压手术（包括 PVT）早于肝移植，始于 20 世纪 50 年代，一直发展到 TIPSS 的引入。如今，它的作用仅限于内镜和（或）放射学方法失败的少数情况。然而，包括分流手术在内的外科技术仍然流行，因为它们代表了需要再次关注的重要背景知识，如发生在部分肝移植后门静脉过度灌注和内皮剪切力损伤。这种情况下，门 - 腔静脉分流可能是有效的，因为这种方法让门静脉血流保持在正常范围的同时，使门静脉压力降低到 20 mmHg 以下，避免小肝综合征的发生。

脾肾分流是一种技术要求很高的外周分流，用于降低胃食管静脉曲张特定区域的门静脉高压。即使现在很少采用，它也是根据 Orozco 和 Mercado 的描述进行的，包括在 SV 和 RV 之间进行侧侧而不是端 - 侧吻合[22]。

脾肾分流在肝移植术中切除 PVT 后可能非常有用，通过这种技术可以探查 SV 和 RV 来发现自发分流并予以结扎，使门静脉血流增加并防止移植后 PVT 再形成。

在儿童人群中，健康肝脏发生 PVT 时需要行 meso-Rex 分流将肠系膜静脉连接到 Rex 隐窝中通畅的 PV 左支，使其再灌注入肝内门静脉系统[23]。这种分流需要植入髂静脉移植物。显然，肝移植重建技术知识在此具有基础性的帮助。

肝移植中 PVT 的外科管理目标：保证足够的血流进入移植物 PV；减压内脏循环；输送门静脉营养因子到同种异体移植物。

匹兹堡研究小组于 1985 年首次报道了 PVT 患者成功实施肝移植，他们描述了使用游离髂静脉自体移植技术[8]广泛游离 PV 至脾静脉和肠系膜上静脉汇合处。以后，已有多种新技术被提出用来解决 PVT 问题，并得出了可接受的结果。

充分的术前影像对于正确的手术计划至关重要。例如，在海绵状血管瘤变和广泛血栓形成的情况下，影像学结果有助于避免在门静脉解剖中浪费时间。然而，在手术中才发现的 PVT 并不少见。

16.4.1 1～2 级门静脉血栓的处理

1～2 级 PVT 的处理首先要仔细解剖肝门，以评估血栓是否存在及其范围，同时要注意避免损伤经常存在的主要侧支血管。PV 需要解剖到胰头后面 SMV 和 SV 的汇合处，直到在汇合处遇到柔软的通畅血管。大多数 1～2 级 PVT 的处理是清除血栓。如果是柔软的和急性的血栓，可以使用 Fogarthy 导管将其清除。在球囊充气时必须小心，不要撕裂汇合处的后壁，因为其位于胰腺后方，很难修复。大多数 PVT 是慢性的，在这些情况下，血栓需要同血管的最内层一并清除（血栓静脉内膜切除术）[2]。这是在直视下借助动脉内膜切除使用的刮刀做外翻血管壁来完成的[24, 25]。不建议盲目取出血栓，因为这样会撕裂血管，导致无法控制的出血。血栓的一部分延伸到 SV 或 SMV 时，可能会附着在血管壁上，有继续形成血栓的可能。血栓的残余部分可以固定在血管壁上。一旦血栓被移除，必须检查门静脉血流，如果认为血流不足，则需要进行 SMV 和 SV 管腔扩张，方法是通过 Fogarty 导管，轻轻充气并在管腔内拉动。另一种可能性是检查必须结扎的自发性门体分流，以减少"窃血现象"。

血栓切除术和血栓静脉内膜切除术是出现 PVT 时最常用的技术，在一项对 1957 例有 PVT[26]的肝移植受者的大型回顾研究中，该项技术使 75% 的病例中 PVT 复发和相关并发症的发生率显著降低。

16.4.2　3 ～ 4 级门静脉血栓的处理

当门静脉血栓超出 SMV 和 SV 汇合部，SMV 近端通畅（3 级 PVT）时，在血栓切除术不可行的情况下，可以进行移植物旁路搭桥。解剖显露出横结肠系膜下方的肠系膜根部 SMV，移植物近端与 SMV 吻合以端侧方式完成。静脉移植物穿过横结肠系膜并从胰腺前方穿过，以避免胰腺包膜破裂及其相关风险[27]。

在门静脉 - 肠系膜上静脉内广泛血栓，且近端 SMV 不通畅（4 级 PVT）的情况下，对移植物进行血运重建的唯一可能性是让替代静脉血流进入门静脉。如果可能，冠状静脉或无名的侧支血管可以与供体 PV[28] 吻合。这些血管必须有合适的直径（2cm 或更多）和足够的流量；有时使用静脉移植物架桥。在将这些曲张静脉与移植物 PV 缝合时必须非常小心，因为这些血管非常薄弱，很容易撕裂并且可能无法缝合。这可能是 4 级 PVT 情况下最好且最符合生理学的方法，因为与 PV 吻合的侧支血管的血液直接来自内脏系统。

其他可供选择的流入来源可以是肝动脉、胃十二指肠动脉或游离移植物架桥的主动脉[29]。这种技术被称为 PV 动脉化，虽然简单，但不符合生理，体动脉压力作用于门静脉系统后会导致出血、右心衰、肝内门静脉分支动脉瘤扩张、急性和继发性 PVT。此外，移植物门静脉系统中的慢性高压和随之而来的微循环改变会导致移植物纤维化[30, 31]。这些并发症提示 PV 动脉化只能在特殊情况下使用。

当无法进行有效的 PVT 切除术时，腔门静脉半转位术是重建供体 PV 血流的又一选择。Tzakis 等于 1998 年[32] 首次在肝移植伴弥漫性 PVT 中描述了这种技术，包括以端 - 端或端 - 侧的方式将肝下腔静脉与 PV 吻合（图 16-2）。通过这种方式，下腔静脉血流被引入 PV。在端 - 侧吻合中，最好结扎吻合口以上下腔静脉，使体静脉血流进入供体 PV。2007 年，同一团队发表了对 23 例患者进行长期随访的系列研究结果[33]：1 年和 5 年生存率分别为 60% 和 38%。术后 30.4% 的患者出现胃肠道静脉曲张出血，91% 的患者出现腹水和双下肢水肿，经药物治疗 6 ～ 12 周后症状消退。许多患者可见一过性肾功能不全，通常在术后 3 个月内自行缓解。

肾 - 门静脉吻合术（renoportal anastomosis，RPA）已被提议作为同种异体肝移植中门静脉血流重建的替代策略[34]。这种技术在有脾肾分流

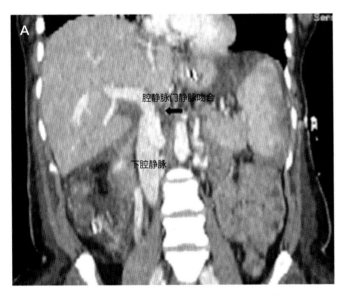
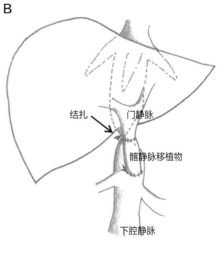

图 16-2　A. 腔门静脉半转位的计算机断层扫描；B. 腔门静脉半转位示意图

的情况下是最好的，而接近 50% 的 SVP 患者中存在脾肾分流。这表明几乎 50% 的 4 级血栓可能适合 RPA。在游离和控制左侧 RV 后，将其直接或通过静脉移植物与 PV 行端端吻合。RPA 可确保充足的肝脏流量、最佳同轴度、吻合血管的一致性及保留肝后下腔静脉血流。特别强调，有明显脾肾分流的肝硬化患者左 RV 流量超过 1000 ml/min（55F ≈ 12.8 ℃）。D'Amico 等在 2018 年[35] 发表的系统综述中报道，全因死亡率为 19.6%（13 例患者），患者总生存率和移植物存活率均为 80%，平均随访（35.2±29.7）个月。总的来说，71% 的患者出现了术后并发症，最常见的是腹水、一过性肾功能障碍、感染和静脉曲张出血。所有术后腹水和一过性肾功能障碍病例均在术后 3 个月内缓解。

4 级 PVT 的极端手术选择是肝肠或多脏器联合移植。这些技术允许更换受者的整个内脏静脉系统，但供者的稀缺导致等候名单上的死亡率高达 50%。此外，这些技术面临较高的排异反应、感染和手术并发症风险，5 年生存率为 49%[36]。

再次强调，对内脏静脉 - 体静脉分流的术中处理是 PVT 患者进行肝移植的关键。这种分流可以在肝切除过程中保留在原位以继续降低门静脉系统压力，当出现门静脉窃血时予以结扎来增加门静脉流量。在脾肾分流中，如果存在"窃血现象"，无论侧支通畅与否，都应结扎左 RV 以消除脾肾分流中的窃血，达到增加门静脉流量的目的。先通过暂时夹住 RV 静脉，当确认门静脉血流得到改善时，再予以结扎[37]。

16.4.3 肝细胞癌伴门静脉癌栓的手术治疗

在大多数情况下，HCC 门静脉癌栓是手术切除的禁忌证。事实上，这些患者往往处于肝功能失代偿期，如果不是这种情况，则他们是全身肿瘤治疗的最佳候选者。少数肝功能和临床状况良好的患者可以在允许的风险范围内实施肝切除术伴 PV 取栓术[38]。根据日本肝癌研究组分类系统，门静脉癌栓（Vp）可分为以下四级[39]。

·Vp1：肿瘤或癌栓侵犯门静脉二级分支以远。

·Vp2：肿瘤或癌栓侵犯门静脉二级分支。

·Vp3：肿瘤或癌栓侵犯门静脉一级分支。

·Vp4：肿瘤或癌栓侵犯门静脉主干或对侧门静脉。

在前两级中，规则或不规则肝切除可以实现 R0 切除。在 Vp3 和 Vp4 的情况下需要行 PV 切除，以确保根治效果。通常需要用腹膜补片重建部分血管壁，或完全切除分叉部并行端端吻合，以保证足够的门静脉血流。

16.5　小结

对肝移植和肝胆外科患者，处理 PVT 不仅需要了解疾病及其病理生理学知识，还要掌握肝移植和肝胆肿瘤这两个领域通用的外科技术。在这两种情况下，仔细的患者选择和细致的术前评估都是至关重要的。

（张　浩　译，吴晓峰　林栋栋　审校）

参考文献

[1] Cohen J, Edelman RR, Chopra S. Portal vein thrombosis: a review. Am J Med, 1992, 92:173–182.

[2] Yerdel MA, Gunson B, Mirza D, et al. Portal vein thrombosis in adults undergoing liver transplantation: risk factors, screening, management, and outcome. Transplantation, 2000, 69:1873–1881.

[3] Nonami T, Yokoyama I, Iwatsuki S, Starzl TE. The incidence of portal vein thrombosis at liver transplantation. Hepatology, 1992, 16:1195–1198.

[4] Senzolo M, Burra P, Cholongitas E, Burroughs AK. New insights into the coagulopathy of liver disease and liver transplantation. World J Gastroenterol, 2006, 12:7725–7736.

[5] Rana A, Hardy MA, Halazun KJ, et al. Survival outcomes following liver transplantation (SOFT) score: a novel method to predict patient survival following liver transplantation. Am J Transplant, 2008, 8:2537–2546.

[6] Tucker ON, Heaton N. The 'small for size' liver syndrome. Curr Opin Crit Care, 2005, 11:150–155.

[7] Seu P, Shackleton CR, Shaked A, et al. Improved results of liver transplantation in patients with portal vein thrombosis. Arch Surg, 1996, 131:840–844. discussion 844–845

［8］Shaw BW Jr, Iwatsuki S, Bron K, Starzl TE. Portal vein grafts in hepatic transplantation. Surg Gynecol Obstet, 1985, 161:66–68.

［9］Shaked A, Busuttil RW. Liver transplantation in patients with portal vein thrombosis and central portacaval shunts. Ann Surg, 1991, 214:696–702.

［10］Subramanyam BR, Balthazar EJ, Lefleur RS, et al. Portal venous thrombosis: correlative analysis of sonography, CT and angiography. Am J Gastroenterol, 1984, 79:773–776.

［11］Kreft B, Strunk H, Flacke S, et al. Detection of thrombosis in the portal venous system: comparison of contrast-enhanced MR angiography with intraarterial digital subtraction angiography. Radiology, 2000, 216:86–92.

［12］DeLeve LD, Valla DC, Garcia-Tsao G. Vascular disorders of the liver. Hepatology, 2009, 49:1729–1764.

［13］Yang L, Lin LW, Lin XY, et al. Ultrasound-guided fine needle aspiration biopsy in differential diagnosis of portal vein tumor thrombosis. Hepatobiliary Pancreat Dis Int, 2005, 4:234–238.

［14］Amitrano L, Guardascione MA, Scaglione M, et al. Splanchnic vein thrombosis and variceal rebleeding in patients with cirrhosis. Eur J Gastroenterol Hepatol, 2012, 24:1381–1315.

［15］D'Amico G, de Franchis R, Cooperative Study Group. Upper digestive bleeding in cirrhosis. Post-therapeutic outcome and prognostic indicators. Hepatology, 2003, 38:599–612.

［16］Englesbe MJ, Kubus J, Muhammad W, et al. Portal vein thrombosis and survival in patients with cirrhosis. Liver Transpl, 2010, 16:83–90.

［17］Rodriguez-Castro KI, Porte RJ, Nadal E, et al. Management of nonneoplastic portal vein thrombosis in the setting of liver transplantation: a systematic review. Transplantation, 2012, 94:1145–1153.

［18］European Association for the Study of the Liver. EASL clinical practice guidelines: vascular diseases of the liver. J Hepatol, 2016, 64:179–202.

［19］Luca A, Caruso S, Milazzo M, et al. Natural course of extrahepatic nonmalignant partial portal vein thrombosis in patients with cirrhosis. Radiology, 2012, 265:124–132.

［20］Senzolo M, Sartori M, Rossetto V, et al. Prospective evaluation of anticoagulation and transjugular intrahepatic portosystemic shunt for the management of portal vein thrombosis in cirrhosis. Liver Int, 2012, 32:919–927.

［21］Delgado MG, Seijo S, Yepes I, et al. Efficacy and safety of anticoagulation on patients with cirrhosis and portal vein thrombosis. Clin Gastroenterol Hepatol, 2012, 10:776–783.

［22］Orozco H, Mercado MA. The evolution of portal hypertension surgery: lessons from 1000 operations and 50 years' experience. Arch Surg, 2000, 135:1389–1393. discussion 1394.

［23］Bertocchini A, Falappa P, Grimaldi C, et al. Intrahepatic portal venous systems in children with noncirrhotic prehepatic portal hypertension: anatomy and clinical relevance. J Pediatr Surg, 2014, 49:1268–1275.

［24］Stieber AC, Zetti G, Todo S, et al. The spectrum of portal vein thrombosis in liver transplantation. Ann Surg, 1991, 213:199–206.

［25］Lerut JP, Mazza D, van Leeuw V, et al. Adult liver transplantation and abnormalities of splanchnic veins: experience in 53 patients. Transpl Int, 1997, 10:125–132.

［26］Rodríguez-Castro KI, Porte RJ, Nadal E, et al. Management of nonneoplastic portal vein thrombosis in the setting of liver transplantation: a systematic review. Transplantation, 2012, 94:1145–1153.

［27］Tzakis A, Todo S, Stieber A, Starzl TE. Venous jump grafts for liver transplantation in patients with portal vein thrombosis. Transplantation, 1989, 48:530–531.

［28］Lerut J, Tzakis AG, Bron K, et al. Complications of venous reconstruction in human orthotopic liver transplantation. Ann Surg, 1987, 205:404–414.

［29］Bonnet S, Sauvanet A, Bruno O, et al. Long-term survival after portal vein arterialization for portal vein thrombosis in orthotopic liver transplantation. Gastroenterol Clin Biol, 2010, 34:23–28.

［30］Ott R, Böhner C, Müller S, et al. Outcome of patients with pre-existing portal vein thrombosis undergoing arterialization of the portal vein during liver transplantation. Transpl Int, 2003, 16:15–20.

［31］Charco R, Margarit C, López-Talavera JC, et al. Outcome and hepatic hemodynamics in liver transplant patients with portal vein arterialization. Am J Transplant, 2001, 1:146–151.

［32］Tzakis AG, Kirkegaard P, Pinna AD, et al. Liver transplantation with cavoportal hemitransposition in the presence of diffuse portal vein thrombosis. Transplantation, 1998, 65:619–624.

［33］Selvaggi G, Weppler D, Nishida S, et al. Ten-year experience in porto-caval hemitransposition for liver transplantation in the presence of portal vein thrombosis. Am J Transplant, 2007, 7:454–660.

［34］Sheil AG, Stephen MS, Chui AK, et al. A liver transplantation technique in a patient with a thrombosed portal vein and a functioning renal-lieno shunt. Clin Transpl, 1997, 11:71–73.

［35］D'Amico G, Hassan A, Diago Uso T, et al. Renoportal anastomosis in liver transplantation and its impact on patient outcomes: a systematic literature review. Transpl Int, 2019, 32:117–127.

［36］Tzakis AG, Kato T, Levi DM, et al. 100 multivisceral transplants at a single center. Ann Surg, 2005, 242:480–490. discussion 491–493.

［37］Slater RR, Jabbour N, Abbass AA, et al. Left renal vein ligation: a technique to mitigate low portal flow from splenic vein siphon during liver transplantation.

Am J Transplant, 2011, 11:1743–1747.

［38］Ban D, Shimada K, Yamamoto Y, et al. Efficacy of a hepatectomy and a tumor thrombectomy for hepatocellular carcinoma with tumor thrombus extending to the main portal vein. J Gastrointest Surg, 2009, 13:1921–1928.

［39］Liver Cancer Study Group of Japan. General rules for the clinical and pathological study of primary liver cancer . 2nd English edition. Tokyo: Kanehara, 2003:13–28.

Umberto Cillo

第 17 章 辅助性部分原位肝移植和肝切除联合部分肝移植的延期全肝切除术

17.1 简介

辅助性部分原位肝移植（auxiliary partial orthotopic liver transplantation，APOLT）和肝切除联合部分肝移植（2～3段）的延期全肝切除术（resection and partial liver segment 2 ～ 3 transplantation with delayed total hepatectomy，RAPID）是肝移植与肝胆外科相互作用的最相关范例中的两个。在这两种术式中，复杂的肝脏分区概念与移植物植入相关的问题融合在一起。肝脏再生中的关键因素，以及临床医师调节和影响肝脏再生的能力对术后结果至关重要。鉴于技术的复杂性和影响临床结果的变量众多，实现 APOLT 或 RAPID 技术是肝胆和肝移植外科医师的重大成就。

这种成就是大量活体肝切除和肝移植手术而带来的技术和理论上的完全成熟的结果。

Padua 中心于 2007 年在意大利实施了首例 APOLT 手术（并且至今仍然是唯一一家实施 APOLT 手术的意大利中心），并于 2018 年实施了意大利首例 RAPID 手术。

17.2 辅助性部分原位肝移植技术

APOLT 是一项特别复杂的术式，它包括一个肝脏大部切除术，以创造足够的空间在原位植入部分肝组织。由于极端的技术复杂性和某种程度上难以重复的问题，该术式从未在移植领域得到广泛的推广。然而，这一概念代表了外科手术中最迷人的概念之一。一方面，它保留了原有肝脏位置，这就可以允许将来在潜在疾病痊愈的情况下进行可逆性的恢复；另一方面，它能够"增加"起作用的肝实质，以支持受体体内的新陈代谢过程。移植物的原位状态保证了血流的流入和流出完全符合生理结构。

APOLT 最初作为一种基因治疗提供给无肝硬化的代谢性肝病儿童。即使少量的肝实质也能有效地纠正单一酶相关的代谢紊乱。此外，如果在未来基因治疗成为可能，可以在停用免疫抑制剂的情况下移除 APOLT[1]。非常有趣的是，即使是肝脏的很小部分，即一个左外叶（left lateral segment，LLS）的肝移植物，都足以弥补代谢上的缺陷。这种供体组织可以来源于死亡供体标准的 LLS 肝移植物或来源于活体供体的左外叶肝切除组织。此外，在活体供体肝移植（living donor liver transplantation，LDLT）中，由于需要的肝实质数量少得多，APOLT 比传统的移植程序更好地保护了供体的安全性。

APOLT 的另一个重要适应证是暴发性肝衰竭。特别是在儿童患者中，主要的治疗理念是在急性危及生命的肝功能不全阶段通过"额外的具有代谢能力的肝实质"来支持患者原有的肝脏恢复。一旦原有的肝功能完全恢复，可以随后切除移植物（或者在没有免疫抑制的情况下让其自行萎缩）[2]。

最近，两种情况（非肝硬化代谢疾病和急性肝衰竭）正在逐渐被认为是部分病例采用 APOLT 的标准适应证。特别值得一提的是，在急性肝衰竭的情况下，APOLT 作为原有肝功能恢复前的潜在过渡方法，使患者有可能在无免疫抑制的情况下存活。

APOLT 存在的最重要的技术问题之一是潜在门静脉血流竞争问题。移植后，植入原位的移植物几乎总是与炎症事件相关，这些炎症事件可能会增加肝实质内的血流阻力。这会导致移植肝组织和原有肝组织之间门静脉血流阻力的不同，而原有肝脏的血流阻力通常是正常的。因此，移植物可能会经历一个相对缺血的过程，从而导致进行性萎缩。此外，潜在的排斥反应可能进一步增加移植物对门静脉血流的抵抗力，从而使相对缺血更加严重。

目前相关研究者已经开发了一些技术来克服这个问题。可通过减少门静脉分支通向原有肝脏的管径来调节门静脉血流。在某些情况下可能需要完全性门静脉分流（完全结扎原有的肝门静脉）[3]。然而，这一决定是不可逆转的，因为完全门静脉结扎后原有肝功能不可恢复。Broering 等建议通过结扎肝中静脉靠近其在下腔静脉的流出道来诱导部分原有残肝的静脉充血，以防止两肝之间竞争门静脉血流[4]。

如果术后发现或怀疑门静脉血流竞争，可通过介入栓塞相关门静脉分支来增加门静脉阻力并重新平衡门静脉血流。

17.3 肝切除联合部分肝移植的延期全肝切除术

根据 Line 等的说法，RAPID 是指"肝切除联合 2～3 段部分肝移植的延期全肝切除术"[5]。

这一概念既包括经典的 APOLT 的内容，也包括源自两阶段肝切除术的内容。这实际上是一种辅助性肝移植，在原有左肝切除后原位植入一小部分肝脏（即 LLS 肝移植物）。

随后，为了促进移植肝的快速再生，像在 ALPSS 技术（联合肝脏离断和门脉结扎的分步肝切除术）中那样，将门静脉向残留肝组织分流。一旦辅助性肝移植物快速再生，就像在两步肝切

除术中那样完成原有肝组织切除术。

RAPID 技术满足了一些主要的临床和病理生理需求。

1. 它提供了"额外的供体资源"以满足肝移植的"非传统适应证"：LLSs 可以更容易通过尸体分离（曾用于儿童患者）或 LDLT 获得，对供者的风险极低。

2. 它克服了 LLSs 典型的代谢量不足的问题（目的是维持生命）。

3. 它预防了门静脉内皮上的剪应力，这些剪应力与小移植物小血管床相关的门静脉压力过高有关。

4. 它促进了肝移植物的快速再生，保证在安全的两步肝切除术的情况下完成原有肝切除术。

17.3.1 根据意大利帕多瓦首例病例描述的技术

2018 年 12 月，我们在意大利实施了第 1 例 RAPID 技术。这是有史以来第 6 例 RAPID 手术，是世界上第 2 例使用活体供体的病例[6]，也是第一例采用微创入路进行二步肝切除的病例（图 17-1 ～图 17-3）。

帕多瓦多学科肿瘤学会议认为，1 例 47 岁的患者由于超过 20 处多发结直肠癌肝转移（colorectal liver metastases，CRLM）不能进行手术切除。随后一个国际多学科委员会确认了其不可切除。患者接受全程 FOLFOX 方案及贝伐单抗治疗后有部分反应。

在伦理委员会批准后，对 2 名潜在的捐赠

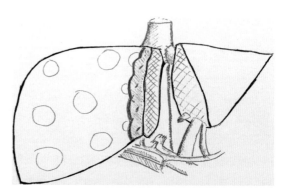

图 17-1　RAPID 术：步骤 1 示意图

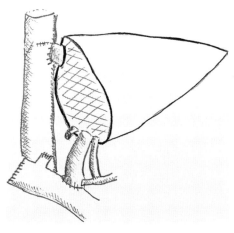

图 17-2　RAPID 术：步骤 2 示意图

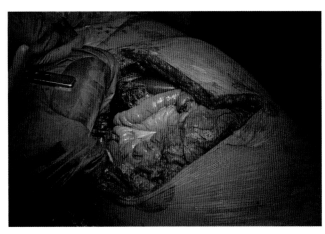

图 17-3　RAPID 术：术中照片（作者亲身经历）

者进行了评估。患者的姐夫同意提供他的 LLSs，总肝脏重量为 400g。供体手术完全顺利，供者在术后常规疗程结束后的第 6 天出院。

受体首先行左半肝切除术（1～4 段），随后供体 LLSs 被原位植入。将供体的肝左静脉与受体的肝中和肝左静脉残端吻合。然后将供受体的左门静脉端 - 端吻合。同样，利用显微外科技术和手术显微镜，将肝左动脉与来自受者胃左动脉的肝左动脉残端行端 - 端吻合。重复测量门静脉压力和流量。右门静脉结扎后，左门静脉压力稳定在 20 mmHg 以下。左侧胆管残端进行 Roux-en-Y 吻合。

术后密切监测移植物体积的增加。15 天后，GRWR（移植物体积与体重比）为 1。同时进行肝胆亚氨基二乙酸（hepatobiliary iminodiacetic acid，HIDA）扫描。随后我们决定进行第二阶段肝切除术。在腹腔镜下行右肝切除术，通过 10 cm 切口取出原有肝组织。患者术后 2 个月身体状况良好并且无并发症。

17.3.2　提供额外的供体资源

虽然治疗丙型肝炎病毒感染的抗病毒药物的引入使丙肝患者的肝移植需求急剧下降，但等待肝移植的压力仍然很大。此外，近年来出现了一些新的肝移植适应证，尤其是 CRLM。结直肠癌的发病率约为 700/100 万。在新病例中，约 50%

会发生肝转移，肝转移是这些患者发病和死亡的主要原因。全身化疗联合根治性手术切除是结肠癌肝转移治疗的里程碑。然而，只有 20% 的患者的病灶是可切除的。

Oslo 研究小组已经证明，在选择的 CRLM 患者中，肝移植与良好的中长期存活率（5 年远高于 50%）之间存在关联。与仅接受全身化疗的类似患者存活率（5 年不足 20%）相比要高得多。即使无复发生存率相对较低（无复发中位生存率 10 个月），但复发在肺部更为常见并且与仅对生存率有轻微影响。已有研究表明，肺转移瘤生长缓慢，其生长速度受免疫抑制剂的影响不明显。如果选择化疗后部分缓解或病情稳定、CEA ＜ 80ng/ml、最大直径 5.5 cm 或结直肠癌确诊时间较长（超过 2 年）的患者，移植后效果会更好[7]。

目前有几项前瞻性研究正在进行中。特别值得一提的是 Adam 等进行的一项随机临床试验，比较肝移植 + 化疗和常规化疗在 BRAF 野生型肿瘤患者中的作用，这些患者在化疗中没有肝外转移，肿瘤部分缓解或病情稳定[8]。

与正在进行的研究结果无关的是，目前将肝移植纳入 CRLM 可用的治疗性措施已经很明确。在意大利，等待名单上的死亡率为 5%～7%，因此需要新的捐赠者来源。

由于文化和协调方面的原因，LDLT 从未在欧洲真正实施起来。特别是捐赠者约 1% 的死亡率风险被视为一个主要的缺点。患者自己经常拒绝 LDLT 方案，以免危及亲属的生命。反过来，供者的发病率和死亡风险与所需的供体大小有关，大的供体通常超过肝实质的 60%。

在 RAPID 的概念中，供体来源可以是来自尸体供体或活体供体的常规（LLS）分离肝。在意大利，50 岁以下的捐赠者被提供给儿科中心，以覆盖全国的儿童患者等待名单。然而，选定的 50 岁以上的捐赠者可能会提供很好的 LLS 分离肝用于 RAPID 移植，而不会影响有限的供体来源。来源于肝劈离后的扩大右半肝进行移植与过去的全肝移植相比，效果相似[9]。

对于活体供者而言，已有广泛的证据显示 LLSs 供体并发症发生极低且死亡率接近 0。考虑到结局、风险和道德平衡等方面，LLS 活体捐献可与肾脏活体捐献进行比较。从这个意义上讲，RAPID 技术代表着一项潜在的突破，它为肝移植打开了一扇几乎拥有无限供体的大门。此外，LDLT 也拥有将这一复杂程序纳入可选项的优势。

17.3.3 预防小肝综合征

在 LDLT 中，至少需要 0.8 的 GRWR 才能避免移植后的小肝综合征。基于这个原因，LLS 移植物永远不会被用于成年受者的移植中。GRWR 低于 0.8 进行移植的唯一条件是将门静脉压力降至 20mmHg 以下，以避免内皮剪应力和肝内门静脉 - 肝动脉缓冲改变。前文已经描述了实现这一减压目标的许多技术。其中最重要的是脾动脉结扎和部分门腔分流术。

在原位植入 LLS 后，需要完成门静脉压力和流量的精确测量。测量必须分别在夹闭门静脉和不夹闭门静脉的情况下进行。如果夹闭门静脉后，压力升至 20mmHg 以上，则必须进行脾动脉结扎或实施不同的门静脉流量调节。

在 Line 等[5]描述的病例中，RAPID 技术使肝移植 GRWR 达到了史无前例的 0.36。

17.3.4 促进辅助移植物快速再生

结扎门静脉避免其向原有肝脏分流后，门静脉向移植物的分流促进了原位移植物的再生。这一原则已在 ALPPS 中进行了广泛的测试和演示。Schlegel 等指出，肝实质横断引起的主要细胞因子释放可能在诱导快速再生中起作用[10]。在 Oslo 的病例[7]中，辅助移植和第二阶段肝切除之间的间隔为 30 天。

17.3.5 肝切除联合部分肝移植的延期全肝切除术在肿瘤学方面的作用

从肿瘤学的角度来看，目前尚不清楚移植物和患者的原有肝脏共存 20 ~ 30 天是否会有害。还需要大量经验及对移植后循环细胞的研究。结直肠癌良好的生物学特性是获得可接受的长期结果的基础[11]。为了更好地解决患者选择的复杂问题，需要对患者进行更精确的生物 - 分子分类。

（张宫铭 译，粟光明 审校）

参考文献

[1] Kasahara M, Sakamoto S, Horikawa R, Fukuda A. Auxiliary partial orthotopic liver transplantation for noncirrhotic metabolic liver disease: reigniting interest in an old but new technique. Liver Transpl, 2019, 25:12–13.

[2] Rammohan A, Reddy MS, Narasimhan G, et al. Auxiliary partial orthotopic liver transplantation for selected noncirrhotic metabolic liver disease. Liver Transpl, 2019, 25:111–118.

[3] Yabe S, Nishizawa H, Egawa H, Tanaka K. Portal blood flow and liver regeneration in auxiliary partial orthotopic liver transplantation in a canine model. Eur Surg Res, 1999, 31:83–92.

[4] Broering DC, Walter J, Bassas AF. Overcoming the portal steal phenomenon in auxiliary partial orthotopic liver transplantation by modulation of the venous outflow of the native liver. Liver Transpl, 2005, 11:1140–1143.

[5] Line PD, Hagness M, Berstad AE, et al. Novel concept for partial liver transplantation in nonresectable colorectal liver metastases: the RAPID concept. Ann Surg, 2015, 262:e5–e9.

[6] Königsrainer A, Templin S, Capobianco I, et al. Paradigm shift in the management of irresectable colorectal liver metastases: living donor auxiliary partial orthotopic liver transplantation in combination with two-stage hepatectomy (LD-RAPID). Ann Surg,

2018. https://doi. org/10.1097/SLA.0000000000002861 . Epub ahead of print.

[7] Dueland S, Hagness M, Line PD, et al. Is liver transplantation an option in colorectal cancer patients with nonresectable liver metastases and progression on all lines of standard chemotherapy? Ann Surg Oncol, 2015, 22:2195–2200.

[8] Liver transplantation in patients with unresectable colorectal liver metastases treated by chemotherapy (TRANSMET). ClinicalTrials.gov Identifier: NCT02597348. https://clinicaltrials. gov/ct2/show/ NCT02597348. Accessed 26 Mar 2019.

[9] Herrero A, Nadalin S, Panaro F. Liver transplantation for irresectable colorectal liver metastases: still a contraindication? Hepatobiliary Surg Nutr. 2018, 7:475–478.

[10] Schlegel A, Lesurtel M, Melloul E, et al. ALPPS: from human to mice highlighting accelerated and novel mechanisms of liver regeneration. Ann Surg, 2014, 260:839–846.

[11] Bjørnelv GMW, Dueland S, Line PD, et al. Cost-effectiveness of liver transplantation in patients with colorectal metastases confined to the liver. Br J Surg, 2019, 106:132–141.

Fabrizio Di Benedetto，Giuseppe Tarantino，Gian Piero Guerrini，Roberto Ballarin，Paolo Magistri

18.1 简介

微创外科技术已在世界范围内各个外科领域中广泛应用，其中就包括肝脏外科。值得一提的是，近十年来机器人辅助技术在外科领域取得了长足进步，机器人系统正快速应用于各个外科领域[1]。相较于传统开腹手术，机器人辅助腹腔镜下肝脏手术的术后结局更好、术中出血更少、住院天数更短、手术相关死亡率更低，同时并不影响肿瘤预后[2]。而相较于标准腹腔镜手术，机器人辅助技术让外科医师拥有更舒适的手术体验，即便对那些原本需要具有丰富腹腔镜手术经验的外科医师来完成的复杂手术而言，也是如此。

18.2 机器人辅助肝脏外科：行业现状

目前已经证明，与开腹手术相比，机器人辅助肝脏切除术手术，肿瘤治疗效果相当，术后疼痛更轻，住院时间更短[3]。多个研究表明，与开腹手术及标准腹腔镜手术相比，在术后并发症、手术相关死亡率方面，机器人辅助腹腔镜下肝切除术的安全性与二者一致[4-8]。目前，机器人辅助腹腔镜下肝切除术的适应证及禁忌证与标准腹腔镜手术无差异。已有研究报道，对术中出血的精准控制可使肝硬化患者受益[9]。在肝脏手术中使用达芬奇机器人可以更方便地处理既往在标准腹腔镜手术中较难抵达的肝段，如尾状叶、肝右后段等[4, 10]。相较于传统腹腔镜系统，这主要得

益于机器人平台更精准的运动幅度、七种机械臂运动维度、3D 稳定成像系统以及优化的人体工学设计[11, 12]。基于大样本人群的观察性研究提示，肝细胞癌患者在接受机器人辅助腹腔镜下肝切除手术后的 1 年、3 年、5 年无瘤生存期和 1 年、3 年、5 年总生存期，与开腹手术及标准腹腔镜手术相比无明显差异[13, 14]；相似的结果可以在机器人辅助腹腔镜下切除结直肠癌肝转移手术中观察到[15]。根据截至本书成稿时的最新文献，机器人辅助腹腔镜下肝切除手术在肝切除手术中的占比为 5.9%，其手术相关并发症的发生率为 17.6%[16]。

18.3 技术概述

达芬奇机器人由三部分组成：术者操作台、床旁机械臂及成像系统。患者通常为仰卧位、20°～30° 头高位、稍左旋，这样更便于处理右侧及后位的肝段。一般情况下，气腹通常是使用气腹针于左上腹的 Palmer 点（译者注：左锁骨中线与肋缘交点下 2cm 处）建立；当患者合并巨脾或存在既往手术史导致的腹腔粘连时，则选择开放式技术（Hasson 法）建立气腹。随后使用自动送气装置（AirSeal，Surgiquest Inc.，Conmed，Utica，NY，USA）维持腹腔内压力。在床旁机械臂到位前，使用腹腔镜评估病灶的可切除性，并在腹腔镜直视下安全地置入穿刺套管。穿刺孔位置因患者的解剖差异、病灶分布及所使用的机器人平台而有所不同。其具有一定规律，如穿刺点靠近肋缘下、侧腹壁有利于肝脏后上段的处

理；穿刺点平脐水平线便于前段肝脏的处理，可根据病灶的位置调整其左右。穿刺点选择的主要原则是各穿刺孔间连线构成平均边长约为 8cm 的适当的三角形，以提供足够的操作空间[17]（图18-1）。第四机械臂通常位于左侧。因为当床旁机械臂就位后患者的体位难以改变，所以穿刺孔位置的选择及入路的设计是机器人辅助腹腔镜下肝脏手术开始阶段至关重要、影响手术用时的关键环节[18]。当前应用的第四代机器人系统具有一些新的功能：用以帮助机械臂运转的激光定位系统，可方便术者在床旁机械臂尚未就位时动态调整患者体位的整合式手术床，一体式 Firefly 荧光成像系统，以及可持内镜移动的四只机械臂。通过一体式荧光成像系统捕获吲哚菁绿（indocyanine green，ICG）信号，术者可以获取诸多信息，包括可视化的胆管树解剖结构、脏器的一般状况和组织灌流情况、血管的解剖定位、淋巴结的精确定位，以及准确区分肿瘤组织和正常肝实质。因肿瘤细胞不摄取 ICG，其通常为低荧光信号[19]。推荐常规应用术中超声以更好地确定肿瘤的大小及位置，腹腔镜直视与超声图像的交互可以帮助

术者更准确地确定手术切面[20]（图18-2）。

术者操作台的 TilePro 功能可以同时显示腹腔镜视野与超声、CT、MRI、3D 重建模型等多种影像学资料[21]，其最多可在术者操作台及术间共享屏幕的同时展示三种影像学资料。相较于标准腹腔镜手术需要不断切换术前、术中影像学资料，这无疑是一大进步。另一种确定切除断面的方法是使用微创血管钳（Bulldog）钳夹门静脉分支，进而观察缺血线（图18-3）。肝实质切除时推荐联合使用单极与双极电凝，处理深部组织时可使用达芬奇平台的超声刀（Harmonic ACE）。尽管目前的机器人平台尚不支持使用超声吸引刀（Cavitron Ultrasonic Surgical Aspirator，CUSA）等具有可活动关节的肝脏切除专用器械，正确使用已有的手术器械也足以安全地完成肝切除手术。例如，得益于机器人系统机械臂的七向运动维度，在右侧使用分离钳（Maryland 钳）可以精确地解剖、分离肝内小血管（图18-4）。使用双极电凝装置（daVinci Vessel Sealer）也可以术中处理血管。在左半肝切除术中，将左半肝抬向右侧进行精细解剖可有效避免损伤下腔静脉及肝中

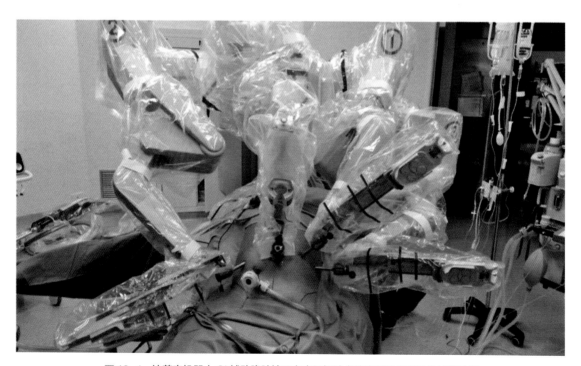

图 18-1　达芬奇机器人 Si 辅助腹腔镜下左半肝切除术的穿刺孔位置及机械臂位置

静脉（图 18-5）。但对于初学者而言，更推荐使用腹腔镜下线性切割闭合器进行肝实质切除。在消除气腹之前可借助观察纱垫及调整患者呼吸来检查有无出血或胆瘘。通常采用 Pfannenstiel 切口取出手术标本，再次建立气腹后需重新检查手术断面。

18.4 机器人辅助技术在肝移植手术中的作用

不符合米兰标准的肝细胞癌患者的治疗方案应该通过包括肝胆外科、肝病科、放射科在内的多学科联合讨论后制订[22]。机器人辅助腹腔镜下肝脏手术可使经治疗后符合米兰标准的患者受益，尤其是无法接受局部治疗的患者[22, 23]。虽

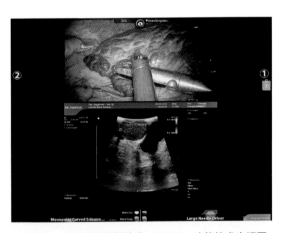

图 18-2　肝 5 段肿瘤切除术，TilePro 功能的术中视图：超声探头成像与腹腔镜直视画面交互

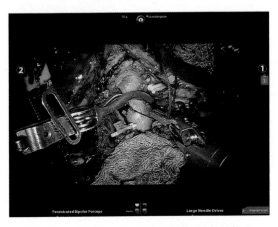

图 18-3　通过临时放置血管阻断钳明确切除范围

然在肾移植手术中使用机器人辅助腹腔镜下获取供肾、完成活体移植的相关技术在成熟的移植中心已取得长足进步[24]，但机器人辅助腹腔镜下获

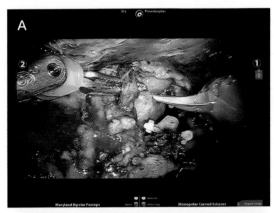

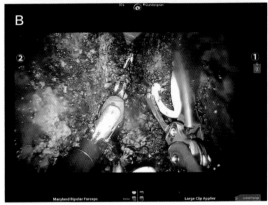

图 18-4　使用双极分离钳（Maryland 双木及钳）解剖肝门及肝内血管

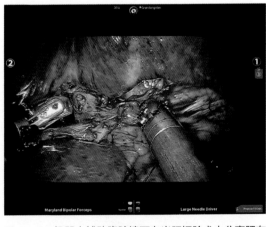

图 18-5　机器人辅助腹腔镜下左半肝切除术中分离肝左静脉，左半肝被抬向右侧以保护下腔静脉。图为双极分离钳血管打结

取供肝手术鲜有报道。相反地，腹腔镜下供肝切除术已经在成熟的移植中心成功地运用于活体肝移植手术中以获取左半肝或右半肝，并被证实是安全、有效且有助于供者早日恢复正常生活的术式[25]。其原因如下：首先，如前所述，许多肝脏手术专用器械在机器人平台仍不适用；其次，尽管已有文献比较了机器人辅助腹腔镜下肝切除手术和标准腹腔镜下肝脏手术的相关指标，但其结论不具备普遍性，暂无有力证据支持机器人辅助腹腔镜下肝脏手术更具优势[1, 19]；最后，当前机器人平台仍较为庞大、笨重，导致在术中发生紧急情况时较难移除床旁机械臂以改变术式[26]。综上，应用机器人辅助技术对健康的供肝者施行手术的安全性有待考量；因为对供者而言，手术的安全性是第一位的[27]。尽管全球范围内机器人辅助腹腔镜下肝胆胰手术例数不断增多，但机器人辅助腹腔镜下供肝切除手术仍较少报道。2016年，Chen 团队报道了 13 例在活体肝移植手术中运用机器人辅助技术获取右半肝的手术病例[28]，相较于开腹手术，机器人辅助腹腔镜下供肝切除手术的手术时间更长，但二者在手术相关并发症及术中出血量上无明显差异。13 例病例中未见术式改变，平均热缺血时间为 9.5min，最长 15min，最短 8min。机器人辅助手术组术后疼痛更易控制，且更快恢复工作。

18.5　小结

根据 2014 年在日本福冈举办的第二届国际腹腔镜下肝切除共识大会中的报道[29]，尤其考虑到手术器械相关问题，机器人辅助腹腔镜下肝脏手术被归类为 IDEAL 框架中的 2a 阶段（即开发阶段）[30]。也就是说，在施行手术之前需要取得所在机构伦理委员会的同意并登记备案。当前使用达芬奇机器人施行手术的外科医师逐渐增多，但达到熟练操作水平所需的学习曲线尚未明确。因此，机器人辅助腹腔镜下肝胆外科手术应该局限在大型三级转诊中心开展。近期有文献认为应当鼓励使用机器人辅助技术开展复杂手术，但同

时应该严格把关医疗质量，以促进外科技术安全提升[31]。

（高　杰　译，隋明昊　林栋栋　审校）

参考文献

［1］Szold A, Bergamaschi R, Broeders I, et al. European Association of Endoscopic Surgeons (EAES) consensus statement on the use of robotics in general surgery. Surg Endosc, 2015, 29:253–288.

［2］Han DH, Choi SH, Park EJ, et al. Surgical outcomes after laparoscopic or robotic liver resection in hepatocellular carcinoma: a propensity-score matched analysis with conventional open liver resection. Int J Med Robot, 2016, 12:735–742.

［3］Wang W-H, Kuo K-K, Wang S-N et al. Oncological and surgical result of hepatoma after robot surgery. Surg Endosc, 2018, 32:3918–3924.

［4］Spampinato MG, Coratti A, Bianco L, et al. Perioperative outcomes of laparoscopic and robot-assisted major hepatectomies: an Italian multi-institutional comparative study. Surg Endosc, 2014, 28:2973–2979.

［5］Venturini M, Angeli E, Maffi P, et al. Technique, complications, and therapeutic efficacy of percutaneous transplantation of human pancreatic islet cells in type 1 diabetes: the role of US. Radiology, 2005, 234:617–624.

［6］Yu YD, Kim KH, Jung DH, et al. Robotic versus laparoscopic liver resection: a comparative study from a single center. Langenbeck's Arch Surg, 2014, 399:1039–1045.

［7］Lee KF, Cheung YS, Chong CCN, et al. Laparoscopic and robotic hepatectomy: experience from a single centre. ANZ J Surg, 2016, 86:122–126.

［8］Boggi U, Caniglia F, Amorese G. Laparoscopic robot-assisted major hepatectomy. J Hepatobiliary-Pancreat Sci, 2014, 21:3–10.

［9］Magistri P, Tarantino G, Ballarin R, et al. Robotic liver surgery is the optimal approach as bridge to transplantation. World J Hepatol, 2017, 9:224–226.

［10］Di Benedetto F, Ballarin R, Tarantino G. Totally robotic isolated caudate-lobe liver resection for hydatid disease: report of a case. Int J Med Robot, 2016, 12:254–261.

［11］Felli E, Santoro R, Colasanti M, et al. Robotic liver surgery: preliminary experience in a tertiary hepato-biliary unit. Updat Surg, 2015, 67:27–32.

［12］Montalti R, Scuderi V, Patriti A, et al. Robotic versus

laparoscopic resections of posterosuperior segments of the liver: a propensity score-matched comparison. Surg Endosc, 2016, 30:1004–1013.

[13] Chen PD, Wu CY, Hu RH, et al. Robotic versus open hepatectomy for hepatocellular carcinoma: a matched comparison. Ann Surg Oncol, 2017, 24:1021–1028.

[14] Lai ECH, Yang GPC, Tang CN. Robot-assisted laparoscopic liver resection for hepatocellular carcinoma: short-term outcome. Am J Surg, 2013, 205:697–702.

[15] Troisi RI, Patriti A, Montalti R, Casciola L. Robot assistance in liver surgery: a real advantage over a fully laparoscopic approach? Results of a comparative bi-institutional analysis. Int J Med Robot, 2013, 9:160–166.

[16] Tsilimigras DI, Moris D, Vagios S, et al. Safety and oncologic outcomes of robotic liver resections: a systematic review. J Surg Oncol, 2018, 117:1517–1530.

[17] Giulianotti PC, Bianco FM, Daskalaki D, et al. Robotic liver surgery: technical aspects and review of the literature. Hepatobiliary Surg Nutr, 2016, 5:311–321.

[18] Di Benedetto F, Magistri P, Ballarin R, et al. Ultrasound-guided robotic enucleation of pancreatic neuroendocrine tumors. Surg Innov, 2019, 26:37–45.

[19] Gonzalez-Ciccarelli LF, Quadri P, Daskalaki D, et al. Robotic approach to hepatobiliary surgery. Chirurg, 2017, 88(Suppl 1):19–28.

[20] Magistri P, Tarantino G, Guidetti C, et al. Laparoscopic versus robotic surgery for hepatocellular carcinoma: the first 46 consecutive cases. J Surg Res, 2017, 217:92–99.

[21] Woo Y, Choi GH, Min BS, Hyung WJ. Novel application of simultaneous multi-image display during complex robotic abdominal procedures. BMC Surg, 2014, 14:13. https://doi. org/10.1186/1471-2482-14-13.

[22] Magistri P, Rosenblatt R, Halazun KJ. Liver transplantation for HCC beyond Milan. Curr Transpl Rep, 2018, 5:319–326.

[23] Magistri P, Tarantino G, Ballarin R, et al. The evolving role of local treatments for HCC in the third millennium. Anticancer Res, 2017, 37:389–401.

[24] Tzvetanov I, Bejarano-Pineda L, Giulianotti PC, et al. State of the art of robotic surgery in organ transplantation. World J Surg, 2013, 37:2791–2799.

[25] Samstein B, Griesemer A, Cherqui D, et al. Fully laparoscopic left-sided donor hepatectomy is safe and associated with shorter hospital stay and earlier return to work: a comparative study. Liver Transpl, 2015, 21:768–773.

[26] Di Benedetto F, Magistri P, Halazun KJ. Use of robotics in liver donor right hepatectomy. Hepatobiliary Surg Nutr, 2018, 7:231–232.

[27] Miller C. Preparing for the inevitable: the death of a living liver donor. Liver Transpl, 2014, 20(Suppl 2):S47–S51.

[28] Chen PD, Wu CY, Hu RH, et al. Robotic liver donor right hepatectomy: a pure, minimally invasive approach. Liver Transpl, 2016, 22:1509–1518.

[29] Wakabayashi G, Cherqui D, Geller DA, et al. Recommendations for laparoscopic liver resection: a report from the second international consensus conference held in Morioka. Ann Surg, 2015, 261:619–629.

[30] McCulloch P, Altman DG, Campbell WB, et al. No surgical innovation without evaluation: the IDEAL recommendations. Lancet, 2009, 374:1105–1112.

[31] Magistri P, Tarantino G, Ballarin R, et al. Robotic liver donor right hepatectomy: a pure, minimally invasive approach. Liver Transpl, 2017, 23:857–858.

Giuseppe Maria Ettorre，Andrea Laurenzi

第19章　肝移植的其他桥接疗法

19.1　简介

肝细胞癌（hepatocellular carcinoma，HCC）是所有癌症中第六大致死原因，每年新发病例超过80万[1]。大多数病例出现在肝硬化的背景下。因此，肝移植（liver transplantation，LT）是最好的治疗方法之一，因为它可同时治疗HCC和潜在的肝硬化，降低了在残余肝上发生新的HCC的风险[2]。然而，需要LT的患者和可用的供肝之间的巨大不平衡，要求准确选择可能的LT候选者，以便确认患者可以在手术中获益，并与因HCC以外原因（如肝硬化）患者相比有长期的疗效。

在过去的20年里，人们提出了不同的HCC适宜LT的判定标准（如米兰标准、旧金山大学标准、Up-to-7标准、AFP评分）[3-6]。至1996年，Mazzaferro等所述的米兰标准仍然是世界范围内HCC适宜LT最常用的标准之一。米兰标准定义，如果HCC结节是单个且小于5cm，或者如果有3个以下的结节且没有一个大于3cm且没有大血管侵犯。如果患者符合这些标准，5年总生存率（overall survival，OS）为75%。

HCC患者主要关注的是HCC诊断与LT之间的时间间隔。这个间隔是非常多变的，取决于不同的因素，如国家、可用移植的数量、器官分配政策等。在此期间如果不治疗，HCC可能继续发展，并超过上述标准，不再适合LT。一份关于HCC的LT的共识声明建议，如果预期的器官等待时间超过6个月[7]，则进行局部治疗（locoregional treatment，LRT）。因此，为了避免

患者从LT等待名单中被移除，应采取一种可以治愈或减缓肿瘤生长的治疗，作为LT前的过渡。此外已经证明，减少肝脏中存活肿瘤的数量可以提高LT后的存活率[8]。对局部治疗的反应可以通过术前放射学评估和血清甲胎蛋白（alpha-fetoprotein，AFP）变化来评估[9-16]。

目前可用的LRT主要有射频消融（radiofrequency ablation，RFA）、经动脉化疗栓塞（transarterial chemoembolization，TACE）和经动脉放射栓塞（transarterial radioembolization，TARE）。为了有效和安全，这个桥接治疗必须考虑两个不同的因素：肿瘤特征（结节数量、大小、离血管距离和胆道结构等）和肝功能。针对肿瘤的特点而采取的不同治疗方法的疗效将在下面讨论。在肝功能方面，所有的桥接治疗都应在肝功能正常或轻度失代偿的患者中进行，如Child-Pugh A级，B级7-8分，低终末期肝病模型（model for end-stage liver disease，MELD）评分，无或轻度门静脉高压症。这是由于每种治疗中相关联的肝脏毒性可导致肝脏失代偿并需要紧急LT。

19.2　射频消融术

射频消融术（RFA）是目前的消融一线治疗方法[17]。RFA的目的是通过在HCC内引入电极，使温度升高至50～60℃，持续4～6min，造成不可逆的细胞损伤。目前，RFA被认为是对于小于3cm的HCC的一种有效治疗方法[18-21]。这种治疗方法也被确认可以作为等待LT患者的桥接

治疗。不同的研究表明，RFA 可将 HCC 患者在 LT 等候名单上的移除率降低至 25%[22, 23]。

RFA 的治疗效果受到肿瘤位置（中央与周围、与胆囊的距离、主要胆管、肠袢）、患者身体状况（偏瘦与超重）和是否存在门静脉高压的明显影响[24, 25]。既不在被膜下（囊下）又不靠近主要胆道结构的结节是 RFA 的理想目标，尤其是小于 2cm 的结节。在这种情况下，消融后肿瘤完全缓解率接近 97%，5 年生存率为 65% ～ 68%[26]。在一项基于 10 年连续病例系列的关于极早期和早期 HCC RFA 的大型研究中，1170 例原发性 HCC 患者接受治疗后，99.4% 的肿瘤完全消融。中位随访 38.2 个月，5 年和 10 年生存率分别为 60% 和 27%。多因素分析显示，年龄、丙肝病毒（HCV）感染、肝功能分级、肿瘤大小、肿瘤数量、血清去 γ - 羧基凝血酶原水平、血清瘦素反应、甲胎蛋白水平与生存显著相关。5 年和 10 年局部肿瘤进展率均为 3.2%（95% 置信区间 2.1% ～ 4.3%）[27]。在最近一项关于 RFA 作为 LT 前桥接治疗的研究中，意向治疗分析显示，5 年和 10 年的总生存率分别为 63.5% 和 41.2%，无复发生存率分别为 60.8% 和 37.7%[23]。

RFA 的主要局限与肿瘤特征有关。超过 90% 接受 RFA 治疗的患者有 1 ～ 2 处病灶[23, 27]，因为多发 HCC 数量＞ 2 通常被认为不是 RFA 治疗的合适对象，且肿瘤大小＞ 3cm 被认为会增加失败率[18, 19]。此外，肿瘤在肝组织中的位置也会影响能否进行 RFA。包膜下或部分外生性 HCC 因肿瘤破裂或播散而不考虑行 RFA。另外，深部肿瘤应远离血管和胆道结构：第一种情况是避免血流相关的冷却效应，这会降低 RFA 的疗效；第二种情况是避免由 RFA 产生的高温造成胆道损伤（即坏死和随后的狭窄）。有轻度腹水是 RFA 的另一个禁忌证，原因有两个。其一，腹水是门静脉高压和肝功能部分障碍的标志，可在 RFA 后恶化；其二，从技术角度来看，由于肝脏不再向腹壁和膈膜压迫，腹水的存在可能会导致术后穿刺部位出血。

实施 RFA 的另外两个主要问题是在超声

（under ultrasound，US）指导下治疗时 HCC 的可视化和对治疗结节的评价。

HCC 的可视化有一定难度，因此体重指数增加和有深部结节的患者有很高的风险会存在检测中遗漏结节的情况[24, 27]。如今，实时融合 US 和任何成像方式的 CT、MRI 或正电子发射断层扫描（positron-emission tomography-CT，PET-CT）等这些检查能清晰显示单个靶病变，并使肝脏任何部位的靶病灶在进行超声检查时被精确消融[28, 29]。

常规超声对肿瘤坏死的评估并不可靠，但在手术结束后立即常规使用超声造影剂（微泡）可以评估坏死的数量和位置，如果需要的话，可以引导对残余病灶的再次治疗[30, 31]。此外，目前正在临床实践中引入特定的软件，使医师能够对消融前后 CT 或 MRI 影像进行空间对比，以便能够极其精确地评估肿瘤坏死体积比例，以及三维图像中消融边缘的厚度和规则性[32]。

19.3 经动脉化疗栓塞

根据巴塞罗那临床 HCC（Barcelona Clinic Liver Cancer，BCLC）分期系统，TACE 目前被认为是中期 HCC（B 级）患者的标准治疗[33]。有力的证据支持了该方法的有效性[34, 35]。HCC 血供主要来自动脉供应，TACE 依赖于这一点。该方法的目的是通过肝动脉将细胞毒性化疗药物（如多柔比星）输送至 HCC 结节。药物可以通过不同的方式（全肝、肝叶、选择性、超选择性）输送到肝脏，以便更好地分配药物并降低肝脏失代偿率。TACE 是 LT 等待名单上患者最常用的桥接治疗，并发症发生率较低[36, 37]。选择性 / 超选择性 TACE 后肿瘤坏死率可达 90%。就肿瘤大小而言，TACE 对小于 5cm 的 HCC 更有效[37]。HCC 的完全或部分缓解对总体生存率有积极影响[38]。在接受 TACE 治疗的 LT 等待名单患者中，丢失率为 5% ～ 20%[39]。在 LT 前使用 TACE 作为桥接不会对 LT 术后的发病率和死亡率产生不利影响[40]。

尽管在 Liu 等最近的一项比较研究中，使用丝裂霉素 C、吉西他滨与多柔比星联合用药似乎可以提高生存率和肿瘤反应，多柔比星仍然是 TACE 的首选细胞毒性药物[41]。此外，近年来多柔比星载药微球介入栓塞治疗（doxorubicin-loaded drug-eluting beads TACE，DEB-TACE）已被提出作为一种新的栓塞方法。DEB-TACE 能够向肿瘤运载更大剂量的化疗药物，延长药物与肿瘤细胞的接触时间，并减少其全身释放。

不同的研究比较了传统 TACE 和 DEB-TACE 的效果。在不良事件、住院时间、TACE 后综合征和肝毒性方面，DEB-TACE 似乎比常规 TACE 有更好的结果[42, 43]，而长期结果则并不一致[43-45]。

TACE 的主要缺点是术后肝功能失代偿的风险。接受 TACE 的患者通常为双叶、多灶性 HCC，肝功能正常或轻度受损（Child-Pugh A 级，B 级 7 分）。为了将肝脏失代偿的风险降至最低，单次全肝治疗逐渐被放弃，转而采用多次选择性/超选择性 TACE[37]。

19.4 经动脉放射栓塞

TARE 是肝肿瘤（原发性和转移性）最新的局部治疗之一。目标是选择性地将高剂量的钇-90（^{90}Y）靶向肝脏内的所有肿瘤，无论其来源或位置如何，同时保持对正常肝组织的低辐射剂量。与 TACE 一样，^{90}Y（含有 β 射线微球）通过肝动脉注入肝脏肿瘤。该程序分两个不同阶段执行。第一个阶段是诊断阶段，所有肝外血管都被阻断，以避免 ^{90}Y 进入肠道，并注射 ^{99m} 锝大颗粒聚合白蛋白（^{99m}Tc-MAA）以评估肺分流，肺部剂量大于 30Gy 是 TARE 的禁忌证之一。在 1～4 周后的第二阶段，注射 ^{90}Y 微球。与 TACE 相比，TARE 降低了栓塞的效果，因为微球只阻塞远端小血管，减少了对正常肝脏的毒性作用。TARE 与 TACE 一样适用于肝脏功能正常或轻度受损的单发或多发 HCC 患者（Child-Pugh A 级，B 级 7 分）。

一项欧洲的多中心研究显示了该方法的安全性和可行性，并提供了在所有 BCLC 分期中生存获益的有力证据。有趣的是，用 TARE 治疗的门静脉大血管侵犯患者的生存率与其他患者相当[46]。基于这个原因，在早期，TARE 作为索拉非尼的替代品被广泛应用于 BCLC 分期较晚的患者[47]。对于有望做 LT 的患者，研究显示 TARE 比 TACE 有更好的降期效果[48]，作为患者 LT 前的有效桥接策略，TARE 已逐渐用于 BCLC-B 期的患者[49]，延长了无进展生存时间并减少了从 LT 等待名单中被移除的风险[50]。

此外，就安全性而言，TARE 与 TACE 相比，不良事件发生率有所降低[51]。在一项比较 TARE 和 TACE 的 II 期随机临床试验中，在减少手术次数和相同生活质量的情况下，TARE 比 TACE 有更好的总体缓解率[52]。TARE 放射反应对长期生存有积极影响[53]。在所有使用桥接意图治疗的患者中，TARE 被证明是一种有效的局部治疗，在病理检查中有效桥接率为 66%，并且没有发现标本上存在微血管侵犯的病例[49]。

19.5 小结

1996 年米兰标准的引入及对 HCC 受体的 MELD 优先排序在过去十年中使 HCC 患者的 LT 数量增加了 6 倍[54]。然而越来越多的人认识到，需要修改 HCC 受体的 MELD 优先顺序应考虑肿瘤进展、从等待名单中被移除和 LT 后复发等因素[55]。移植前的 LRT 包括经动脉途径（TACE 和 TARE）和 RFA，已经被广泛用于 HCC 受体 LT 前桥接治疗。LRT 通过实现肿瘤病理性坏死来介导其作用，并可能改善 LT 后结果。根据手术报告，完全病理反应率为 27%～75%[37, 55-59]，而 LT 术后 HCC 的复发率为 10%～15%[60-62]。

病理学缓解强烈影响总生存期（OS）和无病生存期（disease-free survival，DFS）。如果达到完全病理学缓解，可达到更好的 5 年 OS 和 DFS，并使复发风险降至 2%[62, 63]。就治疗而言，LT 前治疗次数较少的患者效果最佳（≤ 2 次）[61, 62]，可能是因为需要多次治疗的患者存在持续性的病变，表明肿瘤具有生物学侵袭性。有研究者提出经动脉和经皮联合治疗可提高肿瘤完全缓解率[61, 64]，但这一概念已被一项更大规模的多中心研究否定[62]。令人惊讶的是，在最近的一项综述和荟萃分析中，LRT 与移植后结果改善无明显相关，尽管证据级别似乎很低。

TACE 和 RFA 在疗效和肿瘤控制方面似乎有相似的效果[37, 55-59]；然而在所有的回顾性研究中，由于肿瘤的异质性（如单个 vs. 多个），存在不同的选择偏倚。近年来，TARE 越来越多地被用于 BCLC B 期患者 LT 前的治疗。该手术耐受性良好，对不同人群的研究表明，其肿瘤控制效果更好[50]，术后存活率与 TACE 相似[46, 50]。然而需要随机对照试验来明确验证其在 HCC 治疗中的作用。

桥接治疗在 HCC 的治疗中存在多种多样的方案，LRT 必须根据患者、肿瘤特征和器官功能量身定做，以改善 HCC 控制并最优化长期结果。

（贾　哲　译，隋明昊　审校）

参考文献

［1］Bray F, Ferlay J, Soerjomataram I, et al. Global cancer statistics 2018: GLOBOCAN estimates of incidence and mortality worldwide for 36 cancers in 185 countries. CA Cancer J Clin, 2018, 68:394–424.

［2］Cucchetti A, Vitale A, Cescon M, et al. Can liver transplantation provide the statistical cure? Liver Transpl, 2014, 20:210–217.

［3］Mazzaferro V, Regalia E, Doci R, et al. Liver transplantation for the treatment of small hepatocellular carcinomas in patients with cirrhosis. N Engl J Med, 1996, 334:693–699.

［4］Yao FY, Ferrell L, Bass NM, et al. Liver transplantation for hepatocellular carcinoma: expansion of the tumor size limits does not adversely impact survival. Hepatology, 2001, 33:1394–1403.

［5］Mazzaferro V, Llovet JM, Miceli R, et al. Predicting survival after liver transplantation in patients with hepatocellular carcinoma beyond the Milan criteria: a retrospective, exploratory analysis. Lancet Oncol, 2009, 10:35–43.

［6］Duvoux C, Roudot-Thoraval F, Decaens T, et al. Liver transplantation for hepatocellular carcinoma: a model including α-fetoprotein improves the performance of Milan criteria. Gastroenterology, 2012, 143:986–994. e3, quiz e14–e5.

［7］Clavien PA, Lesurtel M, Bossuyt PM, et al. Recommendations for liver transplantation for hepatocellular carcinoma: an international consensus conference report. Lancet Oncol, 2012, 13:e11–e22.

［8］Montalti R, Mimmo A, Rompianesi G, et al. Absence of viable HCC in the native liver is an independent protective factor of tumor recurrence after liver transplantation. Transplantation, 2014, 97:220–226.

［9］Cucchetti A, Cescon M, Bertuzzo V, et al. Can the dropout risk of candidates with hepatocellular carcinoma predict survival after liver transplantation? Am J Transplant, 2011, 11:1696–1704.

［10］Cucchetti A, Cescon M, Bigonzi E, et al. Priority of candidates with hepatocellular carcinoma awaiting liver transplantation can be reduced after successful bridge therapy. Liver Transpl, 2011, 17:1344–1354.

［11］De Giorgio M, Vezzoli S, Cohen E, et al. Prediction of progression-free survival in patients presenting with hepatocellular carcinoma within the Milan criteria. Liver Transpl, 2010, 16:503–512.

［12］Lencioni R, Llovet JM. Modified RECIST (mRECIST) assessment for hepatocellular carcinoma. Semin Liver Dis, 2010, 30:52–60.

［13］Morris PD, Laurence JM, Yeo D, et al. Can response to locoregional therapy help predict long-term survival after liver transplantation for hepatocellular carcinoma? A systematic review. Liver Transpl, 2017, 23:375–385.

［14］Otto G, Herber S, Heise M, et al. Response to transarterial chemoembolization as a biological selection criterion for liver transplantation in hepatocellular carcinoma. Liver Transpl, 2006, 12:1260–1267.

［15］Vitale A, D'Amico F, Frigo AC, et al. Response to therapy as a criterion for awarding priority to patients with hepatocellular carcinoma awaiting liver transplantation. Ann Surg Oncol, 2010, 17:2290–2302.

［16］Lai Q, Avolio AW, Graziadei I, et al. Alpha-fetoprotein and modified response evaluation criteria in solid tumors progression after locoregional therapy as predictors of hepatocellular cancer recurrence and death after transplantation. Liver Transpl, 2013, 19:1108–1118.

［17］Lencioni R. Loco-regional treatment of hepatocellular carcinoma. Hepatology, 2010, 52:762–773.

［18］Cho YK, Kim JK, Kim MY, et al. Systematic review of randomized trials for hepatocellular carcinoma treated with percutaneous ablation therapies. Hepatology, 2009, 49:453–459.

［19］Germani G, Pleguezuelo M, Gurusamy K, et al. Clinical outcomes of radiofrequency ablation, percutaneous alcohol and acetic acid injection for hepatocellular carcinoma: a meta-analysis. J Hepatol, 2010, 52:380–388.

[20] Bruix J, Gores GJ, Mazzaferro V. Hepatocellular carcinoma: clinical frontiers and perspectives. Gut, 2014, 63:844–855.

[21] Viganò L, Laurenzi A, Solbiati L, et al. Open liver resection, laparoscopic liver resection, and percutaneous thermal ablation for patients with solitary small hepatocellular carcinoma (≤ 30 mm): review of the literature and proposal for a therapeutic strategy. Dig Surg, 2018, 35:359–337.

[22] Pommergaard HC, Rostved AA, Adam R, et al. Locoregional treatments before liver transplantation for hepatocellular carcinoma: a study from the European Liver Transplant Registry. Transpl Int, 2018, 31:531–539.

[23] Lee MW, Raman SS, Asvadi NH, et al. Radiofrequency ablation of hepatocellular carcinoma as bridge therapy to liver transplantation: a 10-year intention-to-treat analysis. Hepatology, 2017, 65:1979–1990.

[24] Cho YK, Kim JK, Kim WT, et al. Hepatic resection versus radiofrequency ablation for very early stage hepatocellular carcinoma: a Markov model analysis. Hepatology, 2010, 51:1284–1290.

[25] Majno PE, Mentha G, Mazzaferro V. Partial hepatectomy versus radiofrequency ablation for hepatocellular carcinoma: confirming the trial that will never be, and some comments on the indications for liver resection. Hepatology, 2010, 51:1116–1168.

[26] Livraghi T, Meloni F, Di Stasi M, et al. Sustained complete response and complications rates after radiofrequency ablation of very early hepatocellular carcinoma in cirrhosis: is resection still the treatment of choice? Hepatology, 2008, 47:82–89.

[27] Shiina S, Tateishi R, Arano T, et al. Radiofrequency ablation for hepatocellular carcinoma: 10-year outcome and prognostic factors. Am J Gastroenterol, 2012, 107:569–577. quiz 578.

[28] Wood BJ, Kruecker J, Abi-Jaoudeh N, et al. Navigation systems for ablation. J Vasc Interv Radiol, 2010, 21 Suppl issue 8:S257–S263.

[29] Mauri G, Cova L, De Beni S, et al. Real-time US-CT/MRI image fusion for guidance of thermal ablation of liver tumors undetectable with US: results in 295 cases. Cardiovasc Intervent Radiol, 2015, 38:143–151.

[30] Mauri G, Porazzi E, Cova L, et al. Intraprocedural contrast-enhanced ultrasound (CEUS) in liver percutaneous radiofrequency ablation: clinical impact and health technology assessment. Insights Imaging, 2014, 5:209–216.

[31] Solbiati L, Ierace T, Tonolini M, Cova L. Guidance and monitoring of radiofrequency liver tumor ablation with contrast-enhanced ultrasound. Eur J Radiol, 2004, 51(Suppl):S19–S23.

[32] Solbiati M, Passera KM, Goldberg SN, et al. A novel CT to cone-beam CT registration method enables immediate real-time intraprocedural three-dimensional assessment of ablative treatments of liver malignancies. Cardiovasc Intervent Radiol, 2018, 41:1049–1057.

[33] European Association for the Study of the Liver. EASL clinical practice guidelines: management of hepatocellular carcinoma. J Hepatol, 2018, 69:182–236.

[34] Cammà C, Schepis F, Orlando A, et al. Transarterial chemoembolization for unresectable hepatocellular carcinoma: meta-analysis of randomized controlled trials. Radiology, 2002, 224:47–54.

[35] Llovet JM, Bruix J. Systematic review of randomized trials for unresectable hepatocellular carcinoma: chemoembolization improves survival. Hepatology, 2003, 37:429–442.

[36] Lesurtel M, Müllhaupt B, Pestalozzi BC, et al. Transarterial chemoembolization as a bridge to liver transplantation for hepatocellular carcinoma: an evidence-based analysis. Am J Transplant, 2006, 6:2644–2650.

[37] Golfieri R, Cappelli A, Cucchetti A, et al. Efficacy of selective transarterial chemoembolization in inducing tumor necrosis in small (<5 cm) hepatocellular carcinomas. Hepatology, 2011, 53:1580–1589.

[38] Millonig G, Graziadei IW, Freund MC, et al. Response to preoperative chemoembolization correlates with outcome after liver transplantation in patients with hepatocellular carcinoma. Liver Transpl, 2007, 13:272–279.

[39] Kollmann D, Selzner N, Selzner M. Bridging to liver transplantation in HCC patients. Langenbeck's Arch Surg, 2017, 402:863–871.

[40] Boteon APCDS, Boteon YL, Vinuela EF, et al. The impact of transarterial chemoembolization induced complications on outcomes after liver transplantation: a propensity-matched study. Clin Transpl, 2018, 32:e13255. https://doi.org/10.1111/ctr.13255.

[41] Liu B, Huang JW, Li Y, et al. Single-agent versus combination doxorubicin-based transarterial chemoembolization in the treatment of hepatocellular carcinoma: a single-blind, randomized, phase II trial. Oncology, 2015, 89:23–30.

[42] Lammer J, Malagari K, Vogl T, et al. Prospective randomized study of doxorubicin-eluting-bead

embolization in the treatment of hepatocellular carcinoma: results of the PRECISION V study. Cardiovasc Intervent Radiol, 2010, 33:41–52.

[43] Cucchetti A, Trevisani F, Cappelli A, et al. Cost-effectiveness of doxorubicin-eluting beads versus conventional trans-arterial chemo-embolization for hepatocellular carcinoma. Dig Liver Dis, 2016, 48:798–805.

[44] Scartozzi M, Baroni GS, Faloppi L, et al. Trans-arterial chemo-embolization (TACE), with either lipiodol (traditional TACE) or drug-eluting microspheres (precision TACE, pTACE) in the treatment of hepatocellular carcinoma: efficacy and safety results from a large mono-institutional analysis. J Exp Clin Cancer Res, 2010, 29:164. https://doi.org/10.1186/1756-9966-29-164.

[45] Manini MA, Sangiovanni A, Martinetti L, et al. Transarterial chemoembolization with drug-eluting beads is effective for the maintenance of the Milan-in status in patients with a small hepatocellular carcinoma. Liver Transpl, 2015, 21:1259–1269.

[46] Sangro B, Carpanese L, Cianni R, et al. Survival after yttrium-90 resin microsphere radioembolization of hepatocellular carcinoma across Barcelona Clinic Liver Cancer stages: a European evaluation. Hepatology, 2011, 54:868–878.

[47] Vilgrain V, Pereira H, Assenat E, et al. Efficacy and safety of selective internal radiotherapy with yttrium-90 resin microspheres compared with sorafenib in locally advanced and inoperable hepatocellular carcinoma (SARAH): an open-label randomised controlled phase 3 trial. Lancet Oncol, 2017, 18:1624–1636.

[48] Lewandowski RJ, Kulik LM, Riaz A, et al. A comparative analysis of transarterial downstaging for hepatocellular carcinoma: chemoembolization versus radioembolization. Am J Transplant, 2009, 9:1920–1928.

[49] Ettorre GM, Levi Sandri GB, Laurenzi A, et al. Yttrium-90 radioembolization for hepatocellular carcinoma prior to liver transplantation. World J Surg, 2017, 41:241–249.

[50] Salem R, Gordon AC, Mouli S, et al. Y90 radioembolization significantly prolongs time to progression compared with chemoembolization in patients with hepatocellular carcinoma. Gastroenterology, 2016, 151:1155–1163.e2.

[51] Yang Y, Si T. Yttrium-90 transarterial radioembolization versus conventional transarterial chemoembolization for patients with hepatocellular carcinoma: a systematic review and meta-analysis. Cancer Biol Med, 2018, 15:299–310.

[52] Kolligs FT, Bilbao JI, Jakobs T, et al. Pilot randomized trial of selective internal radiation therapy vs. chemoembolization in unresectable hepatocellular carcinoma. Liver Int, 2015, 35:1715–1721.

[53] Riaz A, Gabr A, Abouchaleh N, et al. Radioembolization for hepatocellular carcinoma: statistical confirmation of improved survival in responders by landmark analyses. Hepatology, 2018, 67:873–883.

[54] Ioannou GN, Perkins JD, Carithers RL Jr. Liver transplantation for hepatocellular carcinoma: impact of the MELD allocation system and predictors of survival. Gastroenterology, 2008, 134:1342–1351.

[55] Agopian VG, Harlander-Locke M, Zarrinpar A, et al. A novel prognostic nomogram accurately predicts hepatocellular carcinoma recurrence after liver transplantation: analysis of 865 consecutive liver transplant recipients. J Am Coll Surg, 2015, 220:416–427.

[56] Kwan SW, Fidelman N, Ma E, et al. Imaging predictors of the response to transarterial chemoembolization in patients with hepatocellular carcinoma: a radiological-pathological correlation. Liver Transpl, 2012, 18:727–736.

[57] Lu DS, Yu NC, Raman SS, et al. Percutaneous radiofrequency ablation of hepatocellular carcinoma as a bridge to liver transplantation. Hepatology, 2005, 41:1130–1137.

[58] Mazzaferro V, Battiston C, Perrone S, et al. Radiofrequency ablation of small hepatocellular carcinoma in cirrhotic patients awaiting liver transplantation: a prospective study. Ann Surg, 2004, 240:900–909.

[59] Pompili M, Mirante VG, Rondinara G, et al. Percutaneous ablation procedures in cirrhotic patients with hepatocellular carcinoma submitted to liver transplantation: assessment of efficacy at explant analysis and of safety for tumor recurrence. Liver Transpl, 2005, 11:1117–1126.

[60] Fernandez-Sevilla E, Allard MA, Selten J, et al. Recurrence of hepatocellular carcinoma after liver transplantation: is there a place for resection? Liver Transpl, 2017, 23:440–447.

[61] Agopian VG, Morshedi MM, McWilliams J, et al. Complete pathologic response to pretransplant locoregional therapy for hepatocellular carcinoma defines cancer cure after liver transplantation: analysis of 501 consecutively treated patients. Ann Surg, 2015, 262:536–545. discussion 543–545.

[62] Agopian VG, Harlander-Locke MP, Ruiz RM, et al. Impact of pretransplant bridging locoregional therapy for patients with hepatocellular carcinoma within

Milan criteria undergoing liver transplantation: analysis of 3601 patients from the US multicenter HCC Transplant Consortium. Ann Surg, 2017, 266:525–535.

[63] Allard MA, Sebagh M, Ruiz A, et al. Does pathological response after transarterial chemoembolization for hepatocellular carcinoma in cirrhotic patients with cirrhosis predict outcome after liver resection or transplantation? J Hepatol, 2015, 63:83–92.

[64] Terzi E, Ray Kim W, Sanchez W, et al. Impact of multiple transarterial chemoembolization treatments on hepatocellular carcinoma for patients awaiting liver transplantation. Liver Transpl, 2015, 21:248–257.

第20章 普通外科与肝移植之间的相互影响

Alfonso W. Avolio，**Marco M. Pascale**，**Salvatore Agnes**

20.1 简介

移植是普通外科手术的自然延伸，如果没有贯穿几个世纪的普通外科医师的实践，移植就不可能存在。移植的历史可以追溯到 3 世纪，正如富有想象力的绘画中展示的，Sts.Cosmas 和 Damian 正在移植来自死去黑人奴隶供体的大腿；然而，直到 1954 年首例肾移植才是真正意义上的移植，当时外科认识达到了相对更高的水平[1]。手术问题先一步得以解决，而移植免疫反应作用机制方面的充分理解是在其后实现的。首例肾移植近 10 年后进行了首例肝移植，移植免疫机制动态过程变得更加清晰[2]。普通外科不仅继承了移植的技术解决方案，而且继承了治疗各种器官（肝、肾、肺）衰竭的能力，很可能同一病例存在多器官衰竭。移植物的早期功能障碍、技术原因的并发症、药物毒性等往往共存，极具挑战性。移植的历史表明，采用多视角的方法可以解决移植的复杂问题。今天，在危重手术患者的术后过程中观察到的问题可以通过参照移植治疗（transplant-aligned）成功地面对和解决。

20.2 肝移植和普通外科

第一代移植外科医师是普通外科医师，他们将所有的经验转移到这个新领域，产生了许多现在还在使用的实际技术。肝移植的手术技术是一些肝外科医师引入的重大创新结果，这部分肝脏外科医师不仅进行了广泛的肝切除和

肝移植，同时不断地完善技术[3]。正因如此，其他外科专业包括血管外科和胃肠外科都在各自的领域共同发展、共同进步[4]。不同外科专业发展过程中外科医师的合作有利于技术知识的提高[5]。

移植手术不是偶然地与血管手术一起发展的，血管手术包括血管吻合技术、消化系手术，以及治疗胆肠吻合病例中的小肠重建技术。另外，移植外科医师在许多方面对普通外科的发展做出了贡献。由于独特的手术技能，他们在对胃肠道、血管或腹膜后疾病患者进行复杂情况手术时，通常能达到肿瘤学切除的熟练程度。此外，移植患者病情不稳定，如出血、静脉充血、肠梗阻或感染，这些情况允许尝试最常见的术中和术后并发症的不同手术策略，所有这些锻炼都有助于拓展指导医师在其他手术环境尤其是在紧急情况下使用最佳方案。

普通外科和肝移植之间的互相影响是合理的，因为需要从不同的角度（科学、经济和行政管理）对疾病进行分类。今天，每个疾病的多学科治疗基础是各个学科的相互影响促进，多学科治疗的宗旨是全心全意地治疗、照顾患者。

20.3 等待肝移植患者的急诊和择期手术

终末期肝病患者列入等待移植名单代表着病情复杂。普遍认为，接受非肝手术的肝硬化患者术后风险增加，总死亡率高达 45%[6]。这种高风

险评估通常会导致这一特定群体除非绝对必要，否则会避免手术。但是，肝硬化患者避免择期手术可导致高急诊手术率，伴有更高的并发症、死亡率，以及更长的术后住院时间 [7, 8]。

在急诊手术时应该考虑到以下问题。肝硬化患者比非肝硬化患者更常接受急诊手术。约 10% 的肝硬化患者需要手术，在他们生命的最后几年需要择期和急诊手术 [9]。术前风险评估差异很大，取决于肝硬化的严重程度，要根据心血管、门静脉、肾脏、凝血和免疫并发症，以及手术类型评估 [9, 10]。肝硬化患者有择期手术适应证却延迟手术或现有疾病出现晚期表现，此时进行急诊手术会有较高的并发症发生率和死亡率 [11]。肝硬化患者急诊结直肠手术的死亡率为 21%，肝硬化和门静脉高压症患者的死亡率高达 36%。此外，与择期肝硬化脐疝患者相比，急诊肝硬化脐疝修补有更高的并发症发生率 [12]。此外，据报道，接受创伤手术的 Child-Pugh B/C 级肝硬化患者具有更高风险，特别是腹部或血管损伤者，因此建议无论损伤的严重程度如何，所有接受剖腹手术的肝硬化创伤患者都应进入 ICU 治疗。对于胸外科手术，Child-Pugh A 级肝硬化患者对心脏手术的耐受能力较好，但对于 Child-Pugh B/C 级肝硬化患者，这种做法应被认为是不安全的 [11]。

关于择期手术，最常见的情况是胆石症和腹壁疝 [12]。肝硬化人群中胆结石和疝的发生率高于非肝硬化人群。由于未结合胆红素分泌增加，胆汁中结合胆红素水解，胆汁酸分泌减少和胆汁中磷脂的存在，导致 1/3 的肝硬化患者存在胆结石 [13]。胆囊动力不足也有助于结石生成 [13]。而腹壁疝可能是由腹水增加腹腔内压力导致 [12]。肝硬化患者最常见的手术是胆囊切除术和疝修补术 [14, 15]。腹腔镜手术有较低的并发症，且可减少出血并发症，缩短手术时间，减少住院时间。此外，还可减少手术部位感染和出血等 [15, 16]。严重的门静脉高压是所有外科手术的相对禁忌证。门静脉高压可以通过内镜下结扎曲张静脉和经颈静脉肝内门腔内支架分流术（TIPS）来成功治疗；然而，如果 TIPS 放置在技术上不可行，分流手术仍然是最好

的选择。手术适应证仅为 Child-Pugh A/B 级的患者，分流手术可减少出血复发，另外很少出现闭塞并发症 [6]。如果可能，为减少严重脑病的风险，建议门静脉部分分流。

20.4　肝移植患者的急诊手术

发热、腹泻和腹痛是肝移植受体急诊入院的相对常见病因。然而，由于患者疾病复杂，这些表现可能与疾病本身有关，也可能与免疫抑制治疗的副作用有关 [16, 17]。当无法得到专业团队治疗时，可能由非移植医师治疗导致误诊、延迟治疗等，患者一旦需要腹部手术，预后较差。

流行病学数据表明，与非移植患者相比，移植患者并发急腹症的发生率更高（表 20-1）[18-23]。最常见的是肠梗阻、急性阑尾炎、憩室炎、急性胰腺炎、消化性溃疡和缺血性结肠炎。所有这些情况都可能导致急性腹膜炎。其中最常见的疾病是肠梗阻，应在术后早期阶段考虑。梗阻的病因包括粘连、腹壁疝和内疝。临床评估对诊断腹壁疝（脐疝、腹股沟疝和切口疝）是必不可少的，而对于内疝和粘连，影像学可能在诊断中发挥关键作用。和非移植患者一样，出现急性肠缺血、肠绞窄需要进行手术。对于无并发症的腹壁疝，可以提倡延迟手术治疗。目前，腹腔镜手术被认为是开放手术的一种安全可行的替代方案，住院时间短、复发率低、并发症发生率低 [14-16]。初期自发可消退的小间歇性疝可能逐渐累及较长的小肠疝段，这些疝可能会扭曲、阻塞和（或）缺血。在内疝时手术治疗是必需的，大多数患者表现为肠扭转和肠缺血。此外，移植后淋巴细胞增生性疾病（post-transplant lymphoproliferative disease，PTLD）是一种罕见的导致小肠梗阻的原因，特别是在移植患者肠梗阻时应该予以鉴别。对药物治疗无反应和（或）对梗阻诊断不清楚的患者，应考虑 PTLD。

关于肝移植后的急性憩室炎，西方人群的发病率正在增加。大多数患者病情简单，而穿孔并不常见，但穿孔与高死亡率相关 [24]。这些患者需

				表 20-1　肝移植患者外科手术			
作者	患者人数	移植手术的次数	随访时间	并发症	治疗方法	研究结果	被引用的次数
Merhav et al.[18]	155	89（57名患者）	5 年	动静脉闭塞；肾切除术、十二指肠穿孔、胆囊切除术、股 - 股旁路、肠闭塞	选择性手术（60%）；急诊手术（40%）	21% 对被移植的器官构成永久性损害	3
Catena et al.[19]	1611	46	2 年	在肾移植术中胃肠道穿孔	未报道	24% 的人直接死于胃肠道穿孔	15
Reshef et al.[20]	5329	51	9 年	憩室炎	急诊手术（Hartmann）28；乙状结肠切除术 + 回肠造口术 8；回肠造口术 1；择期手术（乙状结肠切除术 + 回肠造口术）9；乙状结肠切除术 5	急诊手术中的发病率和死亡率更低	22
Cruz et al.[21]	5677	36	8 年	胃肠道；移植后淋巴细胞增生性疾病（PTLD）	外科手术 16；非外科手术 20	早期死亡率较高	12
Fikatas et al.[22]	810	77	21 个月	切口疝	外科手术	危险因素类似的患者没有免疫抑制作用	13
Sommacale et al.[23]	1211	183（161名患者）	1 年	切口疝；消化道手术、HPB	外科手术	移植患者的手术有明显的并发症风险	1

要急诊手术，但并发症和死亡率明显低于免疫能力强的患者，特别是移植后马上急性发作的病例。在择期切除病例中，患者术后结果与免疫功能良好的患者没有任何差异。接受移植患者的结肠镜检查证实乙状结肠憩室炎严重的可以考虑进行移植前预防性手术，但这只适合肾移植，因为等待心脏、肺或肝移植的患者通常病得太重，不能承受任何大手术。

据报道，移植后急性阑尾炎的发病率非常低（2%）[23, 25]。然而，误诊率较高，合并阑尾炎并发症的发生率明显较高。临床表现与非免疫功能低下的患者相似，而实验室结果显示主要是白细胞 < 10×10^9/L。一般选择急诊手术治疗，优先选择腹腔镜切除。急性胰腺炎很罕见（发生率为 3% ～ 8%），但在肝移植患者中更具侵袭性[26]。

其病因可能不同于普通人群：胰周组织操作和损伤（特别是主动脉与供肝血管搭桥的情况）；病毒感染（CMV、HSV、HBV）；医源性损伤（内镜逆行胆管造影用于治疗肝移植后胆漏）。早期胰腺炎的预后较差，死亡率较高（38% ～ 63%），而晚期胰腺炎似乎有更好的预后，死亡率为 11%[26]。不需要急诊手术治疗，因为 58% ～ 65% 的病例非手术治疗成功。只有 34% ～ 42% 的肝移植后胰腺炎需要外科手术，22% ～ 25% 的患者出现假性囊肿。总之，肝移植候选患者的腹部手术并不是移植的限制因素[27]。

20.5　肝移植患者的切口疝

在择期手术领域，普通外科最常见的移植

相关并发症是切口疝[28]，发生率为 4% ～ 20%。特别是肝移植后的疝气形成往往高达 32%[29]，有证据表明双侧肋下切口与上中线延伸切口（Mercedes 切口）是危险因素[30, 31]。许多研究报道了腹部移植后切口疝的各种诱发因素，包括老年、肥胖、伤口感染、肺部并发症、腹水、类固醇使用、糖尿病、手术技术、免疫抑制剂（如 mTOR 抑制剂和吗替麦考酚酯），尽管对于后者的研究证据较少[28-32]。

有推测认为应用补片的疝修补术可使移植患者获益。但也有学者认为移植患者在补片疝修补后可能更容易发生切口和补片感染，特别是由于移植后免疫抑制原因[32]。不使用补片修补，疝复发的风险高达 63%；使用补片将复发率降低到单纯缝合修补的 50%[33]。但在多达 17% 的补片修补切口疝病例中，可能出现严重的并发症，如小肠梗阻、瘘管形成和网片感染[28-32]。

补片首选材料仍然是聚丙烯补片，其广泛应用于非感染切口疝的治疗。另外，对于有污染的切口疝使用猪皮胶原蛋白等生物材料治疗也有越来越多的共识[31, 33]。

20.6　肥胖和肝移植

未来疾病之一的肥胖正在持续大流行且没有减少迹象，肥胖伴随着大量的慢性疾病。非酒精性脂肪性肝病（non-alcoholic fatty liver disease，NAFLD）是一系列疾病，其中一个更严重的亚群是非酒精性脂肪性肝炎（non-alcoholic steatohepatitis，NASH），它可能进展为肝硬化，并导致肝细胞癌的发展。

随着人们对治疗肥胖和肥胖相关疾病有效性的日益认识，减肥手术在世界范围内越来越多地进行。然而，关于减肥手术和肝移植之间的恰当的手术时机仍然有争议。肥胖患者的肝移植存在一些复杂的因素[34]。由于肝脏，特别是腔静脉的位置较深，肝切除术也因此更为复杂。同时腔静脉吻合也具有挑战性，因为其深度及肝脏和膈之间的空间有限。此外，由于需要较长的通气时间，

肥胖患者术后护理可能更为复杂。虽然非糖尿病肥胖患者的并发症发生率高于非肥胖患者，但对死亡率没有显著影响[34, 35]。令移植候选患者减重似乎合乎逻辑，但决定对肝硬化患者进行手术时还是受限的[36]。

虽然研究减肥手术和器官移植之间关系的文献开始出现[37, 38]，但是只有很少的减肥手术对肝移植影响的数据。主要有两种手术方法，包括胃旁路术和袖状胃切除术。理论上，两者都可以在肝移植之前、期间或之后进行。然而，迄今为止，对移植物功能和移植后生存的实质性影响尚未见报道。大多数外科医师更推荐袖状胃切除术而不是胃旁路术，因为手术时间短、技术简单，胆道树的保留及胃旁路术对免疫抑制剂吸收的影响尚不清楚。在手术时机方面，除肝移植本身外，失代偿性肝硬化患者进行任何全身麻醉外科手术都有相当大的死亡风险。存在门静脉高压晚期肝病通常被认为是任何择期手术的禁忌证[37]。因此，进行任何减肥手术之前都必须仔细衡量其对肝硬化患者的风险。很少的肝移植同期行减肥手术的文献显示，并发症发生率高和初始器官功能差，因此不常规推荐同期联合手术。在肝移植成功后，肥胖患者有体重进一步增加的可能。肝移植后减肥手术的国际经验显示，袖状胃切除术对体重控制良好，副作用发生率较低。首先，胃旁路术排除了一些患者胆道逆行感染的可能性。此外，肝移植手术的剥离程度决定了胃旁路术比袖状胃切除术手术风险更高，但这似乎并未导致更高的并发症发生率。最后，即使对血液中的免疫抑制水平没有相关影响，但接受胃旁路手术治疗的移植患者可能会出现免疫抑制药物的肠内吸收动力学变化[38]。

20.7　肝移植患者的肿瘤

癌症是实体器官移植后并发症和死亡率的主要原因。手术切除肿瘤仍然是治疗肝移植患者移植后癌症的主要方式[18, 21, 23]。事实上，持续免疫抑制药物摄入是一个潜在的致癌因素。体外研

究表明环孢素和他克莫司可促进癌变。然而，鉴于较高的癌症发病率和较差的预后，预防和筛查可能在减轻肝移植患者癌症负担方面发挥重要作用。建议对所有接受移植的患者进行常规的癌症筛查。对移植患者筛查的建议主要是从一般人群中推断出来的，这里排除了宫颈癌、皮肤癌、结肠直肠癌和肾癌，这些癌症有严格的监测计划。此外，移植患者中大多数早期和局部侵袭性肿瘤的首选治疗方法仍然是手术切除、放疗和化疗。虽然缺乏基于试验的证据，但通过定期监测疾病进展和移植物功能，合理地减少免疫抑制药物可能是必要的，特别是对于晚期疾病患者[39]。

（刘东斌 译，隋明昊 卢实春 审校）

参考文献

[1] Hume DM, Merrill JP, Miller BF, et al. Experiences with renal homotransplantations in the human: report of nine cases. J Clin Invest, 1955, 34:327–382.

[2] Starzl TE, Marchioro T, Vonkaulla K, et al. Homotransplantation of the liver in humans. Surg Gynecol Obstet, 1963, 117:659–676.

[3] Starzl TE, Bell RH, Beart RW, et al. Hepatic trisegmentectomy and other liver resections. Surg Gynecol Obstet, 1975, 141:429–437.

[4] Marchioro T, Huntley R, Waddell W, et al. Extracorporeal perfusion for obtaining postmortem homografts. Surgery, 1963, 54:900–911.

[5] Starzl TE, Marchioro T, Rowlands D, et al. Immunosuppression after experimental and clinical homotransplantation of the liver. Ann Surg, 1964, 160:411–439.

[6] Csikesz NG, Nguyen LN, Tseng JF, et al. Nationwide volume and mortality after elective surgery in cirrhotic patients. J Am Coll Surg, 2009, 208:96–103.

[7] Millwala F, Nguyen GC, Thuluvath PJ. Outcomes of patients with cirrhosis undergoing non-hepatic surgery: risk assessment and management. World J Gastroenterol, 2007, 13:4056–4063.

[8] Warnick P, Mai I, Klein F, et al. Safety of pancreatic surgery in patients with simultaneous liver cirrhosis: a single center experience. Pancreatology, 2011, 11:24–29.

[9] Poulsen TL, Thulstrup AM, Sørensen HT, et al. Appendicectomy and perioperative mortality in patients with liver cirrhosis. Br J Surg, 2000, 87:1664–1665.

[10] Marrocco-Trischitta MM, Kahlberg A, Astore D, et al. Outcome in cirrhotic patients after elective surgical repair of infrarenal aortic aneurysm. J Vasc Surg, 2011, 53:906–911.

[11] Demetriades D, Constantinou C, Salim A, et al. Liver cirrhosis in patients undergoing laparotomy for trauma: effect on outcomes. J Am Coll Surg, 2004, 199:538–542.

[12] Gray SH, Vick CC, Graham LA, et al. Umbilical herniorrhapy in cirrhosis: improved outcomes with elective repair. J Gastrointest Surg, 2008, 12:675–681.

[13] Acalovschi M. Gallstones in patients with liver cirrhosis: incidence, etiology, clinical and therapeutical aspects. World J Gastroenterol, 2014, 20:7277–7285.

[14] Clark JR, Wills VL, Hunt DR. Cirrhosis and laparoscopic cholecystectomy. Surg Laparosc Endosc Percutan Tech, 2001, 11:165–169.

[15] Cucinotta E, Lazzara S, Melita G. Laparoscopic cholecystectomy in cirrhotic patients. Surg Endosc, 2003, 17:1958–1960.

[16] Curro G, Baccarani U, Adani G, et al. Laparoscopic cholecystectomy in patients with mild cirrhosis and symptomatic cholelithiasis. Transplant Proc, 2007, 39:1471–1473.

[17] Unterman S, Zimmerman M, Tyo C, et al. A descriptive analysis of 1251 solid organ transplant visits to the emergency department. West J Emerg Med, 2009, 10:48–54.

[18] Merhav H, Eisner S, Nakache R. Analysis of late operations in transplant patients. Transplant Proc, 2004, 36:3083–3086.

[19] Catena F, Ansaloni L, Gazzotti F, et al. Gastrointestinal perforations following kidney transplantation. Transplant Proc, 2008, 40:1895–1896.

[20] Reshef A, Stocchi L, Kiran RP, et al. Case-matched comparison of perioperative outcomes after surgical treatment of sigmoid diverticulitis in solid organ transplant recipients versus immunocompetent patients. Color Dis, 2012, 14:1546–1552.

[21] Cruz RJ, Ramachandra S, Sasatomi E, et al. Surgical management of gastrointestinal posttransplant lymphoproliferative disorders in liver transplant recipients. Transplantation, 2012, 94:417–423.

[22] Fikatas P, Schoening W, Lee JE, et al. Incidence, risk factors and management of incisional hernia in a high volume liver transplant center. Ann Transplant, 2013, 18:223–230.

[23] Sommacale D, Nagarajan G, Lhuaire M, et al.

Surgical procedures in liver transplant patients: a monocentric retrospective cohort study. Int J Surg, 2017, 41:58–64. https://doi.org/10.1016/j. ijsu, 2017.03.058.

［24］Humes DJ, Solaymani-Dodaran M, Fleming KM, et al. A population-based study of perforated diverticular disease incidence and associated mortality. Gastroenterology, 2009, 136:1198–1205.

［25］De Angelis N, Esposito F, Memeo R, et al. Emergency abdominal surgery after solid organ transplantation: a systematic review. World J Emerg Surg, 2016, 11:43. https://doi.org/10.1186/ s13017-016-0101-6.

［26］Verran DJ, Gurkan A, Chui AK, et al. Pancreatitis in adult orthotopic liver allograft recipients: risk factors and outcome. Liver Transpl, 2000, 6:362–366.

［27］Avolio AW, Agnes S, Cillo U, et al. http://www. D-MELD.com, the Italian survival calculator to optimize donor to recipient matching and to identify the unsustainable matches in liver transplantation. Transpl Int, 2012, 25:294–301.

［28］Carbonell AM, Wolfe LG, DeMaria EJ. Poor outcomes in cirrhosis-associated hernia repair: a nationwide cohort study of 32,033 patients. Hernia, 2005, 9:353–357.

［29］Kahn J, Müller H, Iberer F, et al. Incisional hernia following liver transplantation: incidence and predisposing factors. Clin Transpl, 2007, 21:423–426.

［30］Piardi T, Audet M, Panaro F, et al. Incisional hernia repair after liver transplantation: role of the mesh. Transplant Proc, 2010, 42:1244–1247.

［31］Burger JW, Luijendijk RW, Hop WC, et al. Long-term follow-up of a randomized controlled trial of suture versus mesh repair of incisional hernia. Ann Surg, 2004, 240:578–583.

［32］Toso C, Meeberg GA, Bigam DL, et al. De novo sirolimus-based immunosuppression after liver transplantation for hepatocellular carcinoma: long-term outcomes and side effects. Transplantation, 2007, 83:1162–1168.

［33］Birindelli A, Sartelli M, Di Saverio S, et al, 2017 update of the WSES guidelines for emergency repair of complicated abdominal wall hernias. World J Emerg Surg, 2017, 12:37. https:// doi.org/10.1186/ s13017-017-0149-y.

［34］Barone M, Viggiani MT, Avolio AW, et al. Obesity as predictor of postoperative outcomes in liver transplant candidates: review of the literature and future perspectives. Liver Dis, 2017, 49:957–966.

［35］Perez-Protto SE, Quintini C, Reynolds LF, et al. Comparable graft and patient survival in lean and obese liver transplant recipients. Liver Transpl, 2013, 19:907–915.

［36］Buchwald H, Oien DM. Metabolic/bariatric surgery worldwide 2011. Obes Surg, 2013, 23:427–436.

［37］Jan A, Narwaria M, Mahawar KK. A systematic review of bariatric surgery in patients with liver cirrhosis. Obes Surg, 2015, 25:1518–1526.

［38］Al-Nowaylati AR, Al-Haddad BJ, Dorman RB, et al. Gastric bypass after liver transplantation. Liver Transpl, 2013, 19:1324–1329.

［39］Burra P, Rodriguez-Castro KI. Neoplastic disease after liver transplantation: focus on de novo neoplasms. World J Gastroenterol, 2015, 21:8753–8768.

肝移植手术对麻醉医师的挑战：术前心脏评估对围术期的指导

Andrea De Gasperi，Gianni Biancofiore，Ernestina Mazza，Pietro Molinari

21.1 简介

肝脏手术技术在过去 10～15 年突飞猛进。短短几年前被认为不可能实施的极限手术如今已成为可能，并且带来需要医师面对、处理并解决的新挑战。对新手术技术引起的生理反馈进行适应并管理是作为围术期麻醉医师下一步面临的任务，麻醉和围术期医学的新领域正在开拓，其主要职责是跟上创新的步伐，以支持外科医师工作。实际上肝脏手术术前、术中、术后方面是连续的统一体，各种问题也应统一处理，肝移植（LT）在高级肝脏手术中是整体观念体现得最好的示范。根据 UNOS[1] 的要求，LT 麻醉医师应当具备专业的能力，可以胜任移植前评估和管理，有时还需要面对术中的波动和术后潜在的极端复杂情况。

术前心脏评估是极具挑战的手术成功的关键，心脏相关问题在老年患者中越来越常见，本章节中我们将围绕 LT 围术期诸多方面讨论术前心脏评估。LT 是复杂手术中多学科融合体现得最为全面的示例，麻醉医师和外科医师密切配合是手术成功的关键。

从 2017 年实施的 1300 余例 LT 中[2] 总结的一套公认的 LT 流程如今已在意大利广泛使用。在过去 20 年间，这种极具挑战的，能够治疗甚至治愈终末期肝脏疾病（end-stage liver disease，ESLD）、急性肝衰竭（acute liver failure，ALF）或慢加急性肝衰竭（acute-on-chronic liver failure，ACLF）的手术的结局和转归有了显著改善，1 年和 5 年生存率分别达到 87% 和 75%（来自意大利

的数据，2003～2015 年）[3]。LT 是世界范围内及意大利境内第二常见的实体器官移植术[2, 4]，无论全肝还是部分肝，来自活体供者还是已故供者（如脑死亡供者及 2015 年来意大利心脏死亡的供者）。外科技术的发展、免疫抑制和围术期医学保证了极好的中期和远期结局：因此 LT 的适应证逐步扩大，这已在美国肝病研究学会（American Association for the Study of Liver Diseases，AASLD）、欧洲肝脏研究学会（European Association for the Study of the Liver，EASL）[5-7] 及意大利器官移植学会（Società Italiana dei Trapianti d'Organo，SITO）（http：//www.societaitalianatrapiantidiorgano.com）的最新指南中提出并得到支持。现如今认为在没有重大禁忌证的情况下，年龄不应是 LT 的限制条件[5, 6]，并且以整体（或者更恰当的说法，作为一个统一体）来适当地管理 LT 时，可能能够将预期寿命延长并远超本身存在肝脏疾病时的自然病程发展所预期的寿命。正如所望，如今老年待移植者（年龄远超 65 岁）尽管存在合并症，仍被安排进行移植手术，病弱的待移植者也具有了 LT 候选资格。尽管老年并不是一项正式的禁忌证，但它与并发症增加，尤其是心血管风险升高有关，长期肝硬化（肝移植待移植者中最常见的 ESLD）和门静脉高压的相关临床表现将加剧这一风险[4-8]。与心脏、肺、肾和中枢神经系统并发症有关的特殊问题能够显著影响整个围术期的进程。根据 Kang[9] 等的评估（并经过一大部分麻醉医师的实际经验），潜在的待

移植者在 LT 中不得不经受几分钟（甚至几小时）的心动过缓、严重低血压、重度贫血和酸中毒。这些状况可能比经常报道的类似症状更严重（对患者来说，LT 可类比为"跑马拉松"[10]），只有拥有强大心功能的患者才能耐受（毫发无伤地在全部经历后生存下来）。这就是为什么术前评估，尤其是心脏及其功能评估是整个围术期的关键[5, 6, 8, 10-13]。

21.2　术前麻醉会诊

麻醉医师在术前评估中担任不可或缺的角色：准确的术前评估能够对待移植者的风险程度进行分层，并且能够在多学科会诊中提供协作。在受体数量与日俱增的情况下，最终目的是尽可能合理分配有限的资源（移植器官）[4]。从麻醉专业角度来看，应当通过移植前评估排除可能无法适应或无法对突发的剧烈的循环呼吸和代谢变化做出反应的待移植者[5, 6, 11, 12]。这些严重的并发症包括严重低血压（有时候与急性出血有关）、严重低灌注、极度贫血、静脉回流显著下降、移植再灌注后长时间且顽固的血管麻痹、肾脏低灌注和急性肾损伤，或者相反的，再灌注前或后即刻大量灌注和急性左心室或右心室超负荷[5, 6, 11, 12]。了解了这些可能对围术期诊疗有负面作用的风险和状况后，有必要开展多学科讨论，制订可能改善指标性条件的行动或策略（如果有必要并且有可能的时候），并且给予预处理，至少是理论上的合理的术中麻醉方案。太过虚弱无法移植的待移植者应得到识别并从名单中剔除，以防止无效移植造成极其有限的资源被浪费[1, 4-7]：这些患者包括严重心肺功能障碍（本章范围），同时伴或不伴有进展型及未控制的肝外细菌和真菌感染的多器官功能障碍（无抗生素能够控制感染，如同多重耐药微生物造成的持续的感染）。事实上，对于肝内感染的例子，当不合并多器官功能障碍时，肝切除术和移植术或再次移植手术应当是从源头控制感染的一种治疗方式（移除病灶肝组织）。这一尖端项目对 LT 待移植者的预后至关重要，

值得专门论述，而这是本章讨论范围之外的内容。

21.3　心血管评估

LT 前心脏评估的主要任务如下。

（a）识别与 ESLD 相关的已知或可疑心血管疾病，合理评估待移植者围术期心血管风险：肝硬化性心肌病、冠心病（coronary artery disease，CAD）、心脏瓣膜病、门静脉性肺动脉高压、肝肺综合征、卵圆孔未闭，这些情况可能对 LT 术中阶段和术后早期进程有负面影响[5-13]。

（b）了解患者能否在创伤性和复杂的手术过程中存活下来，如肝移植。

所有 LT 待移植者的基本心脏评估应包括病史和体格检查，发现主要和次要临床风险因素，评估心脏功能储备（见下文），心电图（electrocardiography，EKG），胸部 X 线，经胸超声心动图（transthoracic echocardiography，TTE）[6, 10-14]。

LT 待移植者的年龄逐渐增长，以及代谢性疾病（其中包括糖尿病和非酒精性脂肪肝）患病率增加，使得个体风险升高[6, 10-13]。对疾病风险的预测或对疾病的识别需要建立一个理想的"康复"计划以最优化心脏功能（预康复）[13]。最近一项关于 LT 后心脏事件的综述[8]指出，术后 90 天内有 10% 移植者发生严重并发症（心肌梗死、心力衰竭、急性冠脉综合征、肺栓塞）。许多不良事件并不是源于冠脉，而与围术期心房颤动（在 ESLD 患者中并不罕见）和卒中有关。从文献中可以明显看出（令人惊讶的是，尽管付出了很多努力），尚未推出术前心脏评估的标准建议；在不同的中心之间和发表的指南中可能存在差异，有时差异是显著的[6, 7, 11]。事实上，尽管 LT 围术期常见心脏并发症，但术前心血管最佳的风险分层仍未达成共识。2012 年一项美国心脏病学会 / 美国心脏协会（American College of Cardiology/ American Heart Association，ACC/AHA）专家共识建议，基于 CAD 多重危险因素（≥ 2）对 LT 待移植者进行无创检查，无论功能状态或尽管待移植者并没有活动性心脏症状[11]。2013 年

AASLD 和美国移植学会（American Society of Transplantation）推荐对所有待肝移植患者进行无创心脏检查（运动负荷试验或者药物负荷试验）[6]。事实上尽管在 AHA/ACC 指南的逐步范例里能够找到共识 [6, 11-13]，运动负荷试验和药物负荷试验对于 LT 待移植者的预测作用都是次优的（但具有极高的阴性预测价值，估计超过 90%）[13,15-18]。根据最新的对于此问题的修正，负荷试验 [尤其是多巴酚丁胺负荷超声心动图（dobutamine stress echocardiography，DSE）] 应当用于 CAD 高风险的待移植者 [15-18]。与该推荐一致 [6,11]，笔者团队（尼瓜达医院，米兰，意大利）

自 2011 年起形成并升级为一个全面心脏风险分层的流程图 [14]（图 21-1，表 21-1，表 21-2），旨在识别并管理高风险 LT 待移植者的 CAD（见后文）。必须预料到，现在已经有可替代的诊断技术：包括心脏 CT，心脏应力 MRI 或 PET，后者在文献中有引用，但到目前为止具体的研究很少 [19-22]。这些新技术究竟是否比 DSE 或灌注成像有更好的收益，目前专家们仍在热烈讨论。

总的来说，风险分层的目的如下。

1. 识别应当取消移植手术的极高风险的患者。

2. 确定哪些患者在移植手术前通过优化药物治疗或（就 CAD 而言）冠状动脉血管重建术可

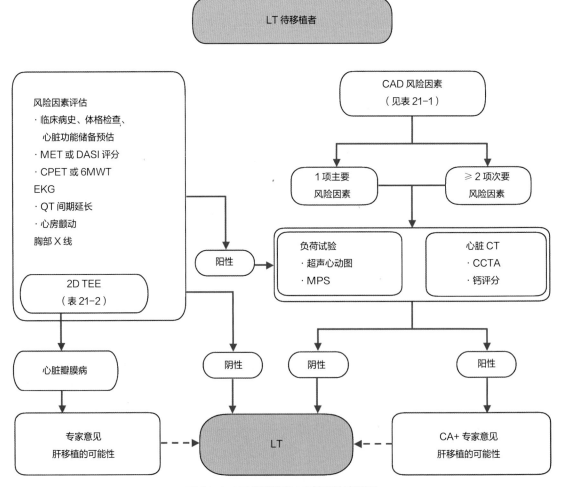

图 21-1　LT 待移植者心血管评估流程图

MET. 运动当量；DASI. 杜克活动状态指数；CPET. 心肺活动测试；6MWT.6min 步行试验；EKG. 心电图；2D TTE. 二维经胸超声心动图；CAD. 冠心病；MPS. 心肌灌注扫描；CT. 计算机断层扫描；CCTA. 冠状动脉计算机断层扫描血管成像；CA. 冠状动脉造影

表 21-1　冠心病（CAD）的主要和次要危险因素

CAD 主要危险因素

· 糖尿病
· 年龄＞ 60 岁
· 严重外周血管疾病
· 脑血管疾病（卒中、TIA）
· 肾衰竭
- S 肌酐＞ 2mg/dl
- 肌酐清除率＜ 30ml/min
- 透析
· 缺血性 EKG 改变
· NASH
· 既往 CAD 史（冠脉造影评估）

CAD 次要危险因素

· 高血压
· 心电图异常
- 左心室肥厚合并 ST 段改变
- 左束支传导阻滞
· 肥胖，血脂异常（低密度脂蛋白＞ 180mg/dl）
· 吸烟（＞ 15 支 / 天）
· 心肌肥厚
· 长期滥用药物（＞ 2 年）
· CAD 家族史（一级亲属有缺血性心脏病家族史）

注：TIA. 短暂性脑缺血发作；EKG. 心电图；NASH. 非酒精性脂肪性肝炎

以降低手术风险。

3. 确认哪些患者需要特定的有创和加强的监护降低围术期事件的风险。

4. 评估未来心脏事件的长期风险。已有的研究数据显示临床分层模型对于 LT 患者预后判断能力较低。无创检查（功能性及灌注成像）被证明用于风险分层是有效的；然而并没有前瞻性随机试验证明这个临床问题。近期认为负荷超声心动图在此方面具有可靠性，但仅限于具有高临床风险的患者。

21.3.1　肝硬化性心肌病

肝硬化性心肌病的病理改变同 ELSD 相关：低血压，高心排血量，低全身血管阻力（该变化同低血压及对缩血管药物反应降低相关）。相关特征还包括心电图 QT 间期延长（＞ 440ms），应

表 21-2　二维经胸超声心动图（2D TTE）评估

· 形态学
· 瓣膜性心脏病及严重性
- 轻度
- 中度
- 重度
· 心房扩大
· 左心室射血分数
- 静息左心室射血分数＜ 50% 为禁忌
· 舒张功能
- E/A 比值＜ 1
· 左心室大小及三尖瓣环平面收缩期位移（TAPSE）评估的右心功能
· 肺动脉收缩压（间接评估）
- 如果估计 PASP ＞ 45mmHg，必须进行右心导管检查，以排除 PoPH
· 左心室流出道梗阻
· 心内 R-L 分流（气泡试验）

注：TAPSE. 三尖瓣环平面收缩期位移；PoPH. 门静脉性肺动脉高压

激性收缩功能障碍，舒张功能障碍，心房扩大，心室肥厚（最好的评估方式是 TTE[23]），心脏变时性功能障碍（少见），心肌标志物改变 [肌钙蛋白 I 与脑钠肽（brain natriuretic peptide，BNP）]。自主神经功能障碍也有报道 [12]。舒张功能受损 [舒张功能障碍（diastolic dysfunction，DD）] 可通过左心室流速（E/A）及组织多普勒（E/E0，组织位移速度）检测 [13, 21]。研究报道，15% 的待移植者存在舒张功能障碍，程度分别为轻、中、重度 [21]；移植前中、重度舒张功能障碍被证实与移植排斥反应、移植器官衰竭及术后死亡率相关，因此也进一步强调了移植前相关心脏超声评估的重要性 [21]。从功能角度考虑，合并中度或重度 DD 的患者，心肺测试显示的氧合功能受损对识别移植术后不良预后风险高的患者有帮助 [13]。Van Wagener 等 [13] 的研究表明，左室射血分数（left ventricular ejection fraction，LVEF）＜ 50% 为相对禁忌证，＜ 40% 则为绝对禁忌证。

21.3.2　冠心病

随着年龄的增长（超过 50 岁，根据 EASL

和 AASLD 指南）[5-7]，LT 患者中冠心病的患病率也在上升：意大利低于 5%（2%～4%）[14, 24]，在美国和欧洲的其他地区更高（7%～25%）[6, 10-13]。至少有一支冠状动脉狭窄≥50% 时，被定义为冠心病，而当冠状动脉狭窄≥70% 时，则为严重冠心病（需要临床干预）。年龄较大的患者可能有较高的心血管危险系数（大量吸烟、糖尿病、高血压、慢性肾衰竭、各种类型的代谢综合征，包括非酒精性脂肪性肝炎）[22]，所有这些均可对早期围术期病程产生负面影响。冠心病患者在肝移植前进行恰当的治疗（包括适当的冠状动脉支架置入）的术后结局同无冠心病患者相当[13]。术前评估时应识别无症状型冠心病患者，避免围术期发生重大心血管并发症，同时，在 LT 前，严重冠状动脉狭窄患者需进行治疗。冠心病处理方案包括内科治疗、经皮腔内冠状动脉成形术（percutaneous transluminal coronary angioplasty，PTCA）、冠状动脉支架置入联合适当的双联抗血小板治疗（1～3 个月 vs.6～9 个月）[13]。双联抗血小板治疗（dual antiplatelet therapy，DAPT），即阿司匹林和口服血小板 P2Y12 受体腺苷抑制剂的联合治疗，仍然是预防冠状动脉支架置入术后高危时期血栓形成的一种非常有效的治疗方法。无论置入支架的类型 [现在裸金属支架（bare metal stent，BMS）的使用越来越少，常用无聚合物药物涂层支架（polymer-free drug coated stent，PF-DCS）及新一代药物洗脱支架（drug-eluting stent，DES）]，当手术不能推迟更长时间时，应考虑应用至少 1 个月的双联抗血小板药物[13, 25]。围术期最好能继续服用阿司匹林。冠状动脉支架使那些由于心脏原因而存在相对禁忌的患者在进行治疗后可以考虑进行肝移植，且移植效果极好。如果无法进行 PTCA，可选择术前冠状动脉搭桥手术（coronary artery bypass graft，CABG），在 Child-Pugh A 级患者中预后良好（1 年生存率为 80%），同时进行 CBAG 和 LT。CABG 和 LT 联合手术在文献中很少报道，可以考虑用于 Child-Pugh B 级或 C 级患者：对一系列患有严重 3 支血管疾病的 ESLD 患者进行 25 个月的随访，移植肝和患者生存率为 80%（1 例因丙肝复发而死亡[26-29]）。最近有 1 例（MELD 评分为 30 的患者合并严重 3 支血管病变）在笔者团队接受了手术，并取得了很好的效果（本文撰写时随访 5 个月）。相比之下，Child-Pugh B 级和 C 级的患者行单独冠脉搭桥手术的生存率分别为 45% 和 16%[26-29]。

21.3.3 冠心病筛查

如上所述，对于心血管风险分层的最佳方法，特别是 ESLD 患者 CAD 筛查的最佳方法尚未达成共识[6, 12, 13, 15-17, 19, 30-33]。移植患者均需完成基本 EKG 及 TTE 检查[13]，此外，还需对 CAD"高危"患者进行 LT 前的心血管评估（"高危"的定义仍然存在很大的不确定性）[15-17, 19]，包括运动或药物负荷试验、冠状动脉 CT 血管造影（coronary CT angiography，CCTA）、无创影像学检查可替代负荷试验，以及有创的冠状动脉造影（coronary angiography，CA）检查，CA 为无法确诊时排除严重冠心病的金标准[19]，即使在无症状患者中，上述评估也不应省略。近期，有小型系列研究报道称心脏负荷 MRI 在肝移植患者中是一项很有前景的检查[20]。即使在最近的文献中，关于最佳的筛查试验（负荷试验或影像学检查或负荷试验结合影像学检查）[15-20]，以及它们在预测术后结局方面的应用都存在非常大的争议[13, 29, 34]。有趣的是，AHA/ACC 指南指出是否选择无创影像学检查由医师自行决定[6]。TTE 检查中出现节段性运动异常，如果合并收缩力减弱（射血分数＜50%）或存在一个主要或≥2 个次要心血管危险因素时（图 21-1；表 21-1 和表 21-2）需要进一步试验来排除无症状性 CAD。其中包括[6, 11, 13, 19, 31-33]：

· 运动负荷试验：负荷 EKG 或负荷超声心动图。

· 药物负荷试验：通常为心肌灌注扫描（myocardial perfusion scanning，MPS）、负荷心肌灌注成像或 DSE。

· 无创影像学检查：CCTA 和钙评分，心脏应力 MRI 或 PET。

- 有创影像学检查：CA（金标准）。

运动负荷试验的预测价值很低，因为 LT 待移植者达到目标心率的能力有限（并非罕见）。药物负荷试验可能也存在问题，因为它的敏感度低，且即使存在严重梗阻时，其阴性预测值依然＜80%（随后进行冠脉造影）[5, 6, 10-13, 15-19, 34, 35]。相反，Safadi 等[30] 在肝移植患者中进行 DSE 检查，结果表明，在检查结果正常的患者中有较高的阴性预测值（＞90%），表明其在检查结果正常时可以排除患者存在冠脉显著狭窄的可能性。根据当前指南[6, 11]，压力负荷试验阳性者必须进行冠状动脉造影检查（图 21-1）：假阳性率为 5%～15%（在我们未发表的系列研究中为 6%）[14]。使用单光子发射 CT（single-photon emission CT，SPECT）或 MPS 时，能够识别极低风险患者[19]。Hachamovich 等[31] 的研究表明，心肌灌注正常的患者 2～3 年主要心脏不良事件发生率应为 1%：换句话说，无创负荷试验或心肌灌注成像阴性时，可排除 CAD（高阴性预测值）[13, 19]；相反，CA 后低的阳性率（存在严重狭窄）可能提示相当高的假阳性结果[6, 12, 13, 15–19, 30–35]。Soldera 等对 LT 待移植者接受 DSE、MPS 和 CA 等检查进行的系统综述和 Meta 分析得出了同样的结论（如果不是阴性结论）[34]。

心脏 CT 是更新更复杂的无创性心脏成像检查[13, 17, 19, 34]。心脏 CT 的两种主要类型是计算钙评分（calculation of the calcium score，CACS，Agatston 评分）的冠状动脉成像和 CCTA。

CCTA 结合造影检查可对心腔、冠状动脉和肺血管进行三维成像，可作为无症状 CAD 中鉴别动脉粥样硬化疾病的一种无创替代工具。CACS 与冠心病风险相关：CACS 值一般分为无（0）、最低（1～10）、轻度（11～100）、中度（101～400）或重度（＞400）。CACS＜10 表明没有任何（显著）冠状动脉梗阻性病变：CT 冠状动脉钙化的定量分析与动脉管腔狭窄的严重程度及因动脉粥样硬化疾病受累的动脉继发总斑块负荷相关[19]。CACS＞400（重度）与无症状患者和肝移植患者 CA 显著（≥50%）或严重（≥70%）冠状动脉狭窄相关。VanWagner 等[13] 的新近研究表明，无创性检查 CCTA 可以用来排除显著冠脉狭窄的患者，其敏感度为 90%，阴性预测值接近 95%。对一些无心动过速且可静卧并进行屏气动作的低风险患者，可以考虑将 CCTA 作为有创性 CA 检查的替代检查。CCTA 显示冠状动脉狭窄≥50% 或 CACS＞400 的患者需行 CA[19]，这种情况表明患者存在需要进行血管重建的冠心病可能性大。ESLD 患者进行 CCTA 检查的主要局限性是肾毒性和患者需相对心动过缓。

根据 Reddy 等[20] 的研究，心脏 MRI 可以对心脏功能、结构、冠状动脉疾病和生存能力进行"一站式"评估，同时可以观察胸腹血管和肝脏解剖[18-20]。尽管这是一项很有前景的发现，但是仍缺乏大规模的研究，而且心脏 MRI 所需的显影剂并不是完全没有心脏毒性的[19]。Parikh 提出了一个值得考虑的建议[19]：基线心率较低（继发于自主神经功能障碍或 β 受体阻滞剂应用）的患者可以进行心脏 CT 或 MPS 检查，而在伴有肾功能障碍的患者中，MPS 或 DSE 可能优于心脏 CT（或 MRI）。

21.3.4　冠状动脉造影

当其他检查结果（如 CCTA/CACS 等无创影像学检查或负荷试验）呈阳性，且必须确认"真阳性"（是否存在需要治疗的严重狭窄）时，CA 是评估拟行 LT 受体合并 CAD 程度的金标准。CA（特别是经桡动脉入路）可同时对病变进行诊断和治疗，尽管影响患者的凝血功能，但风险仍为最小，而最近发表的权威观点承认"尚不清楚何时是进行 CA 的最佳时机"[10]。令人惊讶的是，虽然人们期待已久且迫切需要，但是目前仍然缺乏用于评估和管理 LT 受体 CAD 程度的标准化方案[6, 12, 13, 15–22, 30–35]。

21.3.5　门静脉性肺动脉高压

门静脉性肺动脉高压（portopulmonary hypert-ension，PoPH）是门静脉高压的严重并发症[13, 36-40]，据报道在受体中的发病率低于 2%～5%

135

（在笔者的研究中低于 1%），患者可能没有症状和体征，也可能是轻度和非特异性的（呼吸困难、胸痛、轻度缺氧）。PoPH 的诊断标准包括使用右心导管（right heart catheterization，RHC）测得的肺动脉平均压（mean pulmonary artery pressure，mPAP）> 25mmHg，肺血管阻力（pulmonary vascular resistance，PVR）> 240dyne/（s·cm^5），而中心静脉压（central venous pressure，CVP）和肺动脉楔压（pulmonary wedge pressure，PWP）应在正常范围内（特别是 PWP 应 < 15mmHg）[13]，同时必须排除继发于容量过负荷（CVP 和 PWP 高于正常范围）的肺动脉高压。在使用 TTE 估算的肺动脉收缩压（pulmonary artery systolic pressure，PASP）> 45 ~ 50 mmHg 时必须放置 RHC（Raevens 等[37] 最近提出了一种非常保守的方法，即以右心室收缩压 > 38mmHg 为界值）。联合使用 CT 和 TTE 检查肺动脉主干内径可能提高诊断的准确性[38]。有趣的是，即使在 RHC 显示为正常值的情况下，TTE 也可能出现假阳性结果（估计 PASP > 45mmHg）。通常根据 RHC 监测的 mPAP 值将 PoPH 分为轻度（25 ~ 35mmHg）、中度（35 ~ 45 mmHg）和重度（> 45mmHg）。根据最近的指南，虽然轻度 PoPH 不作为 LT 的禁忌证，但中度 PoPH 患者应暂缓手术，接受治疗（使用肺血管扩张剂如前列环素类似物，磷酸二酯酶抑制剂，内皮素受体拮抗剂）并重新评估（RHC 和 TTE）血流动力学改善情况 [mPAP < 35mmHg，PVR < 400dyne/(s·cm^5)，右心室功能良好] 后再进行手术治疗[13,36-39]。相反，持续性重度 PoPH 的患者 LT 术后右心衰竭和死亡的风险很高[36]，因此被认为是 LT 的禁忌证。在遵循适应证的前提下，LT 的术后生存率较高。

21.3.6　肝肺综合征

尽管不是严格意义上的"心脏"问题，但我们仍将在本节就肝肺综合征（hepatopulmonary syndrome，HPS）[13,36] 做简短的探讨。5% ~ 30% 的 LT 待移植者合并 HPS[36,40]，其在 ESLD 患者中继发于肺内血管扩张，主要表现为氧饱和度

的降低（SaO$_2$ < 96% 或 PaO$_2$ < 70 mmHg）。与 PoPH 不同，HPS 患者 PVR 正常而心排血量高。门静脉高压引起肺毛细血管扩张和动静脉分流，导致毛细血管运输时间缩短和氧弥散减少。缺氧（特别是轻度缺氧）可能在 ESLD 患者中很常见（10% ~ 30%），通常表现为在室内吸入空气和坐姿状态下肺泡 - 动脉氧分压差增加，一般 ≥ 15mmHg，并应鉴别 HPS 和阻塞性或限制性通气功能障碍（胸腔积液，腹水或膈肌功能障碍引起的肺不张，继发于脑部疾病的误吸，慢性阻塞性肺疾病）。HPS 引起的低氧血症可能从轻度（PaO$_2$ 70mmHg 及以上）到极为严重（PaO$_2$ 50mmHg）。HPS 的诊断应通过经胸超声心动图声学造影。自静脉注射反复抽吸的生理盐水后，健康人在 3 ~ 6 次心搏后左心出现造影剂微泡，而在 HPS 患者中，由于存在心内分流，微泡立即从右心进入左心。通过输注 ^{99}Tc 标记的白蛋白，以显示较高的脑部血液分流（> 6%）[36] 的方法可进一步证实 HPS 的存在，而其他肺源性疾病引起的低氧血症脑摄取率正常。HPS 患者的临床体征为杵状指、发绀、呼吸困难（从仰卧位向直立位变换时呼吸困难加重）和直立性低氧血症（从直立位向仰卧位变换时 SaO$_2$ 改善）。与其他肺部疾病不同的是，高浓度吸氧可显著改善患者的氧合（真性分流），因为增高的肺泡氧浓度弥补了降低的氧弥散能力，从而提高了血流中心红细胞的氧合。在低氧血症患者的移植手术中，高浓度吸氧是一线治疗手段，在手术前应评估患者对高浓度吸氧的反应。在考虑 ECMO 支持之前，亚甲蓝可能是难治性缺氧的选择之一[13,36,40]。与不合并 HPS 的肝硬化患者相比，诊断为 HPS 的患者术后呼吸系统并发症的风险可能更高，但目前研究认为中期结局相似[36,40]。获得 MELD 加分点的患者将提高等待列表优先级。目前还没有针对 HPS 的治疗方法，LT 是一种选择，而机体缺氧状态的改善可能需要几个月[37]。

21.3.7　瓣膜性心脏病

在移植手术前的 TTE 检查中，评估瓣膜性心

脏病及其严重程度是至关重要的 [6, 12, 13, 30, 40-46]。轻度到中度瓣膜性心脏病通常在 LT 手术过程中耐受良好，不构成移植手术的禁忌证 [6, 12, 13]。轻度或中度三尖瓣和二尖瓣反流可能与肝硬化心肌病合并心室重构相关。由于接受瓣膜置换术的 Child-Pugh B 级或 C 级患者预后不良，只有 Child-Pugh A 级患者可在 LT 术前行瓣膜置换手术 [41, 45, 46]。极少报道 Child-Pugh B 级患者同时进行 LT 和瓣膜置换的病例，但因该过程极具挑战，故应在手术适应证上进行严格把关 [45, 46]。在 LT 术前进行心脏手术被认为是不可行的情况下，有少量病例系列研究报道了同时进行 LT 和主动脉瓣置换术，结果是令人鼓舞的 [41]。中重度主动脉瓣狭窄的替代治疗方案是经皮球囊血管成形术或经皮主动脉瓣植入术（transaortic valve implantation，TAVI），通过多学科合作，对于严重主动脉瓣狭窄或反流的患者，TAVI 是一种可行的选择（笔者有 3 例患者的个人经验，围术期效果良好，并已作为摘要报道）[43-45]，且 TAVI 的 DAPT 时间较短（1 个月）。相反，LT 联合二尖瓣置换术的报道很少，中期结局较差 [45, 46]。

21.3.8　心律失常

LT 待移植者可能合并室上性或室性心律失常，心房颤动是最常见的房性快速性心律失常（发病率 1% ～ 6%），而复杂的室性心律失常则较为罕见 [13, 47]。如果出现心律失常，特别是一些特殊情况（如长 QT 间期综合征或 Brugada 综合征），必须在术前详细了解病情，并与心脏科医师共同制订恰当和积极的围术期管理策略，应包括适当的抗心律失常药物和（或）临时或永久型电生理装置，用于复律和除颤 [13]。最近，笔者所在医疗组通过上述多模式 / 多学科策略，成功治疗了一名合并 Brugada 综合征的患者（病例未发表）。心房颤动与围术期心血管并发症发生率增高相关，当出现症状和（或）心室功能不良时，应进行详细检查并适当处理。在等待手术期间，患者

应与心脏科医师从多方面共同探讨抗凝药物的使用（使用口服或肠外抗凝药物，如果使用口服药物，是华法林还是直接口服抗凝剂）[25]，并制订一个在 LT 手术期间逆转药物作用的精确积极的方案，最新的指南中，以上环节被列为强制执行 [48]，如有疑问应咨询心脏科医师或凝血功能调控方面的专家 [13, 25, 48]。

21.4　心功能测试及其在术前心脏评估中的作用

心功能评估是重大外科手术风险评估的重要组成部分。代谢当量评估（metabolic equivalent of task，MET）、6min 步行试验（6-minute walk test，6MWT）和心肺运动试验（cardiopulmonary exercise test，CPET）长期以来被认为能够可靠地预测非心脏手术的围术期心脏事件，且同样适用于 LT 手术 [10]。

21.4.1　代谢当量评估

MET 常用于心功能状态评估 [49]。1MET 等于一个 40 岁、70kg 男性的静息耗氧量。不能完成至少相当于 4 个 MET（通常以爬两层楼梯为参考）的负荷的患者，围术期心脏事件的风险增加 [49-52]。近期，研究人员将主观评估（通常认为"不准确"）与 CPET、DASI 评分（杜克活动状态指数，基于一份定义明确的问卷）及血清心脏生物标志物（氨基末端脑钠肽，即 NT-BNP）[49] 相比较，以确定重大择期非心脏手术后预测死亡或并发症的能力。基于问卷的 DASI 评分，并不是简单的主观评估，其与主要结局的预测相关；而主观评估的方法不能准确地识别出主要心脏事件风险增加的患者。相当令人惊讶的是，CPET 测得的耗氧量峰值也显示出了非常好的相关性 [49]。

21.4.2　心肺运动试验

CPET 被用于评估心脏、呼吸和代谢功能 [8, 51]，是一种症状限制性运动试验 [53-56]，能够为心脏或呼吸系统疾病患者提供诊断和预后信息。其中，

最大有氧能力（VO$_2$ 峰值）和无氧阈（anaerobic threshold，AT）是 CPET 获得的标准测量值。有氧能力的降低已经被证实可以预测待移植患者的死亡率，也可预测 LT 后 90 天和 100 天的转归，低 AT[（＜ 9ml/（min·kg）]与术后 90 天生存率降低相关 [52-54]。尽管在合并肌少症和退行性疾病患者中的使用受限，但该测试可被用来评价肌少症患者在预适应和适当营养后的功能状态的提高，并客观地记录改善情况。

21.4.3　6min 步行试验

6MWT 是一种简单易行、可重复性高的心功能测试方法，最近才被引入 LT 待移植者患者的术前评估中 [10、23、56、57]。目前认为，步行距离 6 分钟＜ 250m 与 LT 术后并发症发生率和死亡率的增加相关。是否将此测试作为 LT 患者术前评估的常规工具仍需进一步确认。

21.5　小结

国际上广泛的临床经验和良好的临床结果表明，将风险分层与功能评估相结合，建立合理的分步路径是一个良好、可行和实用的解决方案，同时，学界迫切地期待着可用于指导 LT 待移植者心血管功能评估的多学科共识的发布。在低风险患者中，心功能测试和治疗的风险可能抵消功能评估的潜在益处，应关注获益和风险之间的平衡问题。结合本章中提出的方案 [5、6、10-13、16、17、19、49-54]，我们于 2011 年首次发布并根据最新指南定期更新的分步流程图（图 21-1，表 21-1 和表 21-2）包含了心脏负荷试验、无创影像学检查和 CAD 评估的关键点 [14]。

正如 Hogan 等 [10] 所述，尽管不同的中心或国家的评估手段不同，但支持其基本原理的相关理念和各种阶梯式评估的流程是相同的，并"广泛而成功地应用于 LT 人群"。无创影像学技术（应超声心动图或 CCTA）或在不久的将来的新型成像（应力 MRI），将逐步占据更加合适和合理的地位。这项工作的首要目标是优化途径，消除无用的、浪费时间的评估，同时集中医疗资源于真

正存在高心脏并发症风险的患者。

本章所探讨内容的目的在于选择合适的 LT 待移植者，这一过程涉及宝贵且有限的器官移植资源，能够挽救患者的生命。

致谢：感谢 Rosa Sicari 博士富有成效的讨论和有意义的建议。

（安　奕　李丽霞　李中嘉　译，刘召波

赵　磊　审校）

参考文献

[1] United Network for Organ Sharing (UNOS). Bylaws, 2015. https://www.unos.org/wp-content/uploads/unos/UNOS_Bylaws.pdf. Accessed 8 Mar 2019.

[2] Centro Nazionale Trapianti. Report 2017. http://www.trapianti.salute.gov.it/imgs/C_17_cnt-Pubblicazioni_224_allegato.pdf. Accessed 30 Dec 2018.

[3] Osservatorio Nazionale sulla Salute nelle Regioni Italiane. Rapporto Osservasalute 2017. Rome: Università Cattolica del Sacro Cuore, 2018:444–445.

[4] Duran F. How to improve long-term outcome after liver transplantation? Liver Int, 2018, 38(Suppl 1):134–138.

[5] Wray CL. Advances in the anesthetic management of solid organ transplantation. Adv Anesth, 2017, 35:95–117.

[6] Martin P, DiMartini A, Feng S, et al. Evaluation for liver transplantation in adults: 2013 practice guideline by the American Association for the Study of Liver Diseases and the American Society of Transplantation. Hepatology, 2014, 59:1144–1165.

[7] European Association for the Study of the Liver. EASL clinical practical guidelines: liver transplantation. J Hepatol, 2016, 64:433–485.

[8] VanWagner LB, Serper M, Kang R, et al. Factors associated with major adverse cardiovascular events after liver transplantation among a national sample. Am J Transplant, 2016, 16:2684–2694.

[9] Kang Y, Elia E. Anesthesia management of liver transplantation. In: Doria C, editor. Contemporary liver transplantation. New York: Springer, 2017:143–181.

[10] Hogan BJ, Gonsalkorala E, Heneghan MA. Evaluation of coronary artery disease in potential liver transplant candidates. Liver Transpl, 2017,

23:386–295.

[11] Lentine K, Costa S, Weir M, et al. Cardiac disease evaluation and management among kidney and liver transplantation candidates: a scientific statement from the American Heart Association and the American College of Cardiology Foundation. J Am Coll Cardiol, 2012, 60:434–480.

[12] Møller S, Bernardi M. Interactions of the heart and the liver. Eur Heart J, 2013, 34:2804–2811.

[13] VanWagener LB, Harinstein ME, Runo JR, et al. Multidisciplinary approach to cardiac and pulmonary vascular disease risk assessment in liver transplantation: an evaluation of the evidence and consensus recommendations. Am J Transplant, 2018, 18:30–42.

[14] De Gasperi A, Cova M, Mazza E, et al. Preoperative cardiac risk evaluation (CRE) in liver transplant (LTx) candidates: revisiting the process to target the approach. Transpl Int, 2013, 26 Suppl 2:64(O125).

[15] Doytchinova AT, Feigenbaum TD, Pondicherry-Harish RC, et al. Diagnostic performance of dobutamine stress echocardiography in end stage liver disease. JACC Cardiovasc Imaging, 2019, https://doi.org/10.1016/j.jcmg, 2018.10.031. Epub ahead of print.

[16] Pierard LA. Noninvasive testing in patients with end stage liver disease. JACC Cardiovasc Imaging, 2019, https://doi.org/10.1016/j.jcmg, 2018.11.020. Epub ahead of print.

[17] Carli D, Blankstein R. Low yield of routine preoperative coronary computed tomography angiography in patients evaluated for liver transplantation. Circulation, 2014, 130:1337–1339.

[18] Knuuti J, Ballo H, Juarez-Orozco LE, et al. The performance of non-invasive tests to rule-in and rule-out significant coronary artery stenosis in patients with stable angina: a meta-analysis focused on post-test disease probability. Eur Heart J, 2018, 39:3322–3330.

[19] Parikh K, Appis A, Doukky R. Cardiac imaging for the assessment of patients being evaluated for kidney or liver transplantation. J Nucl Cardiol, 2015, 22:282–296.

[20] Reddy ST, Thai NL, Fakhri AA, et al. Exploratory use of cardiovascular magnetic resonance imaging in liver transplantation: a one-stop shop for preoperative cardiohepatic evaluation. Transplantation, 2013, 96:827–833.

[21] Mittal C, Qureshi W, Singla S, et al. Pre-transplant left ventricular diastolic dysfunction is associated with post transplant acute graft rejection and graft failure. Dig Dis Sci, 2014, 59:674–680.

[22] Vanwagner LB, Bhave M, Te HS, et al. Patients transplanted for nonalcoholic steatohepatitis are at increased risk for postoperative cardiovascular events. Hepatology, 2012, 56:1741–1750.

[23] Bushyhead D, Kirkpatrick JN, Goldberg D. Pretransplant echocardiographic parameters as markers of posttransplant outcomes in liver transplant recipients. Liver Transpl, 2016, 22:316–323.

[24] Fili D, Vizzini G, Biondo D, et al. Clinical burden of screening asymptomatic patients for coronary artery disease prior to liver transplantation. Am J Transplant, 2009, 9:1151–1157.

[25] Rossini R, Tarantini G, Musumeci G, et al. A multidisciplinary approach on the perioperative antithrombotic management of patients with coronary stents undergoing surgery: surgery after stenting 2. JACC Cardiovasc Interv, 2018, 11:417–434.

[26] Hayashida N, Shoujima T, Teshima H, et al. Clinical outcome after cardiac operations in patients with cirrhosis. Ann Thorac Surg, 2004, 77:500–505.

[27] Suman A, Barnes DS, Zein NN, et al. Predicting outcome after cardiac surgery in patients with cirrhosis: a comparison of Child-Pugh and MELD scores. Clin Gastroenterol Hepatol, 2004, 2:719–723.

[28] Axelrod D, Koffron A, Dewolf A, et al. Safety and efficacy of combined orthotopic liver transplantation and coronary artery bypass grafting. Liver Transpl, 2004, 10:1386–1390.

[29] Zaki A, Bendjelid K. Appraising cardiac dysfunction in liver transplantation: an ongoing challenge. Liver Int, 2015, 35:12–29.

[30] Safadi A, Homsi M, Maskoun W, et al. Perioperative risk predictors of cardiac outcomes in patients undergoing liver transplantation surgery. Circulation, 2009, 120:1189–1194.

[31] Hachamovitch R, Hayes S, Friedman JD, et al. Determinants of risk and its temporal variation in patients with normal stress myocardial perfusion scans: what is the warranty period of a normal scan? J Am Coll Cardiol, 2003, 41:1329–1340.

[32] Duvall WL, Singhvi A, Tripathi N, et al. SPECT myocardial perfusion imaging in liver transplantation candidates. J Nucl Cardiol, 2018, https://doi.org/10.1007/s12350-018-1388-3. Epub ahead of print.

[33] Choi JM, Kong YG, Kang JW, et al. Coronary

computed tomography angiography in combination with coronary artery calcium scoring for the preoperative cardiac evaluation of liver transplant recipients. Biomed Res Int, 2017, 2017:4081525. https://doi.org/10.1155/2017/4081525.

[34] Soldera J, Camazola F, Rodriguez S, et al. Dobutamine stress echocardiography, myocardial perfusion scintigraphy, invasive coronary angiography, and post-liver transplantation events: systematic review and meta-analysis. Clin Transpl, 2018, 32:e13222. https://doi. org/10.1111/ctr.13222.

[35] Sicari R. Stress echocardiography: time for a reassessment? Int J Cardiol, 2018, 259:47–48.

[36] Cartin Ceba R, Iyver VN, Krowka MJ. Hepatopulmonary syndrome and portopulmonary hypertension. In: Doria C, editor. Contemporary liver transplantation. New York: Springer, 2017:189–209.

[37] Raevens S, Colle I, Reyntjens K, et al. Echocardiography for the detection of portopulmonary hypertension in liver transplant candidates: an analysis of cutoff values. Liver Transpl, 2013, 19:602–610.

[38] Devaraj A, Loveridge R, Bosanac D, et al. Portopulmonary hypertension: improved detection using CT and echocardiography in combination. Eur Radiol, 2014, 24:2385–2393.

[39] Khaderi S, Khan R, Safdar Z, et al. Long-term follow-up of portopulmonary hypertension patients after liver transplantation. Liver Transpl, 2014, 20:724–727.

[40] Gitman M, Alberts M, Nicolau Raducu R, et al. Cardiac diseases among liver transplant candidates. Clin Transpl, 2018, 32:e13296. https://doi. org/10.1111/ctr.13296.

[41] Giakoustidis A, Cherian TP, Antoniadis N, et al. Combined cardiac surgery and liver transplantation: three decades of worldwide results. J Gastrointestin Liver Dis, 2011, 20:415–421.

[42] Webb JC, Wood DA. Current status of transcatheter aortic valve replacement. J Am Coll Cardiol, 2012, 60:483–492.

[43] De Gasperi A, Bruschi G, Demarco F, et al. Transcutaneous aortic valve implantation (TAVI) before OLT: a case report. Transpl Int, 2013, 26 Suppl 2:317(P664A).

[44] Cabasa AS, Eleid MF, Suri RM. Transcatheter aortic valve replacement for native aortic valve regurgitation as a bridge to liver transplantation. Catheter Cardiovasc Interv, 2016, 88:665–670.

[45] Li Y, Mederacke I, Scheumann GF, et al. Simultaneous mitral valve replacement and liver transplantation. Thorac Cardiovasc Surg, 2011, 59:506–508.

[46] Lima B, Nowicki ER, Miller CM, et al. Outcomes of simultaneous liver transplantation and elective cardiac surgical procedures. Ann Thorac Surg, 2011, 92:1580–1584.

[47] Bargehr J, Trejo-Gutierrez JF, Patel T, et al. Preexisting atrial fibrillation and cardiac complications after liver transplantation. Liver Transpl, 2015, 21:314–320.

[48] Raval AN, Cigarroa JE, Chung MK, et al. Management of patients on non-vitamin K antagonist oral anticoagulants in the acute care and periprocedural setting: a scientific statement from the American Heart Association. Circulation, 2017, 135:e604–e633.

[49] Wijeysundera DN, Pearse RM, Shulman MA, et al. Assessment of functional capacity before major non cardiac surgery: an international prospective cohort study. Lancet, 2018, 391:2631–2640.

[50] DeHert S, Staender S, Fritsch G, et al. Pre-operative evaluation of adults undergoing elective noncardiac surgery. Updated guideline from the European Society of Anaesthesiology. Eur J Anaesthesiol, 2018, 35:407–465.

[51] Kristensen S, Knuuti J, Saraste A, et al. ESC/ESA Guidelines on non-cardiac surgery: cardiovascular assessment and management: The Joint Task Force on non-cardiac surgery: cardiovascular assessment and management of the European Society of Cardiology (ESC) and the European Society of Anaesthesiology (ESA). Eur J Anaesthesiol, 2014, 31:517–573.

[52] Fleisher LA, Fleischmann KE, Auerbach AD, et al. 2014 ACC/AHA guideline on perioperative cardiovascular evaluation and management of patients undergoing noncardiac surgery: a report of the American College of Cardiology/American Heart Association Task Force on Practice Guidelines. Circulation, 2014, 130:e278–e333.

[53] Balady GJ, Arena R, Sietsema K, et al. Clinician's guide to cardiopulmonary exercise testing in adults: a scientific statement from the American Heart Association. Circulation, 2010, 122:191–225.

[54] Prentis JM, Manas DM, Trenell MI, et al. Submaximal cardiopulmonary exercise testing predicts 90-day survival after liver transplantation. Liver Transpl, 2012, 18:152–159.

[55] Epstein SK, Freeman RB, Khayat A, et al. Aerobic capacity is associated with 100-day outcome after hepatic transplantation. Liver Transpl, 2004, 10:418–

424.

[56] Ow MM, Erasmus P, Minto G, et al. Impaired functional capacity in potential liver transplant candidates predicts short-term mortality before transplantation. Liver Transpl, 2014, 20:1081–1088.

[57] Carey EJ, Steidley DE, Aqel BA, et al. Six-minute walk distance predicts mortality in liver transplant candidates. Liver Transpl, 2010, 16:1373–1378.

第22章 胃肠胰腺神经内分泌肿瘤肝转移的肝切除与肝移植治疗

Michele Droz dit Busset，**Matteo Virdis**，**Christian Cotsoglou**，**Jorgelina Coppa**，**Roberta Rossi**，**Vincenzo Mazzaferro**

22.1 简介

神经内分泌肿瘤（neuroendocrine tumor，NET）是一种罕见的肿瘤，年发病率略高于 5/10 万，并在逐年增加。胃、肠、胰腺神经内分泌肿瘤（gastroenteropancreatic NET，GEP-NET）的发病率约占胃肠胰腺肿瘤总数的 2%。NET 的特点表现为生物学行为的多样性和普遍惰性，临床过程进展缓慢。NET 一般可分为功能型肿瘤（分泌多种肽类激素并具有相应的临床表现）和非功能型肿瘤。

根据世界卫生组织 2010 年的分类标准，NET 根据不同生物学行为分为三类：低级别（G1），Ki-67 指数 ≤ 2%；中级别（G2），Ki-67 指数 3%～20%；高级别 - 神经内分泌癌（neuroendocrine carcinoma，NEC G3），Ki-67 指数 > 20%。

GEP-NET 在诊断时就已发生转移的病例占总数的 60%～80%。肝脏是最常见的转移部位，仅有肝脏转移未累及其他脏器的情况高达 60%。NET 患者的总生存期（overall survival，OS）与肿瘤分期相关，肝转移和骨转移是最差的预后因素。

神经内分泌肿瘤肝转移（neuroendocrine liver metastases，NELM）的治疗方案包括手术切除、局部治疗（如消融、动脉栓塞、动脉化疗栓塞、动脉放疗栓塞）、全身治疗（如化疗、生长抑素类似物、干扰素、依维莫司和舒尼替尼等靶向治疗）和全身放射性核素肽受体介导治疗（peptide radioreceptor therapy，PRRT）。对于仅有肝转移，但表现为弥漫性、不可切除的肝转移病灶，也可以考虑把肝移植作为部分经过严格筛选患者的治疗方案[1]。

22.2 原发肿瘤的切除原则

根据 NELM 的治疗原则（图 22-1），首先要明确原发肿瘤是否可切除。对于可切除的中低级别 NELM（G1～G2）的患者，建议同时或分期切除原发肿瘤和可能的微小肝外转移灶，一项回顾性研究表明，该做法有助于改善长期生存率[2]。

对于不可切除 NELM 的患者，虽然切除原发肿瘤仍存在争议，但这一做法也可能有效。对伴有不可切除肝转移的 NEC G3 病例，最好采用全身治疗。然而，由于该疾病自然病程较长，切除原发肿瘤是否有生存获益，仍需要长时间随访。

根据我们的经验，对于 G1、G2 级别的 NET，无论肝转移灶位置如何、肿瘤负荷大小、嗜铬粒蛋白 A 水平高低、是否曾接受外科治疗，手术切除有功能的原发肿瘤都有显著的生存获益。这种生存获益只能解释为切除原发肿瘤引起的肿瘤生长与疾病进展减缓，消除或减少肝外肿瘤负荷可能使肝转移灶更加易于治疗与控制[2]。

尽管有一些证据支持在 NELM 中实施原发肿瘤切除术，但仍需综合考虑手术风险、原发肿瘤位置、疾病进展程度、肝功能、后续肝转移灶

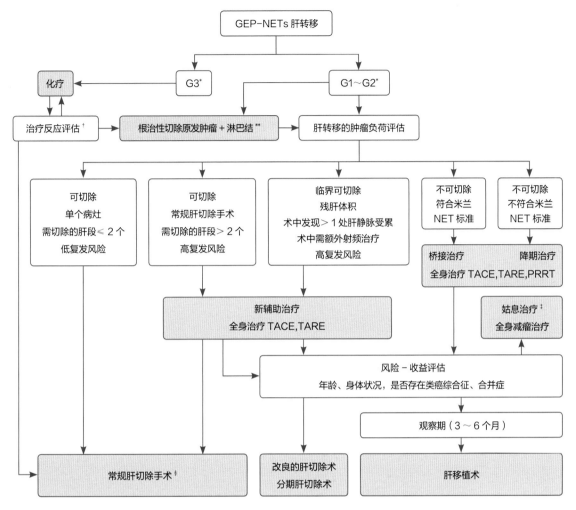

图 22-1　胃肠胰腺神经内分泌肿瘤（GEP-NET）肝转移瘤患者的治疗原则

* 对于已转移病例，应首先评估分级（G）。如果不同肝转移瘤的分级存在差异，应取最高分级。

** 原发肿瘤的切除应遵循肿瘤切除 + 淋巴结清扫的原则。尽量选择病灶局限、可完全切除的病例。对于胰头部的 NET，风险 - 收益评估是非常必要的，在肝转移灶无法切除的情况下，通常没有必要施行胰十二指肠切除术。

† 对于药物治疗有反应的、手术可切除的 G3 肝转移患者，可以考虑原发灶和转移灶同期切除。

‡ 类癌综合征患者适合行减瘤手术。

§ 可考虑腹腔镜下肝切除术。

TACE. 经动脉化疗栓塞；TARE. 经动脉放疗栓塞；PRRT. 放射性核素肽受体介导治疗

的治疗方案、年龄、基础合并症、既往手术史和患者意愿等因素。对于胰头原发肿瘤，只有年轻、转移灶可切除并愿意接受肝移植的患者，才考虑行胰十二指肠切除术切除原发肿瘤。

对于所有 G1 和 G2 级别的 NELM，如果肝外转移病灶都可被切除，则切除原发肿瘤是治疗 NELM 的最佳方案。NELM 手术切除的禁忌证包括广泛的淋巴结受累或腹膜转移。除非即将出现肠梗阻或出血，否则这些患者更适合接受全身药物治疗或 PRRT。需要注意，在积极的手术治疗方案中，如果患者一般状况良好、无并发症、腹膜局部受累或淋巴结受累可切除，手术仍是一个可接受的选择，患者可能得到生存获益和症状缓解。

22.3 肝切除：当前标准手术指征

确认肝脏转移瘤为"可切除"很大程度上取决于术者技术水平、经验和诊疗机构规模，因此建议 NELM 患者到大型综合性医院诊治，这样进展期、接受复杂肝切除和肝移植手术的患者才可能获益。

根据欧洲神经内分泌肿瘤协会（ENETS）指南[1]，目前认为无肝外转移扩散的 G1 和 G2 级 NELM 有肝切除手术价值，任何情况下肝门淋巴结受累都不是手术禁忌证。为了制订治疗策略，可以将 NELM 分为三种类型[3]。

- Ⅰ型：单发转移。
- Ⅱ型：孤立性大块转移伴有较小卫星灶。
- Ⅲ型：播散性转移。

Ⅰ～Ⅱ型 NELM 首选肝切除手术治疗。虽然Ⅲ型 NELM 通常更适宜系统化的局部治疗，但对于部分有条件获得根治性手术切除的多灶转移患者，和非手术治疗比较，根治性肝肿瘤手术仍是最有效的治疗策略。一些报道显示，同期或分期切除原发肿瘤和 NELM 后，患者生存期可以延长，5 年生存率高达 80%。但大部分研究显示，5 年无复发生存率低于 40%。因此，尽管与非手术治疗相比，肝切除有更显著的生存优势，但肝切除只为少数特定患者提供了治愈的可能。

对于不可切除的 NELM，如果最少可以切除 70%～80% 的肿瘤负荷，则建议实施减瘤手术。随着手术技术的发展，一些过去认为肝切除后预留残肝（future liver remnant，FLR）不足、多灶性的特定 NELM 患者，现在接受肝切除手术治疗也可以从中获益。应该在评估新辅助治疗或局部治疗的反应后再考虑选择手术，因为评估肿瘤的生物学特性可以使术后复发风险高的患者在获得边界肿瘤学收益的同时，避免患者接受过于复杂的手术治疗而导致过高的死亡率。肝移植是一种治疗局限于肝脏转移肿瘤更彻底的手术治疗方式。对于广泛转移和多灶性肝脏受累的患者，需根据病情权衡选择改良的手术方式或肝移植[4]。

对于希望肝切除的晚期 NELM 患者，可以考虑分期肝切除术或联合肝脏离断术和门静脉结扎的分期肝切除术（ALPPS），本书其他章节中也有相关介绍。

22.3.1 分期肝切除术

理想情况下，如果 FLR ≥原肝体积的 25%，剩余体积 / 体重≥ 0.6，在保留血供和相应胆管的情况下，任何肝转移肿瘤都可以考虑手术切除的可能性。

许多患者无法手术主要是因为无法在手术中清除所有转移灶的同时保留足够的 FLR。对于这些患者，主张行分期肝切除术。第一步，通过门静脉结扎或栓塞，使 FLR 中门静脉分支血流代偿性增加，从而增加其 FLR 有效体积。一旦达到预期，通常在 4～8 周实施第二步肝大部分切除术。使用这种方法可以增加手术清除肝转移的患者数量，但是，能够完成第二阶段手术的人数仅为 70%。详细过程见本书其他章节。

22.3.2 联合肝脏劈离和门静脉结扎的分期肝切除术（ALPPS）

为了减少分期肝切除术第一步时因门静脉血流再分配后 FLR 再生不足而无法进行第二步手术的患者数量，在过去十年中逐渐探索出一种新的手术方式——联合肝脏劈离和门静脉结扎的分期肝切除术（associating liver partitioning and portal vein ligation for staged hepatectomy，ALPPS）。与传统的分期肝切除术相比，ALPPS 显著增加了 FLR 的再生潜能。尽管在多数报道中该手术方式有较高的并发症发生率（50%～60%）和死亡率（10%～12%），但 ALPPS 能够在相较于分期肝切除第一步术后 1/4 的时间内，增加超过 30% 的再生肝实质。

考虑到 NELM 肿瘤普遍具有惰性，生长缓慢和对大多数治疗的反应性，ALPPS 是否适宜应用于 NELM 患者还存在较大争议。在特殊情况下，如新辅助治疗无效的 NELM 患者中，经过仔细的风险获益评估，ALPPS 可能是有价值的选择，该手术可以清除肝转移灶，患者可能有生存获益[5]。

22.4 神经内分泌肿瘤肝转移的现代多模式外科治疗

胃肠胰腺神经内分泌肿瘤肝转移治疗方式的选择主要取决于肿瘤负荷（结节的数量和大小）、肿瘤生物学特性和侵袭性（Ki-67 指数可以很好地反映）及对新辅助治疗的反应性。除了 NEC G3 和来自胰头的肿瘤外，绝大多数患者需要考虑切除原发病灶（见上文）。

根据笔者的经验，确定了 5 种 NELM 的临床表现，分别采取特定的手术治疗或姑息治疗方案（表 22-1）。

1. 单个 NELM：单个转移病灶累及不超过 2 个肝段。应用肝切除可显著延长无疾病生存期。常规的手术方法（如不规则肝切除、解剖性肝段切除）基本上可以做到根治性切除。

2. 多灶性 NELM：2 个或多个病灶，累及 3 个或多个肝段。这种情况有更高的复发风险，但仍可通过常规手术切除（解剖性肝段切除，左半肝或右半肝切除，保留足够剩余肝体积的扩大肝切除术）。选择新辅助治疗策略（全身化疗、TACE、TARE）对某些患者是有益的，特别是对累及范围更广的患者。对于复发风险非常高的可切除多灶性病例，也可以考虑肝移植治疗。

3. 临界可切除的 NELM：这类转移肿瘤负荷高，施行肝切除治疗可能会受到限制，包括预期残余有效肝体积小于全肝的 25% ～ 30%、一支以上肝静脉受侵犯或存在其他不可切除病灶时必须补充术中消融治疗。为达到根治性切除的目的，这些患者也可以选择更复杂的手术，如分期肝切除术或 ALPPS。此类手术风险高，通常在术前应用新辅助治疗，控制疾病进展，并在施行肝切除手术前评价肿瘤生物学行为。在部分临界性可切除的 NELM 病例中，在肝置换不超过总肝体积的 50% 时也可以考虑肝移植。对于这类患者，如果条件允许而实施了肝切除手术，和单独局部治疗或全身治疗相比，会有更好的获益。

4. 不可切除的两叶受累的 NELM，符合米兰 NET 标准（表 22-1），肝移植是好的选择，患者有远期获益（图 22-2）[6, 7]。

5. 不可切除的两叶受累或弥漫性 NELM，累及 > 50% 的肝实质，双侧肝动脉或门静脉分支受累或累及肝静脉。这些患者不适宜外科手术治疗，应该考虑 PRRT 和局部治疗结合全身治疗[8]。新辅助治疗后肿瘤降期达到米兰 NET 标准（表 22-1）的个别病例，可能有机会接受肝移植治疗。患者接受减瘤手术有可能在控制类癌综合征的症状方面有所获益。

22.5 肝移植治疗不可切除的神经内分泌肿瘤肝转移：新进展

对于精心选择的无法手术切除且仅局限于肝转移的患者，可以考虑实施肝移植[1]。考虑到世界范围内的供体稀缺，选择肝移植手术要谨慎，应该充分评估患者和肿瘤的特性，考虑替代治疗方案的有效性和无治疗患者的生存期。

与其他治疗方案相比，肝移植对 NET 有效的明确证据很少。只有一项前瞻性对照研究报道，和符合米兰 NET 标准而选择非移植手术治疗的 NET 患者相比，移植患者获得了显著的生存获益，而且移植术后的生存获益随着时间延长而显著增

表 22-1　1GEP-NETs 肝转移患者肝移植的 Milan-NET 选择标准 [2,3]

1	病理学证实为类癌伴 / 不伴综合症。（低级别神经内分泌肿瘤，Ki-67 < 10%）
2	原发肿瘤来源于门脉系统（胰腺及从远端胃到乙状结肠的消化道），在移植之前根治性切除所有肝外病灶
3	肝转移灶 ≤ 50% 肝实质
4	在移植前至少 6 个月内反应良好或病情稳定
5	年龄：≤：55 岁

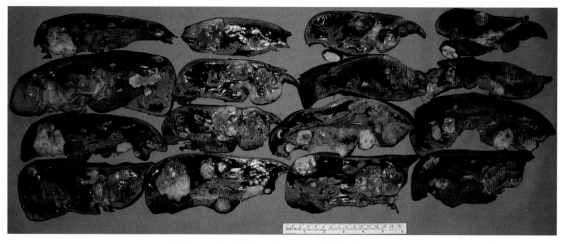

图 22-2　一例符合米兰 NET 标准的肝转移病例

男，54 岁，进行性体重下降，伴有二尖瓣脱垂和严重的高血压。2012 年患者诊断为胰腺神经内分泌肿瘤伴不可切除的肝转移（活检 Ki-67 为 10%），开始服用生长抑素类药物治疗。2013 年患者接受了胰尾切除手术治疗，术后病理证实为 pNET G1 pT2N1（5/13）M1，R0。原发肿瘤 MIB-1/Ki-67 为 2%，血管和神经侵犯。术后进行 4 个周期的经动脉栓塞化疗（TACE），肝内病灶稳定。复查 PET-CT 和内镜超声未发现肝外播散、周围淋巴结转移和胰腺复发。2014 年患者接受肝移植治疗，供肝严重脂肪肝。术后病理发现 NELM 来源于胰腺（G1，MIB-1/Ki-67 为 7.8%）。肝脏有 45 处转移病灶，直径 2 ～ 50mm（如图），占全部肝实质的 40% ～ 50%。患者 4 年后复查无复发迹象。标本下方标尺为 6in（15.24cm）

加 [7]。既往研究文献显示，神经内分泌肿瘤肝移植手术的结果异质性非常高，部分原因是各个移植中心的肝移植选择标准存在较大差异（表 22-2）。虽然部分 GEP-NET 患者移植后生存率可以高达 90%，但大部分患者 OS 和无复发生存率分别为 40% ～ 90% 和 20% ～ 80%[9, 10]。虽然肝移植选择标准仍存在争议，但应该关注到 Mazzaferro 等的研究，在严格遵循米兰 NET 标准的情况下，肝移植 5 年和 10 年生存率分别达到了 97.2% 和 88.8%[6, 7]（表 22-1）。这些标准已被列入 UNOS 肝移植候选资格评价之中，排除情况总结如下。

1. 在考虑肝移植前，按照外科肿瘤学治愈原则，手术切除原发肿瘤和所有肝外病灶。应避免在肝移植时同期切除原发肿瘤，因为这与短期和长期不良预后相关，围术期死亡率约为 10%。移植前应规范对胰腺或远处淋巴结或其他部位肿瘤行相应的手术治疗。在登记之前和等待期应常规使用影像学核扫描（如 ⁶⁸GaPET-CT 扫描）排除肝外病灶的存在。需要排除非门静脉系统来源的原发肿瘤，因为这些肿瘤细胞血行扩散的第一站可能不是肝脏。胰腺来源的神经内分泌肿瘤

（pNET）虽然是一个不良预后因素，但不是肝移植的禁忌证。可以考虑腹腔镜探查手术判断脱膜转移情况。

2. 不包括高级别 NET。无论何种治疗，Ki-67 指数与 NET 患者的预后显著相关，Ki-67 指数 < 10% 的中高分化 NET 似乎是肝移植的最合适人选。

3. 不包括肝转移肿瘤负荷较高的患者。肿瘤负荷是影响 NELM 治疗效果最重要的独立预后因素，肝移植也不例外。对于没有肝外肿瘤负荷的肝转移患者，为了改善生存获益，并使捐赠器官得到最佳利用，对准备接受肝转移手术的患者，建议把肝脏肿瘤负荷限制在 50%，作为选择肝转移或姑息治疗的临界阈值。

4. 原发肿瘤切除后建议观察 3 ～ 6 个月以评估疾病稳定性。为了排除快速进展为全身性疾病的肿瘤，时间是评估肿瘤生物学特性的最好指标。为了控制肿瘤大小和全身症状，术后可以联合应用局部治疗和全身化疗。

尽管肿瘤复发或再生的风险仍然较高，但目前的移植方案不建议对 NET 患者行专门的免疫抑制[10, 11]。

表 22-2　NETs 肝转移病例肝移植手术的相关报道（报道病例 ≥ 10 例）

作　者	研究设计	入组病例	入组标准	中位 OS/DFS（月）	5 年/10 年 OS	5 年/10 年 RFS	不良预后因素
Mazzaferro et al. [7]	单中心前瞻性研究	42	1. 原发灶属于门脉系统 2. 已切除原发灶 3. ≤ 50% 肝实质受累 4. G1/G2 5. 年龄＜ 60 岁 6. PR/SD 6 个月（组织学获证）	—	97.2%/88.8%	86.9%/86.9%	年龄（＜ 42 或 ＞ 54）*，原发灶部位*，WHO 分级，MIB-1
Sher et al. [12]	多中心回顾性研究	85	GEP-NETs 或其他未知原发灶来源的 NELM ± 多脏器切除或移植	—	52%/–	—	大血管受累*，分级，切除后需行肝移植*
Grąt et al. [13]	单中心回顾性研究	12	GEP-NETs 来源的 NELM，G1/G2	—	78.6%/78.6%	51.6%/15.5%（9y RFS）	Ki-67 ＞ 2%，G2，输血（悬浮红细胞）
Le Treut et al. [14]	登记随访回顾性研究	213	支气管或 GEP-NETs 来源的 NELM ± 脏器切除	67/24	52%/–	30%/–	大范围切除后需行肝移植*，G3*，肝肿大*
Gedaly et al. [15]	登记随访回顾性研究	150	GEP-NETs 或其他未知原发灶来源的 NELM ± 多器官转移	—	48%/–	32%/–	等待肝移植时间小于 2 个月*
Nguyen et al. [16]	登记随访回顾性研究	110	NELM	58.6/–	57.8%/–	—	胆红素升高*，供体肌酐升高*，低蛋白
Máthé et al. [17]	系统性回顾	85	NELM	54.45/–	44%/–	47%/–	年龄 ≥ 55，同期行 LT-胰腺切除
Le Treut et al. [18]	多中心回顾性研究	85	支气管或 GEP-NETs 来源的 NELM ± 脏器切除	56/–	47%/–	20%/–	上消化道切除术*，十二指肠来源的原发灶*，肝肿大*
Olausson et al. [19]	单中心回顾性研究	15	GEP-NETs 或其他未知原发灶来源的 NELM ± 多器官转移	–/22.8	90%/–	20%/–	Ki-67 ＞ 2%

（续　表）

作　者	研究设计	入组病例	入组标准	中位 OS/DFS（月）	5 年 /10 年 OS	5 年 /10 年 RFS	不良预后因素
Frilling 2006 et al.[20]	单中心前瞻性研究	16	NELM，无肝外转移或可切除的肝外转移，肝转移灶进行性进展，症状控制不佳，Ki-67 < 10%	—	67%/–	48%/–	—
Van Vilsteren et al. [21]	单中心前瞻性研究	19	两叶肝受累，不可切除的，进展期 NELM，完全切除原发灶，无肝外扩散及肝周淋巴结转移	—	88%（1 年 OS）/–	80%（1 年 RFS）/–	—
Florman et al.[22]	单中心回顾性研究	11	GEP-NETs 来源的 NELM（病理证实），不可切除的，无法控制或进行性加重的临床症状	—	36%/–	—	—
Cahlin et al. [23]	单中心回顾性研究	10	支气管或 GEP-NETs 来源的 NELM ± 多器官转移	—	80%（2 年 OS）/–	—	胰腺来源
Rosenau et al. [24]	单中心回顾性研究	19	支气管或 GEP-NETs 来源的 NELM ± 脏器切除，有临床症状	–/10.5	80%/50%	21%/21%	Ki-67 > 5%，e-钙黏蛋白 E- cadherin，异常染色，肝移植时有淋巴结转移

* 显著影响因素

pts. 患者；OS. 总生存期；DFS. 无病生存期；RFS. 无复发生存期；NELM. 神经内分泌肿瘤肝转移；PR. 部分缓解；SD. 疾病稳定；GEP. 胃、肠、胰腺；NET. 神经内分泌肿瘤；WHO. 世界卫生组织；PRBC. 悬浮红细胞；LT. 肝移植

　　符合限制性标准行肝移植的 NET 患者术后可以观察到很好的治疗效果，但供体肝脏稀缺，可以考虑其他来源的捐赠肝脏（如边缘捐赠者、无心搏捐赠者、机械灌注移植物），也包括捐赠活体肝脏。与晚期原发性肝病患者相比，转移性 NET 移植患者接受器官的优先级较低，但仍应积极寻求肝移植，特别是对于预期寿命长的年轻患者。

　　总之，NELM 患者肝切除或肝移植治疗应该把减少不良预后和延长患者生存期作为考虑的主要因素（图 22-3）。肝切除应该避免术后短期复发导致手术失败，肝移植必须提供给与其他非移植方案相比能够真正生存获益的患者。

　　在其他有效治疗方法中，肝移植为 NELM 患者提供了最佳的远期疗效。目前还没有特异性的生物学标志物可以识别。这也满足不了肝脏手术治疗的需求，而肝脏手术对治疗 NELM 极有价值。

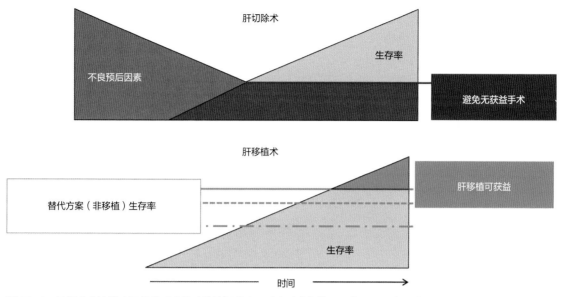

图 22-3　神经内分泌肿瘤肝转移手术治疗的选择节点。减少肿瘤负荷和不良预后因素是选择肝切除术或肝移植的主要考虑因素。选择肝切除应注意避免无获益手术，选择肝移植应证明相较非移植方案有更好的生存获益

（郑亚民　译，隋明昊　李　非　审校）

参考文献

［1］Pavel M, O'Toole D, Costa F, et al. ENETS Consensus guidelines update for the management of distant metastatic disease of intestinal, pancreatic, bronchial neuroendocrine neoplasms (NEN) and NEN of unknown primary site. Neuroendocrinology, 2016, 103:172–185.

［2］Citterio D, Pusceddu S, Facciorusso A, et al. Primary tumour resection may improve survival in functional well-differentiated neuroendocrine tumours metastatic to the liver. Eur J Surg Oncol, 2017, 43:380–387.

［3］Frilling A, Li J, Malamutmann E, Schmid K-W, et al. Treatment of liver metastases from neuroendocrine tumours in relation to the extent of hepatic disease. Br J Surg, 2009, 96:175–184.

［4］Frilling A, Modlin IM, Kidd M, et al. Recommendations for management of patients with neuroendocrine liver metastases. Lancet Oncol, 2014, 15:e8–e21.

［5］Alvarez FA, Ardiles V, de Santibañes M, et al. Associating liver partition and portal vein ligation for staged hepatectomy offers high oncological feasibility with adequate patient safety: a prospective study at a single center. Ann Surg, 2015, 261:723–732.

［6］Mazzaferro V, Pulvirenti A, Coppa J. Neuroendocrine tumors metastatic to the liver: how to select patients for liver transplantation? J Hepatol, 2007, 47:460–466.

［7］Mazzaferro V, Sposito C, Coppa J, et al. The long-term benefit of liver transplantation for hepatic metastases from neuroendocrine tumors. Am J Transplant, 2016, 16:2892–2902.

［8］Strosberg J, El-Haddad G, Wolin E, et al. Phase 3 trial of Lu-dotatate for midgut neuroendocrine tumors. N Engl J Med, 2017, 376:125–135.

［9］Sposito C, Droz Dit Busset M, Citterio D, et al. The place of liver transplantation in the treatment of hepatic metastases from neuroendocrine tumors: pros and cons. Rev Endocr Metab Disord, 2017, 18:473–483.

［10］Rossi RE, Burroughs AK, Caplin ME. Liver transplantation for unresectable neuroendocrine tumor liver metastases. Ann Surg Oncol, 2014, 21:2398–2405.

［11］Frilling A, Clift AK. Surgical approaches to the management of neuroendocrine liver metastases. Endocrinol Metab Clin N Am, 2018, 47:627–643.

［12］Sher LS, Levi DM, Wecsler JS, et al. Liver transplantation for metastatic neuroendocrine tumors: outcomes and prognostic variables. J Surg Oncol, 2015, 112:125–132.

［13］Grat M, Remiszewski P, Smoter P, et al. Outcomes following liver transplantation for metastatic neuroendocrine tumors. Transplant Proc, 2014, 46:2766–2769.

［14］Le Treut YP, Gregoire E, Klempnauer J, et al. Liver transplantation for neuroendocrine tumors in Europe: results and trends in patient selection: a 213-case European liver transplant registry study. Ann Surg, 2013, 257:807–815.

［15］Gedaly R, Daily MF, Davenport D, et al. Liver transplantation for the treatment of liver metastases from neuroendocrine tumors: an analysis of the UNOS database. Arch Surg, 2011, 146:953–958.

［16］Nguyen NT, Harring TR, Goss JA, et al. Neuroendocrine liver metastases and Orthotopic liver transplantation: the US experience. Int J Hepatol, 2011, 2011:742890. https://doi.org/10.4061/2011/742890.

［17］Máthé Z, Tagkalos E, Paul A, et al. Liver transplantation for hepatic metastases of neuroendo crine pancreatic tumors: a survival-based analysis. Transplantation, 2011, 91:575–582.

［18］Le Treut YP, Gregoire E, Belghiti J, et al. Predictors of long-term survival after liver transplantation for metastatic endocrine tumors: an 85-case French multicentric report. Am J Transplant, 2008, 8:1205–1213.

［19］Olausson M, Friman S, Herlenius G, et al. Orthotopic liver or multivisceral transplantation as treatment of metastatic neuroendocrine tumors. Liver Transpl, 2007, 13:327–333.

［20］Frilling A, Malago M, Weber F, et al. Liver transpl-antation for patients with metastatic endocrine tumors: single-center experience with 15 patients. Liver Transpl, 2006, 12:1089–1096.

［21］van Vilsteren FG, Baskin-Bey ES, Nagorney DM, et al. Liver transplantation for gastroenteropancreatic neuroendocrine cancers: defining selection criteria to improve survival. Liver Transpl, 2006, 12:448–456.

［22］Florman S, Toure B, Kim L, et al. Liver transplantation for neuroendocrine tumors. J Gastrointest Surg, 2004, 8:208–212.

［23］Cahlin C, Friman S, Ahlman H, et al. Liver transplan-tation for metastatic neuroendocrine tumor disease. Transplant Proc, 2003, 35:809–810.

［24］Rosenau J, Bahr MJ, von Wasielewski R, et al. Ki-67, E-cadherin, and p53 as prognostic indicators of long-term outcome after liver transplantation for metastatic neuroendocrine tumors. Transplantation, 2002, 73:386–394.